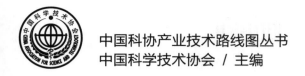

中国科协产业技术路线图丛书

中国科学技术协会 / 主编

脑机接口
产业技术路线图

中国神经科学学会　编著

U0188979

中国科学技术出版社

·北 京·

图书在版编目（CIP）数据

脑机接口产业技术路线图 / 中国科学技术协会主编；
中国神经科学学会编著 . —— 北京：中国科学技术出版社，
2024.6

（中国科协产业技术路线图丛书）

ISBN 978-7-5236-0689-6

Ⅰ.①脑…　Ⅱ.①中…　②中…　Ⅲ.①脑科学 – 人 – 机
系统 – 学科发展 – 研究 – 中国　Ⅳ.① R338.2-12
② R318.04-12

中国国家版本馆 CIP 数据核字（2024）第 090160 号

策　划	刘兴平　秦德继
责任编辑	余　君
封面设计	菜花先生
正文设计	中文天地
责任校对	张晓莉
责任印制	徐　飞

出　版	中国科学技术出版社
发　行	中国科学技术出版社有限公司
地　址	北京市海淀区中关村南大街 16 号
邮　编	100081
发行电话	010-62173865
传　真	010-62173081
网　址	http://www.cspbooks.com.cn

开　本	787mm×1092mm　1/16
字　数	250 千字
印　张	15.75
版　次	2024 年 6 月第 1 版
印　次	2024 年 6 月第 1 次印刷
印　刷	河北鑫兆源印刷有限公司
书　号	ISBN 978-7-5236-0689-6 / R·3273
定　价	90.00 元

本书编委会

特邀编委 张　旭　杨广中

主　　编 陶　虎

编　　委（按姓名拼音排序）

蔡　江　冯琳清　傅　璐　高郑润　韩明虎　韩　雪

胡　郁　胡志安　环宇翔　金　晶　李远宁　李远清

李　征　刘景全　刘　骁　吕宏鸣　马　宁　潘　纲

裴为华　丘志海　任昭洁　阮梅花　施路平　宋恩名

孙鎏炀　唐　弢　王敏敏　王守岩　王宜敏　王跃明

吴　剑　吴劲松　熊　燕　许敏鹏　徐华语瑄

杨　杰　殷　明　于建荣　余雄杰　张丽雯　张韶岷

张学博　郑立荣　郑雨晴　周志涛　朱成姝

序

习近平总书记深刻指出，要积极培育新能源、新材料、先进制造、电子信息等战略性新兴产业，积极培育未来产业，加快形成新质生产力，增强发展新动能。产业是生产力变革的具体表现形式，战略性新兴产业、未来产业是生成和发展新质生产力的主阵地，对新旧动能转换发挥着引领性作用，代表着科技创新和产业发展的新方向。只有围绕发展新质生产力布局产业链，及时将科技创新成果应用到具体产业和产业链上，才能改造提升传统产业，培育壮大新兴产业，布局建设未来产业，完善现代化产业体系，为高质量发展持续注入澎湃动能。

中国科协作为党和政府联系科学技术工作者的桥梁和纽带，作为国家推动科学技术事业发展、建设世界科技强国的重要力量，在促进发展新质生产力的进程中大有可为也大有作为。2022年，中国科协依托全国学会的学术权威性和组织优势，汇聚产学研各领域高水平专家，围绕信息技术、生物技术、先进制造技术、现代交通技术、空天技术等相关技术产业，以及生命健康、新材料、新能源等相关领域产业，开展产业技术路线图研究，研判国内外相关产业的整体发展态势和技术演进变革趋势，提出产业发展的关键技术，制定发展路线图，探索关键技术的突破路径和解决机制，以期引导广大科技工作者开展原创性、引领性攻关，为培育新质生产力奠定技术基础。

产业技术路线图重点介绍国内外相关领域的产业与技术概述、产业技术发展趋势，对产业技术需求进行分析，提出促进产业技术发展的政策建议。丛书整体兼顾科研工作者和管理决策者的需要，有助于科研人员认清产业发展、关键技术、生产流程及产业环境现状，有助于企业拟定技术研发目标、找准创新升级的发展方向，有助于政府决策部门识别我国现有的技术能力和研发瓶颈、明确支持和投入方向。

在丛书付梓之际，衷心感谢参与编纂的全国学会、学会联合体、领军企业以及有关科研、教学单位，感谢所有参与研究与编写出版的专家学者。真诚地希望有更多的科技工作者关注产业技术路线图研究，为提升研究质量和扩展成果利用提出宝贵意见建议。

前　言

　　脑机接口是大脑与外界设备信息交互的直接通道。作为全面解析大脑的关键技术，脑科学研究的最前沿，脑机接口技术的发展，将帮助人类更好地理解大脑，实现人机智能的高度融合，为人类开启智能时代新生活。在过去的几十年里，脑机接口研究取得了巨大进展，为医疗、健康、娱乐、通信等领域带来了巨大的变革，脑机接口技术已成为全球关注的热点。

　　面对脑机接口技术的广阔前景和巨大潜力，我国积极应对，中国科学技术协会适时启动了"脑机接口产业技术路线图研究"项目。项目旨在分析脑机接口技术发展现状，在此基础上，根据我国未来经济、社会和产业发展需求，借鉴国际成功经验，提出我国脑机接口产业与技术的发展目标、重点方向，以及分阶段发展路径、可操作的执行方案。接到项目后，中国神经科学学会第一时间组建了由脑机接口、神经科学、类脑智能等领域的研究人员组成的专家组、由脑机接口企业高管组成的企业顾问组，以及由情报研究人员和学会秘书组成的项目组，并由中国科学院院士张旭担任首席科学家，中国神经科学学会脑机接口分会主任、中国科学院上海微系统与信息技术研究所副所长陶虎任项目负责人。实施团队由中国神经科学学会、中国科学院上海微系统与信息技术研究所、中国科学院上海营养与健康研究所、华山医院、头部企业等组成，具备高度学科交叉、优势互补性。

　　项目组对国内外文献进行了系统性检索和查阅整理，在充分调研国内外重要战略布局与重大科技进展后，召开专家研讨会，结合商业探索和产业实践，进一步优化技术路线图和相关产业发展建议。项目组充分利用世界人工智能大会、中国神经科学学会理事会、中国神经科学学会年会、科创中国会议等大型会议，咨询了脑机接口领域的科研人员和企业家，并召开专家研讨会。还通过电话、电子邮件函询等方式，咨询了近三十位专家，涵盖脑机接口、临床神经科学、类脑智能等领域。通过深入研究和广泛讨论，我们对脑机接口技术的研究现状和发展趋势有了更清晰的认识。

本路线图包括脑机接口产业与技术发展背景与现状分析、发展态势与需求分析、核心技术体系分析、应用场景研究、脑机接口技术发展路线图、促进我国脑机接口产业与技术发展的政策建议等内容，共分八章。第一章概述了脑机接口的定义及内涵，阐述了脑机接口研究的重大意义；第二章简述了本项目组综合运用情景分析、文献调研、聚类分析、文献计量、专利地图、专家访谈与咨询、召开专家研讨会等多种方法开展研究；第三章详细梳理了脑机接口产业发展历程与产业现状；第四章对脑机接口未来产业发展的趋势进行阐释；第五章分析了脑机接口核心技术体系相应的关键问题、挑战及研究前沿；第六章分析了脑机接口技术在医疗、消费及科研三大应用场景的研究进展及发展趋势；第七章描述了脑机接口产业发展的战略思路、短中长期发展目标，以及整体路线图；第八章从政策支持、人才培养、产品转化与产业发展、监管四个方面提出了促进我国脑机接口产业与技术发展的政策建议。

感谢学术界和产业界的大力支持和积极参与，特别感谢中国科学技术协会、中国科学院上海分院、广东省智能科学技术研究院等单位的大力支持。希望本书能够为政府、企业、研究机构和从业人员提供战略指引和技术参考。

对于本书的不足之处，真诚地欢迎各界朋友批评、指正。

中国神经科学学会

2024 年 2 月

目 录

第一章

研究背景及意义

第一节　研究背景

一、脑机接口的内涵及分类

大脑是人体最强大也是最脆弱的器官，是我们思想、情感、感知、行动和记忆的源泉。目前，脑科学领域还有诸多问题有待进一步的研究和探索，大脑的工作原理还未被充分解析。近年来，以人工智能、量子信息、集成电路、生命健康、脑科学等为代表的新一轮科技创新不断驱动产业变革，正在重构全球创新版图和经济结构。在这些极具颠覆性的科技领域中，脑科学无疑是最尖端、最前沿的一个，可以被称为生命科学的终极疆域。正因如此，脑科学早已成为世界各主要经济体科技角逐的领域。脑机接口技术主要应用于人机交互、革命性假肢（神经控制假肢）、神经预测与新兴疗法、恢复主动记忆（replace the memory，RAM）、神经工程系统设计、下一代非侵入性神经技术等革命性科技前沿领域。脑电信号像是大脑的指纹，脑机接口则是大脑和外界设备信息交互的直接通道。作为全面解析和认识大脑的核心关键技术，脑机接口已经成为国际脑科学最前沿研究的重要工具。

脑机接口技术是指在有机生命形式的脑与具有处理或计算能力的设备之间，创建用于信息交换的连接通路，实现信息交换及控制。脑机接口的研究涉及神经科学与工程、大脑与认知科学、材料科学、数学、临床医学、微电子学和计算机学等多个学科。近年来，神经科学和工程学已经在分子细胞、关键元器件、软硬件开发、应用系统、仪器仪表等多方面取得进展和突破，使得脑机接口的产品研发和商业应用逐渐成为可能。脑机接口的技术核心是搭建人脑与外界沟通交流的"信息高速公路"，是全球公认的新一代人机交互和人机混合智能的关键核心。狭义的脑机接口技术为恢复感觉和运动功能，以及治疗神经疾病提供了希望；广义的脑机接口技术将赋予人类意念控制智能硬件终端的超能力，甚至能够辅助构建人机孪生的新未来。

脑机接口系统集成度极高，通常包括信号采集、神经解码、控制外设等若干软硬件模块（图 1-1）。硬件包括脑机接口芯片、脑电采集设备、神经刺激设备、外设机械控制等；软件包括控制软件、数据分析算法、数据存储服务等。一个出色的脑机接口系统则是上述核心部件的最优组合。脑机接口采集的信号既可以是头表的宏观信号（如脑电和脑活动代谢信号），也可以是颅内神经元峰电位（spike）、局部场电位（local field potentials，LFP）、皮层电位（electrocorticograms，ECoG）等。这些信号蕴含着动物或人的思维信息（thoughts）。通过对这些信号内涵的解码和分析，就可能知道人或动物的动机与目的，进而借助计算机等行动单元实现动物或人的意愿。

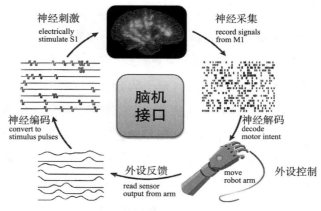

图 1-1　脑机接口的主要软硬件组成部分

按信号采集方式分类，脑机接口技术主要分为侵入式及非侵入式。目前，非侵入式脑机接口技术在市场上占据主流（图 1-2）。非侵入式脑机接口主要采集头皮脑电信号（electroencephalogram，EEG），也就是大脑神经网络中相当数量的神经元同步放电时，在头皮上测量得到的微弱电位差[①]。EEG 作为能被直接测量的神经活动数据，能够反应大脑的活动状态，常被应用于估计人的疲劳、睡眠、清醒、注意力等，甚至被作为客观电生理标志物，用于辅助神经疾病的早筛和诊断[②]。非侵入式脑机接口具有

①　Teplan M. Fundamentals of EEG measurement [J]. Measurement science review, 2002, 2 (2): 1–11.

②　McLoughlin G, Makeig S, Tsuang M T. In search of biomarkers in psychiatry: EEG - based measures of brain function [J]. American Journal of Medical Genetics Part B: Neuropsychiatric Genetics, 2014, 165 (2): 111–121.

安全性高、可重复性好、易于操作等优点，但也面临很多挑战，其中最主要的挑战是低信噪比问题和个体差异问题。相比之下，侵入式脑机接口的信号采集具有时空分辨率高、信息量大的特点，并且能够实时监测复杂脑功能、精确控制复杂任务，因而受到了众多研究人员的关注。侵入式脑机接口技术自 2020 年以来高速发展，北美脑机接口企业已联合加州理工大学、斯坦福大学等科研机构建设脑电数据库，并获得了政府和财团的大量资金支持，加速了科研成果到产品应用的过程，不断更新其软硬件产品，保持着全球脑机接口的科技创新和产业发展引领地位。侵入式脑机接口同样面临一系列重大挑战，最显著的便是人们对神经系统功能的理解仍然有限，对大脑网络动态机制及其与细胞过程的关系知之甚少。利用侵入式脑机接口辅助脑疾病临床诊疗，需要在探索和保护大脑之间达成最大程度的平衡，这也将会是未来很长一段时间侵入式脑机接口的研究目标。

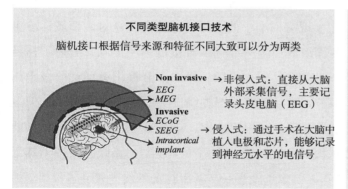
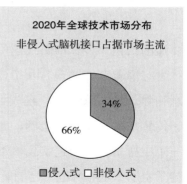

图 1-2　脑机接口的主要分类

二、脑机接口产业技术路线图相关研究现状

2015 年年初，欧盟委员会资助了"BNCI Horizon 2020"项目，旨在构建欧盟脑机接口交流平台，促进与公众的沟通，以及建立国际 BCI 协会[①]。该项目的主要目标是制定下一个十年乃至更长期的路线图。该项目于 2015 年发布了《脑、神经 – 计算机交互未来路线图：地平线 2020》（*Roadmap THE FUTURE IN BRAIN/NEURAL-*

① Brunner C，Birbaumer N，Blankertz B，et al. BNCI Horizon 2020：towards a roadmap for the BCI community［J］. Brain–Computer Interfaces，https://doi.org/10.1080/2326263X. 2015.1008956.

COMPUTER INTERACTION: HORIZON 2020)①，提出了 2025 年愿景：届时，一系列广泛的应用领域将使用大脑信号作为重要的信息来源；脑机接口将在各类专业场景、个人健康监测和医疗方面被广泛且常规化应用。路线图按照 2015 年、2025 年、2035年三个阶段分别展望四类脑机接口的应用场景：①解锁疑难杂症，替代因意外伤害或疾病损伤的人体功能；②形成脑机接口控制的神经假体，修复受损功能；③实现混合脑机接口的功能性电刺激（functional electrical stimulation，FES）功能，并应用于脑卒中康复；④用作认知神经科学的研究工具。并针对每个具体场景提出了发展目标。

电气与电子工程师学会（IEEE）标准协会于 2020 年发布了《标准路线图：用于脑机接口的神经技术》(*STANDARDS ROADMAP: NEUROTECHNOLOGIES FOR BRAIN-MACHINE INTERFACING*)②。它是标准协会下属的脑机接口神经技术工作组（group on neurotechnologies for brain-machine interfacing）完成的。该工作组汇集了神经技术专家、研究机构、行业和政府机构的利益相关者，以确定和解决脑机接口（brain-machine interface，BMI）现有标准中的不足，并提高公众对该领域标准重要性的认识。该标准路线图由两篇组成：第一部分脑机接口神经技术，概述了神经技术标准化工作的现状及工作小组确定的优先事项；第二部分提供更详细的技术信息和附录。考虑到 BMI 集成了多种技术，该路线图围绕五个主题进行介绍，分别是：①传感技术；②反馈机制；③数据管理；④用户需求；⑤ BMI 系统的性能评估。前三个主题是将用户连接到 BMI 系统的关键技术。在每个主题中，路线图概述了其下的子主题、现有标准（已制定或正在制定）及进一步开发标准的优先领域建议。

部分研究人员还展望了脑机接口领域未来的长期发展前景。例如，加州大学伯克利分校的 Jan M. Rabaey 教授"A Roadmap to Long-Term Brain-Machine Interfaces"的学术报告，提出了迈向长期未来的脑机接口路线图，指出 BMI 面临的挑战，包括长期持续性（随着时间的延长，产品功能会下降）、敏感性和分辨率、脑机接口使用导致的数据泛滥、能源续航等，并针对这些挑战，提出了发展无线 ECoG、构建整合系统的观点③。

①　Roadmap THE FUTURE IN BRAIN/NEURAL-COMPUTER INTERACTION: HORIZON 2020［EB/OL］.（2015-04-27）［2023-03-15］. https://openlib.tugraz.at/download.php? id=56194931c6b87 & location=browse.

②　IEEE Standards Association, STANDARDS ROADMAP: NEUROTECHNOLOGIES FOR BRAIN-MACHINE INTERFACING［EB/OL］.［2023-03-15］. https://standards.ieee.org/wp-content/uploads/import/documents/presentations/ieee-neurotech-for-bmi-standards-roadmap.pdf.

③　Jan M. Rabaey. A Roadmap to Long-Term Brain-Machine Interfaces［EB/OL］.（2014-01-18）［2023-03-15］. http://bwrcs.eecs.berkeley.edu/faculty/jan/JansWeb/ewExternalFiles/BMI%20Roadmap%20-%20SEMBA%20-%20Jan%202014.pdf.

第二节 研究意义

脑机接口是人脑与外界沟通的桥梁之一，是公认的人机交互的核心技术，更是有战略意义的前沿科技。

一、面向世界科技前沿

首先，脑机接口技术能够有效推动神经科学和认知科学的研究。一方面由于脑机接口需要对大脑信号进行识别、分析和处理，这要求进行神经科学和认知科学的深入探究，要求研究人员提高对人类大脑和认知机制的理解。另一方面，伴随脑机接口在脑信号获取的手段、解码算法、应用范围等方面都进一步拓展，将反过来为神经科学和认知科学研究提供助力。脑机接口将成为脑重大疾病的治疗手段（如深部脑刺激等），也成为观察脑的窗口和研究脑的工具。

其次，脑机接口将推动人机交互技术的发展。作为一种新型人机交互方式，脑机接口如同一座连接人类与计算机的桥梁，使人机互动的产生过程更加自然与直接，推动人机融合"更上一层楼"。目前，脑机接口已经可以帮助人类实现意念"打字"和与外界环境交流。在个人计算机时代，我们通过鼠标和键盘等工具进行人机交互。如今，脑机接口逐渐走到人机交互的中心"舞台"，改变了曾经以机器为核心的人机交互模式，为下一代人机交互场景提供更大的想象空间。

最后，脑机接口更推动了跨学科的范式发展。作为一个系统工程，脑机接口包括多个软硬件组件，微电子、神经科学、材料学、机器人、临床医学等多个学科交叉融合，产学研医环环紧扣，推动研究人员进一步学习大脑工作机理，准确认识和解码大脑的秘密。在新一轮科技革命和产业革命的语境下，跨学科交叉发展已经成为部分前沿技术的必经之路，脑机接口作为跨学科融合的成功范式，为其他前沿技术和交叉领域提供了参照模型和经验启发。

目前，各国对脑机接口及相关神经技术的重视程度和保护程度颇高，欧美国家以及日本、韩国等国的政府机构、科研部门和企业纷纷布局，以抢占赛道高地，由此可见脑机接口技术的战略性和前瞻性。2021年10月，美国商务部工业和安全局考虑将脑机接口定为对美国国家安全至关重要的潜在新兴和基础技术，计划管制其适当的出口、再出口和转让。我国的脑机接口技术虽然发展迅速，但在设备、材料、芯片等方面仍然存在一定差距，特别是脑电采集的底层器件和处理分析设备等，还主要依赖于进口。当前，我国科技已从原来的"跟跑"为主，转变为"领跑""并跑""跟跑"三跑并行。科研人员对脑机接口孜孜不倦地探索能够在未来实现自主创新，"弯道超车"。

二、面向经济主战场

作为前沿技术，脑机接口已经在疾病治疗、功能恢复等医疗领域初露锋芒，体现出强大的商业价值，并优化医疗健康行业的商业模式。脑机接口能够突破当前治疗手段和药物研发的局限，具有治疗大脑疾病和恢复大脑功能的潜力。据战略市场研究（Strategic Market Research）2022 年发布的脑机接口报告显示，2021 年全球脑机接口（包括侵入式和非侵入式脑机接口）市场规模达 15.05 亿美元，2030 年将达到 53.40 亿美元，年均复合增长率高达 15.11%[1]。其中，医疗健康领域是脑机接口最初、最直接的应用领域，也是最有望商业化的应用场景。脑机接口技术的进一步发展，有望使医疗健康的市场规模进一步拓展，推动相关产业的商业化、智能化、数字化。

除医疗健康领域外，脑机接口还能与多个领域融合，呈现应用广泛、辐射全局的特点。随着技术不断成熟以及资本陆续入场，未来脑机接口技术将不会孤立存在，而是融入商业系统，在多种业态中大放异彩。在娱乐行业中引入脑机接口，游戏场景边界将不断拓展，"游戏加数字"的疗法也能够辅助神经障碍患者进行康复训练。在家居行业中，脑机接口技术将推动脑控家居系统的完善，推动家居行业不断智能化，提高供给质量，改善生活的便捷性和舒适度，同时也可以降低能源消耗，促进可持续发展。在营销领域中，脑机接口可以更好地评估消费者的情绪，监控用户体验，甚至可以重构用户购物场景，实现"人货场"模型的变革。在出行领域中，脑机接口可以检测驾驶者状态进而降低事故发生率。澳大利亚智能帽（SmartCap）公司已经在棒球帽内植入电极，以实时监测驾驶者的状态。

脑机接口能够为行业注入活力，推动供给侧改革，成为新的经济增长点。国家发展改革委员会的《"十四五"扩大内需战略实施方案》中提到，需要瞄准人工智能、脑科学等前沿领域，以实现科技高水平自立自强，推动供给侧改革，提高供给质量。脑机接口技术是相关领域的关键技术，将助力我国新业态，大幅提升供给质量，拉动

---

[1]　Brain Computer Interface Market，Global Report，Industry Forecast，2021–2030［EB/OL］.（2022–07–10）［2023–03–20］. https://www.strategicmarketresearch.com/market–report/brain–computer–interface–market.

需求进一步增长，打造产业发展新动能。

三、面向国家重大需求

响应国家科技创新政策发展脑机接口，可以提升国际科技话语权。《中华人民共和国国民经济和社会发展第十四个五年规划和 2035 年远景目标纲要》进一步强调：加强脑科学与类脑研究需要在前沿领域攻克难关，需要技术创新来辅助具有前瞻性、战略性的国家科技项目的实施和布局，例如脑介观神经连接图谱绘制、脑重大疾病机理与干预研究、类脑计算与脑机融合技术研发等领域。

国际科技话语权是世界科技强国的重要标志。提升国际科技话语权以及建设世界科技强国，需要我们为世界贡献更多新的科学思想，在新的科技领域建立非对称的竞争优势才能实现我国科技水平的跨越和提高。在脑机接口技术的发展过程中，我国科技硬实力不断提升，关键技术和专利快速涌现，国家一流高校和科研机构的世界级科研成果持续产出，对提升国家硬实力，构建国际科技话语权有着重大战略意义。

我国是世界上老年人口规模最大的国家，老龄化速度快。发展脑机接口技术可以帮助解决老龄化相关的社会问题。"十四五"时期，我国进入中度老龄化社会，60 岁及以上人口占总人口比例将超过 20%，打造"适老化"社会成为迫切需求。我国老年人需求结构正在从生存型向发展型转变。"十四五"健康老龄化规划中强调需要加强老年健康科学研究、衰老机制等的基础研究，以及老年慢性病和共病诊疗技术、老年康复护理技术、老年功能维护技术等应用性研究，从而提升老年重大疾病防治水平。

脑机接口在国家安全领域拥有巨大的潜力。脑机接口在国家安全领域有"替代"和"增强"两个应用方向。首先，脑控技术是非常重要的发展方向，脑机接口系统可以协助战士操作各种无人设备，代替他们进入高危场所执行有关任务。其次，通过安装机械外骨骼，采用脑控与手控结合的方式能够提升行动能力，充分发挥运动潜能。此外，如果将脑控芯片植入动物体内，还能够打造动物侦察军队，帮助拓展侦察的范围和时间，最终提升国家安全领域的信息化和智能化水平。

由于人民日益增长的美好需求和不断发展的信息技术，人机融合和信息智能化的趋势持续上升，相关趋势也体现在教育产业。我国教育产业规模巨大，脑机接口技术有望撬动这一市场。调查显示我国儿童青少年整体精神障碍流行率为 17.5%，其中注意缺陷多动障碍占 6.4%、焦虑障碍占 4.7%，对立违抗障碍占 3.6%、重度抑郁障碍占 2.0%。这些疾病深刻影响我国儿童的学习过程和脑智健康。脑机接口智能系统可以帮助用户养成良好的教育习惯，治疗部分神经发育缺陷疾病。此外，脑机接口技术也能够监控学生的注意力和情绪状态，帮助老师和学校进行教育数字化和智能化改革，提升教学效率。

四、面向人民生命健康

我国残疾人的治疗和康复是社会民生重点关注的问题。脑机接口可以帮助因脊髓损伤、脑卒中、多发性硬化等原因导致身体瘫痪的人士，来控制假肢、轮椅等外部设备，从而恢复部分自主活动能力。在意识障碍方面，我国每年有近 10 万人因颅脑外伤、脑卒中、缺血缺氧性脑病等原因进入昏迷状态，继而陷入长期的意识障碍状态。恢复意识障碍患者的功能、帮助患者治疗认知障碍成为亟待解决的问题，脑机接口技术或将成为最有潜力、最有效的答案。

焦虑、抑郁、自闭症等情绪和精神障碍高发，严重威胁人类健康。脑机接口技术可以用于治疗部分精神障碍，通过监测大脑活动，识别出特定的大脑信号，然后将这些信号转化为电脑指令，控制设备外部来对抗相关疾病，有效缓解患者的精神压力和疾病进展。

脑机接口技术还可以辅助医学研究，帮助医学研究人员更深入地了解大脑的工作原理和机制。例如，使用脑机接口设备可以记录下大脑的电信号，分析不同区域的活动模式，研究大脑的认知和行为特征。脑机设备也可以用于提高用户的大脑功能。例如，通过脑机接口打造的大脑训练游戏，帮助用户采用数字疗法锻炼大脑，提高认知能力、反应能力和专注力。

五、小结

面向世界科技前沿，脑机接口技术不仅推动基础科学研究的发展，同时促使人机交互的新一轮变革，成为跨学科范式的一次成功案例。面向经济主战场，围绕脑机接口技术形成的医疗健康行业蓬勃发展，并辐射至其他行业融合发展，提升供给侧质量以满足内需，有较大潜力撬动大体量的消费市场。面对国家重大需求，脑机接口技术不仅贯彻科技强国战略，促使我国打破国外技术封锁，获得科技话语权，并且有望帮助解决社会发展中的不稳定因素，为国家安全、教育文化的长期发展加码。面向人民生命健康，脑机接口技术为脑疾病治疗、神经康复、精神疾病、心理健康等提供了新途径和新方案，助力前沿科学研究、数字疗法等。

第一节　产业技术路线图预见方法概览

技术路线图起源于 20 世纪 70 年代末和 80 年代初的美国汽车行业，随后被摩托罗拉和康宁公司等跨国公司采用。90 年代后，技术路线图进入快速发展阶段，美国半导体行业掀起了技术路线图的热潮，英国石油公司、飞利浦公司等众多企业使用技术路线图作为其预见方法。进入 21 世纪后，技术路线图迎来了创新发展阶段，作为一种预测和描绘新兴技术发展路径的工具，被广泛应用于政府、产业和企业各个层级，成为全球化技术管理的重要工具[①]。

产业技术路线图是将技术路线图的理论和方法应用并扩展到产业层面[②]。20 世纪七八十年代最具代表性的是美国《国家半导体技术路线图（NTRS）》[③]。1990 年以来，美国政府已经主导并制定了 200 多份技术路线图，供 1000 多家企业使用。加拿大工业部先后开展了生物制药、航空设计制造、海洋运输和海洋产业等十几份产业技术路线图的研究工作。英国的大型制造企业也使用技术路线图来规划布局。韩国政府开展了若干国家技术路线图研究，旨在使制定的国家研发计划与市场需求联系更加紧密。日本经济产业省于 2000 年开始绘制《战略技术路线图》，并于 2005 年开始逐年发布系列技术路线图，由年度发布的主题报告、产业和企业应用指南、科研路线图、旨在

---

① 李栎，张志强，安培浚. 技术路线图的发展与应用分析［J］. 图书与情报，2009，3：8-13.

② 李剑敏，余婉涓. 融合情景分析的产业技术路线图集成规划过程研究［J］. 科技进步与对策，2017，34（3）：56-61.

③ 孟海华，杨起全，王革. 产业技术路线图的制定研究初探［J］. 中国科技论坛，2008，6：75-80.

提高公众认知的情景描绘四部分组成 ①。2006 年起，我国开始重视产业技术路线图工作，科技部、中国科学院、上海市、广东省等相继开展了产业技术路线图的研制工作。2008 年，科技部在上海等七个省市开展区域产业技术路线图研究试点工作，上海开展了生物医学工程等三个领域的区域产业技术路线图研究 ②。政府启动的产业技术路线图有效地推动了本地区相关产业的创新发展。2010 年以后，产业技术路线图在各个领域和行业被持续、广泛地应用。韩秋明基于 Web of Science 数据库中有关产业技术路线图研究领域相关文献分析结果表明，国际产业技术路线图研究主要集中在科学探索、模型推演、技术预见、政策支撑、科技创新和技术服务等层面 ③。

在产业技术路线图制定流程方面，李万等提出八个步骤 ④，分别是：①分析产业技术基础，编制产业体系图和技术地图；②研判经济与社会需求，研究和判断未来宏观经济、目标市场、社会发展等对产业的需求；③通过情景分析确定发展的远景目标；④调查产业技术障碍；⑤遴选产业关键技术，开展大规模综合德尔菲调查；⑥分析现有研发资源；⑦绘制产业技术路线图总图，构建"技术关键点、关键技术、元器件或核心部件、主导产品、市场规模的关联图"；⑧提出推进产业技术路线图的对策建议。孟海华等提出，产业技术路线图制定的流程包括：①前期的准备工作，如争取非利益相关社会组织的支持、建立领导委员会、签订保密协议；②产业技术路线图研究，包括描绘产业未来技术与产品全图、提炼未来产品的关键属性、探究支撑产品属性的技术、知识产权分析、国内研发基础分析；③产业技术路线图绘制；④关键技术路径及特征分析与决策建议；⑤后续更新阶段，对产业技术路线图进行更新。孟海华等指出，上海区域战略技术路线图主要由情景图、技术体系图和技术路径图三部分构成，简称"三图一体" ⑤。总的来说，产业技术路线图绘制的核心步骤包括描绘产业未来前景与目标、构建产业关键技术体系、基于现状分析遴选适合国家或区域发展的关键技术并按时间序列绘制技术路线图，提出推动路线图实施的建议，必要时对产业路线图

①　李万，吴颖颖，汤琦，等. 日本战略性技术路线图的编制对我国的经验启示［J］. 创新科技，2013，1：8–11.

②　李万. 上海区域产业技术路线图的实践与推进思考［J］. 中国软科学，2009，增刊（下）：145–149.

③　韩秋明，李振兴. 国际产业技术路线图研究可视化分析［J］. 科技与创新，2017，21：10–13.

④　李万. 加快推进生物医药产业技术路线图的研制［J］. 中国医药技术经济与管理，2008，2（11）：38–45.

⑤　孟海华，李万，吴颖颖，等. 上海区域战略性技术路线图研究［J］. 中国科技论坛，2012，4：112–116.

进行更新、修订。汤勇力等指出产业技术路线图的制定程序划分为准备阶段、开发阶段和后续行动阶段三大阶段，并根据应用情境进一步细分至不超过八个子阶段，这种划分方法应符合实际应用需求[①]。近年来，研究人员对产业路线图的绘制过程进行了进一步细化。李剑敏等梳理了目前技术路线图在产业环境等预测方面的问题，分析了基于情景分析的产业技术路线图的内涵和特点，在此基础上，依据产业技术路线图的集成规划过程，提出了融合情景分析的产业技术路线图集成规划分析框架，对产业技术路线图集成规划过程中计划阶段、开发阶段、实施与更新阶段的主要任务和支持方法进行了重点讨论[②]。

产业技术路线图绘制使用的方法以传统的德尔菲法、情景分析法、SWOT分析法、专家访谈、头脑风暴等定性分析方法为主。剑桥大学在总结发达国家技术路线图经验的基础上形成了S-plan[③]及后续的T-plan[④]方法体系。近年来，技术路线图的研究还增加了文献计量、知识图谱、专利地图、数据挖掘等定量分析，形成了定性、定量相结合的综合方法体系。例如，李欣等构建了基于文献计量、专利分析和技术路线图的新兴技术产业未来发展的分析框架[⑤]。研究人员针对产业技术路线图绘制过程中存在的问题，融入相关算法与模型，并对情景分析方法进行改进。此外，李剑敏等针对目前产业关键技术识别过程中主要以定性方法为主，在动态环境下缺乏必要的鲁棒性以及过分依赖专家意见等问题，提出一种集成了 SITRM（stepwise-invariant-trend-removal-method）和贝叶斯网络的产业关键技术定量化识别方法。在确定产业关键技术及其相关因素的逻辑关系基础上，通过构建 SITRM 的贝叶斯网络拓扑结构模型来表达 SITRM 中各随机变量的多态性及多状态节点间逻辑关系的不确定性。结合贝叶斯网络概率推理算法，能够提出产业关键技术选择的分析及计算模型，以及基于后验概率的进一步预测和分析方法，结合广东省 LED 产业芯片制备环节的案例分析对上述方

---

① 汤勇力，陆焯彬，胡欣悦. 技术路线图方法设计研究回顾［J］. 技术经济，2016，35（5）：32-37，91.

② 李剑敏，余婉浈. 融合情景分析的产业技术路线图集成规划过程研究［J］. 科技进步与对策，2017，34（3）：56-61.

③ Roadmapping: The S-Plan Approach to Identifying and Exploring Strategic, Innovation and Business Opportunities［EB/OL］.［2023-03-20］. https://www.cutter.com/consulting/roadmapping-s-plan-approach-identifying-and-exploring-strategic-innovation-and-business.

④ T-Plan: the fast start to Technology Roadmapping. Planning your route to success［EB/OL］.［2023-03-20］. https://www.ifm.eng.cam.ac.uk/insights/roadmapping/t-plan/.

⑤ 李欣，黄鲁成. 技术路线图方法探索与实践应用研究：基于文献计量和专利分析视角［J］. 科技进步与对策，2016，33（5）：62-72.

法进行了验证[1]。汤勇力等对产业技术路线图后期应用与管理阶段的知识互动进行了探讨，分析了不同知识互动活动发生所需的场景，即个体学习场景、群体面对面互动场景、群体网络互动与协作场景、产业社区传播场景等，在此基础上设计与开发了产业技术路线图发布平台。该平台具有不同的功能模块，为相应知识互动场景下的活动提供技术和工具支持[2]。傅翠晓等立足区域产业发展战略需求，提出了"面向战略需求的产业技术路线图方法"（简称 SCRD 体系），对传统的情景分析方法进行了改进和创新，提出了产业技术创新竞争地图和产业技术创新路线图两种新方法，并引入智能化的多元数据分析，使研究方法更具科学性，更能适应科技快速发展的现代环境。SCRD 体系在一定程度上提高了产业技术路线图研究的适用性和灵活性，使其不仅适用于在特定环境下的产业关键技术识别，也可用于在不同需求下的产业创新战略选择[3]。常用产业技术路线图绘制方法及优缺点如表 2-1 所示。

表 2-1　常用产业技术路线图方法

分类	方法组合	优缺点
定性方法	德尔菲法、情景分析法、SWOT 分析法、专家访谈、头脑风暴	优点：①简洁明了 　　　②准确性较高 缺点：易受主观因素影响
定性加定量方法	德尔菲法、情景分析法、科学计量（文献计量）	①定量与定性相结合 ②准确性高 ③内容全面
	德尔菲法、情景分析法、科学计量（文献计量）、专利地图	
	文献计量法、文本挖掘（数据挖掘）、情景分析法、问卷调查	

第二节　本项目采用的主要方法

　　本项目对国内外相关产业的整体发展和技术演变趋势进行研究。首先，定性、定量分析国际、国内脑机接口相关战略规划与项目、已上市产品与产业现状（包括产

　　① 李剑敏，余婉祯. 动态环境下的产业关键技术识别——基于情境分析的产业技术路线图方法［J］. 科学学与科学技术管理，2017，38（4）：35-44.
　　② 汤勇力，林鑫，杨勇，等. 产业技术路线图后期应用与管理阶段的知识互动活动及其支持系统研究［J］. 技术经济，2019，38（9）：8-15.
　　③ 傅翠晓，庄珺，沈应龙，等. 面向战略需求的产业技术路线图方法体系研究［J］. 科技管理研究，2022，7：137-143.

值和重要企业等）、重要机构与平台建设。其次，基于以上分析，结合学科与技术研发重点，提炼出脑机接口的关键技术，分析相关技术演变历程及发展现状，构建关键技术体系。此外，通过广泛的问卷调研与专家咨询等途径，预测脑机接口产业与技术的未来发展趋势。通过情景分析，将整理我国近五年、2035 年、2050 年的未来经济、社会与产业发展对人工智能医疗健康产业、产品和技术的需求；通过比较分析和 SWOT 分析，将从产业产值、重要企业与产品、机构与人才队伍、技术平台建设等方面，发掘我国脑机接口领域的内部优势与劣势，以及面临的外部机遇与威胁，分析我国脑机接口产业与技术发展的制约因素。最后，本项目将根据未来发展需求，借鉴国际脑机接口产业与技术发展的成功经验与未来发展趋势，提出我国脑机接口产业与技术未来短期、中期和长期的发展目标、任务和发展重点，并针对制约因素提出促进我国脑机接口产业与技术发展的对策建议（见图 2-1）。

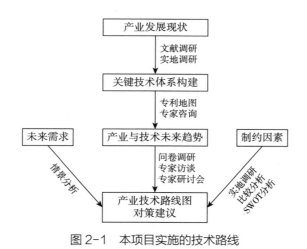

图 2-1　本项目实施的技术路线

一、技术体系图

本项目对国内外文献进行检索、查阅和整理，定性梳理脑机接口领域的关键技术组成部分；在此基础上编制各组成部分的检索式来进行专利分析，进而探讨关键技术组成部分的技术内涵和发展趋势；同时通过专家研讨会对分析结果进行佐证，并预测技术的未来走势。最后，本书结合产业化实践和商业探索的经验，提出脑机接口的关键技术体系，绘制技术体系图。

二、典型的情报、信息分析方法

信息、情报分析方法主要分为定性分析方法、定量分析方法，以及半定性半定量分析方法。在实践过程中，定性分析方法与定量分析方法相辅相成。定性分析是基础，侧重于形成概念和观点，并据以作出判断，得出结论，贯穿整个项目实施的过程；定量分析是手段，对定性分析进行精确化和具体化分析，为判断和结论服务，使研究结果和意见建议更科学、更严密、更深刻。

（一）定性分析

常见的定性分析包括逻辑思维方法，例如比较和分类、分析与综合、归纳和演绎等，以及由比较分析演化成的 SWOT 分析、PEST 分析等。

本项目采用的定性方法包括水平扫描、比较分析、SWOT 分析、专家调查法等。

水平扫描（horizon scanning）法是由美国哈佛商学院教授阿吉拉尔（Francis Aguilar）在 1967 年提出并对企业水平扫描行为模式进行研究，20 世纪 90 年代开始，一些政府机构、研究学者开始进行非商业领域水平扫描的研究。目前，水平扫描没有统一和标准的定义。英国政府对水平扫描的定义是：水平扫描是一种独特的方法，通过水平扫描研究可以找出那些目前未考虑到，但会影响未来生活的关键趋势，这些趋势和驱动因素是彼此相互联系的，影响着所制定的创新环境以及未来的政策和战略。哈贝格（Beat Habegger）等专家认为水平扫描有两种含义：一种是狭义的，即作为一种政策工具，目的是系统地收集政治、经济、社会、技术或生态环境中的各种信息和有关未来问题、趋势、思想和事件的证据；另一种是广义的，即被看作是一个提高组织处理复杂和不确定未来能力的"预见行动"[①]。总之，通过水平扫描能够了解不同国家在某个领域的发展现状，识别该领域的未来发展趋势，进而为战略决策提供依据。本项目利用水平扫描方法，调研全球主要国家出台的脑机接口相关战略规划、计划、项目、机构与平台建设情况，分析国际国内对脑机接口的布局重点、平台建设与人才团队，并探讨脑机接口的发展趋势。

比较分析法（comparative analysis approach），也称对比分析法，是指将客观事物加以比较，以认识事物的本质和规律并做出正确的评价。通常比较分析法既可以从数量上进行比较，也可以从事物的性质等方面进行定性比较。本项目在水平扫描的基础

---

① 李延梅，曲建升，张丽华. 国外政府水平扫描典型案例分析及其对我国的启示［J］. 图书情报工作，2012，56（8）：65-68，17.

上，对各国的战略规划、研究论文、专利技术等进行定性和定量的比较。

SWOT 分析方法包含四个方面，即 S（strengths，优势）、W（weaknesses，劣势）、O（opportunities，机会）、T（threats，威胁）。SWOT 分析方法基于内外部的竞争环境和竞争条件进行态势分析，将调查列举与研究对象密切相关的主要内部优势、劣势和外部机会、威胁，并依照矩阵形式排列，然后用系统分析的思想，把各种因素相互匹配加以分析，从中得出一系列带有一定决策性的结论。运用 SWOT 分析方法，可以对研究对象所处的情景进行全面、系统、准确地研究，并制定相应的发展战略、计划以及对策等。本项目利用 SWOT 方法分析我国脑机接口领域的优劣势、面临的外部机会和威胁，以便为我国的发展规划提出针对性的建议。

（二）定量分析

定量分析方法包括回归分析、多元分析、主成分分析、因子分析等。文献计量是一种典型的定量分析方法。

文献计量分析方法（bibliometric analysis）的定义有很多，普里查德（Pritchard）等人（1969 年）认为文献计量能够表现一门学科或专业在发展过程中书面沟通材料的变化与特点，采取的方法是对书面交流材料的各个方面（题目、作者、发表年限和主要内容等）进行定量分析；1976 年，《大英标准词典》收录该词，解释为运用数学和统计学方法对书面文件或发表文献进行的研究。1977 年，霍金斯（Hawkins）又将文献计量定义为对文献的书目录信息进行定量分析。2004 年，范瑞安（Van Raan）对文献计量进行深化，认为文献计量是对文献在传播过程中的社会学特征进行测量。文献的标题、年份、关键词、摘要等信息不仅是书目信息和图书馆或数据库管理员对文献归类与整理的标签，而且能够反映文献在传播过程中的社会学特征[①]。

本项目运用文献计量分析方法，对脑机接口领域的论文、专利、临床试验等进行分析，分析论文量数、总被引频次、篇均被引频次、ESI 高水平论文，以及专利申请量数、开展的临床试验等指标，从成果产出的数量和质量分析我国和国际脑机接口领域的发展情况。

（三）机器学习方法

机器学习是一种人工智能方法，通过构建和优化模型（包括统计方法、神经网

---

① 胡嘉乐．如何通过文献计量分析方法（Bibliometric Analysis）为科研选题提供支持［EB/OL］．（2017-11-28）［2023-02-21］．https://www.medsci.cn/article/show_article.do？id=cabf121693f1.

络、决策树等），使计算机从数据中学习规律，并用于预测、分类、聚类等任务[①]。聚类分析（cluster analysis）是一种较为常见的机器学习方法，是指将数据对象的集合分为由类似对象组成的多个类别的分析过程。聚类（clustering）是一种寻找数据内在结构的技术，即把所有数据组织成一些名为"簇"的相似组，处于相同簇中的实例彼此相同，处于不同簇中的实例则不同。聚类技术属于一种无监督学习，与监督学习不同的是，不同簇中的数据类别分类缺少明确的分组信息，因此数据之间的相似性需要通过计划"距离"或相似性系数来判别。目前已有大量的聚类算法和工具，算法的选择取决于数据的类型、聚类目的和具体应用。聚类算法主要分为五类：基于划分的聚类方法、基于层次的聚类方法、基于密度的聚类方法、基于网格的聚类方法和基于模型的聚类方法。聚类既能作为一个单独过程，用于寻找数据内在的分布结构，也可作为其他学习任务的前驱过程[②]。

本项目利用 VOSviewer 等可视化分析软件对脑机接口的研究论文进行关键词聚类，获取该领域研究热点和学科体系；利用 incoPat 专利数据库的三维专利地图功能，对脑机接口的专利进行关键词聚类分析，获得该领域的技术重点，为提出我国的分阶段布局重点提供依据。

三、以专家经验为基础的技术预见方法

（一）专家调查法

专家调查法是指以专家为获取信息的对象，依靠专家的知识和经验，由专家对问题做出判断、评估和预测的一种方法，可根据实施方式分为专家个人调查法和专家会议调查法、德尔菲法等。专家个人调查法能最大限度地发挥专家个人的创造能力，专家可以充分陈述自己的观点和想法，不受外界影响，但调查结果容易产生片面性。根据会议要求和讨论方式的不同，专家会议调查法可分为专家会议（专家小组讨论会）和头脑风暴法（智力激励法）。专家小组讨论汇集领域内专家，通过会议、即席发言的方式，让专家们就某个或某些主题进行发言，其优点是信息量大，专家之间能够相互启发、相互补充，提出更全面更丰富的判断，缺点是容易出现多数压服少数、权威影响集体等情况。头脑风暴法，又称为创意思维法，是一种通过集体讨论和自由联想来寻求新思路或解决问题的方法，最初由美国广告人奥斯本在 20 世纪 50 年代提出，

---

① Murphy K P. Machine Learning：A Probabilistic Perspective［M］. MIT Press.
② 周志华. 机器学习［M］. 北京：清华大学出版社，2016：197.

后来被广泛用于各个领域的创新和解决问题[①]。

针对脑机接口领域未来发展趋势、我国的优劣势和机遇挑战、我国未来分阶段布局重点和意见建议等议题，本项目综合运用专家个人调查法和专家会议调查法，通过电话、邮件、面对面的专家访谈，以及召开较大规模的专家研讨会，汇集我国脑机接口领域研究、技术开发以及产业界的专家，充分开展讨论，全面、广泛地征求专家意见并汇总形成分析报告。

（二）情景分析

情景分析法（scenario analysis）又称脚本法或者前景描述法，在假定某种现象或某种趋势能持续到未来的前提下，对预测对象可能出现的情况或引起的后果作出预测。情景分析法通常用来对预测对象的未来发展作出种种设想或预计，是一种直观的定性预测方法。

情景分析法对情景的定义是：情景是关于未来的图像描绘，或者提供可供选择的关于未来的描述。构建情景有助于了解复杂系统的未来，但情景不是单一的预言或预测，更不是准确的结论。每一个情景都是一个关于未来可能出现的潜在图像的描绘。情景分析的意义在于对不同趋势条件下可能出现的状态进行考察、比较和研究，或对引起的后果做出评估。

情景分析的最终目的包括：①提供更好的政策或决策支持；②模拟过程变化及管理。情景分析能够提出早期警告、发现新的机遇、减少潜在的风险，最终达到分析目标，因此适用于各种战略规划、高度不确定的环境，以及缺乏数据或不需要系统数据的条件等[②]。

情景分析法已被广泛应用于各类技术预见、技术路线图的研究中。本项目利用情景分析方法，分析脑机接口未来的潜在影响和发展趋势，以及未来我国科技、经济和社会对脑机接口技术的需求，并在此基础上提出我国分阶段发展的目标和重点。

---

①　Osborn A F. Applied Imagination：Principles and Procedures of Creative Problem-Solving［M］. Creative Education Foundation，1953.

②　娄伟. 情景分析理论与方法［M］. 北京：社会科学文献出版社，2012：10-16.

第三章

发展历程与现状

第一节 全球技术发展

一、理论萌芽期（1970 年以前）

虽然 20 世纪 70 年代之前，脑机接口的概念尚未提出，但其理论已经在脑科学相关领域萌芽。1924 年，德国精神科医生汉斯·伯杰（Hans Berger）研究患者颅骨缺陷的过程中，首次在患者头部检测到微弱的脑电波，继而发明脑电图（electroencephalogram，EEG）。这是脑科学领域的里程碑事件，也标志着脑机接口雏形的诞生。1929 年，德国神经科医生 Otfrid Foerster 在病患视觉皮质中插入一根电极，尝试构建人造视觉系统，患者在手术后能够凭空看见一个亮点。这种现象被称为光幻视（phosphene）。这是脑机接口首次用于人体实验。早期的电极手术缺乏精度，存在较大风险。1970 年前后，脑科学研究人员首次尝试控制动物大脑信号，研究员 Fetz 用仪表盘连接猴子大脑中的神经元，观察神经元触发后的情况[①]。此后，相关研究与试验进一步促使脑机接口概念的提出。

二、概念论证期（1970 年至 1999 年）

20 世纪 70 年代后期，脑机接口的概念被正式提出。1977 年，Vidal 设计了基于视觉时间相关电位的脑机接口实验，通过注视相同视觉刺激的不同位置选择控制指令，并首次在论文中提出"脑机接口"这一术语[②]。由于计算机科学、神经科学技术的

---

① FETZ E, SMITH O. OPERANT CONDITIONING OF PRECENTRAL CORTICAL CELL ACTIVITY IN AWAKE MONKEYS [J]. FEDERATION PROCEEDINGS, 1969, 2:521. 9650 ROCKVILLE PIKE, BETHESDA, MD 20814-3998：FEDERATION AMER SOC EXP BIOL.

② J J Vidal. Real-time detection of brain events in EEG[J]. Proceedings of the IEEE, 1977, 65(5)：633-641. doi：10.1109/PROC. 1977.10542.

限制，脑机接口概念并未立刻在科学界引起大的反响，而被认为是科学幻想。

20 世纪 80 年代末，美国和欧洲的学者成功研发首个实时脑机接口系统，并且定义了几种沿用至今的主要范式，完成了领域内真正意义上的"破冰"行动。1988 年 Farwell 和 Donchin 提出"p300 拼写器"。这是最著名并且广泛使用的脑机接口范式。该实验中的通信通道每分钟可以传递 2.3 个字符，使得该系统可以辅助无法使用运动系统与外界交流的病患进行交互活动[①]。同年，Bozinovski 等人提出了通过脑电 α 波控制微型机器人运动的实验。该实验利用光学传感器让受试者通过眼部运动控制移动机器人，这也成为首次利用脑电控制机器人的实验[②]。与此同时，Pfurtscheller 等提出了另一种基于感觉运动节律的脑机接口，定义了基于运动想象（MI）的脑机接口[③]。

20 世纪 90 年代，脑机接口的研究论证开始稳定发展，研究人员主要关注 EEG 的深入分析以及通过 EEG 帮助严重运动障碍患者与环境或计算机进行通信和交互。1992 年，Sutter 发表了一种基于视觉诱发电位的高效脑机接口系统，该系统内设计了 8×8 拼写器，通过从用户大脑的视觉皮层采集的视觉诱发电位来确定其选择的符号。该研究是首次将基于视觉诱发电位的脑机接口应用于临床，使得肌萎缩侧索硬化患者可以通过该系统将对外通信的速度提升至每分钟 10 个单词[④]。1995 年，McMillan 等人的研究表明基于稳态视觉诱发电位（steady-state visual evoked potentials，SSVEP）的脑机接口能够帮助受试者通过生物反馈的方式增减 SSVEP 的幅度，并且转化为控制物理设备或计算机程序操作的具体指令。该研究在康复领域帮助缺乏或丧失运动控制能力的人操控计算机、假肢、家庭系统等方面具备潜力[⑤]。

与此同时，各国政府对脑机接口领域的介入力度不断加深，围绕技术发展的国际性会议频繁召开，大量先驱研究人员和拥有丰富经验和理论基础的学者聚集在一起，

① Farwell L A, Donchin E. Talking off the top of your head: toward a mental prosthesis utilizing event-related brain potentials [J]. Electroencephalography and clinical Neurophysiology, 1988, 70 (6): 510-523.

② Bozinovski S, Sestakov M, Bozinovska L. Using EEG alpha rhythm to control a mobile robot [J]. Proceedings of the Annual International Conference of the IEEE Engineering in Medicine and Biology Society, 1988: 1515-1516.

③ Neuper C, Pfurtscheller G. 134 ERD/ERS based brain computer interface (BCI): effects of motor imagery on sensorimotor rhythms [J]. International Journal of Psychophysiology, 1988, 1 (30): 53-54.

④ Sutter E E. The brain response interface: communication through visually-induced electrical brain responses [J]. Journal of Microcomputer Applications, 1992, 15 (1): 31-45.

⑤ McMillan G R, Calhoun G, Middendorf M S, et al. Direct brain interface utilizing self-regulation of steady-state visual evoked response (SSVER) [C]//Proc. RESNA '95 Annual Conf. (Vancouver, BC), 1995: 693-695.

共同论证，推动概念落地，协助理论实践。1999 年，美国举行第一届国际脑机接口会议，进一步明确了脑机接口的定义，业界形成更广泛共识，即"脑机接口技术是一种不依赖于正常外周神经和肌肉输出通路的通信系统"，在这个系统中，大脑绕过周围神经系统，通过设备与外界沟通。22 个研究团队，共计 50 名参会者出席此次会议。

本阶段脑机接口技术领域的工作由欧美学者主导，主要关注非侵入式脑机接口研究，概念论证阶段提出的研究路径，成为后续研究的"风向标"，为脑机接口研究奠定了重要基础。

三、技术爆发期（2000 年至 2019 年）

进入 21 世纪，脑机接口技术步入爆发阶段。这一阶段主要聚焦于实现脑机接口的技术路线，发展不同的技术方法。不同学科的研究人员不断涌入，共同推动了脑机接口的迅速发展和应用。

21 世纪前十年脑机接口出现全新的范式，如听觉脑机接口、言语脑机接口等，开始使用先进的脑电信号处理和机器学习算法，如共空间模式算法、xDAWN 算法等，同时采用新型脑电信号获取技术，如功能磁共振成像测量的血氧水平依赖信号等。与此同时，早期研究的脑机接口如基于 P300 和视觉诱发电位的脑机接口的性能得到了明显发展，逐步投入临床试验。这些系统能够帮助肌萎缩侧索硬化症、脑卒中以及脊髓损伤患者做出交互行为。

2010 年后出现了许多关于优化脑机接口实现方式的论文，引起了学界的广泛关注。例如，2011 年，Cui 等人研究近红外光谱（NIRS）是否能够在一定条件下替代功能磁共振成像（fMRI）[1]；同年，Viventi 等人提出了在保持高空间分辨率的情况下对大脑的大片区域进行采样的新设备应用[2]。这些理论研究成为脑机接口技术爆发式增长的关键。2013 年大量研究人员开始关注脑机接口的临床应用，如瘫患者神经假体控制[3]、慢性脑卒[4]等问题。2015 年 Minev 等人提出了植入式柔性神经组织帮助提升神经

---

[1]　Cui X，Bray S，Bryant D M，et al. A Quantitative Comparison of NIRS and FMRI across Multiple Cognitive Tasks [J]. NeuroImage，2011，54（4）：2808-2821.

[2]　Viventi J，Kim D H，Vigeland L，et al. Flexible，Foldable，Actively Multiplexed，High-Density Electrode Array for Mapping Brain Activity in Vivo [J]. Nat Neurosci，2011，14（12）：1599-1605.

[3]　Collinger J L，Wodlinger B，Downey J E，et al. High-Performance Neuroprosthetic Control by an Individual with Tetraplegia [J]. Lancet，2013，381（9866）：557-564.

[4]　Ramos-Murguialday A，Broetz D，Rea M, et al. Brain-Machine Interface in Chronic Stroke Rehabilitation：A Controlled Study [J]. Ann Neurol，2013，74（1）：100-108.

义肢的长期性能[①]，标志着侵入式脑机接口进入高速发展阶段。2017 年，学者开始讨论如何利用卷积神经网络进行深度学习和深度解码 EEG[②]。2019 年，Neuralink 利用神经手术机器人，通过植入 96 根电极，直接通过 USB-C 接口读取大脑信号[③]，相关技术进一步落地。

这一阶段，我国在脑机接口领域也有重大突破。2016 年我国实现了人类首次太空脑机接口实验；2019 年，天津大学和中国电子信息产业集团联合发布了拥有完全自主知识产权的国产芯片"脑语者"。

四、产业发展期（2020 年至今）

21 世纪 20 年代后，脑机接口进入产业发展期，专利申请数量出现爆炸式增长，标志着脑机接口进入应用爆发期，国内外企业纷纷投入市场布局和产业化，重点扩展到智能医疗、人工智能等多领域。

2020 年，浙江大学医学院附属第二医院与浙江大学脑机接口团队将犹他阵列电极（UtahArray）植入一位高位截瘫患者脑内。这标志着中国首例植入式脑机接口临床转化研究的成功，一位 72 岁的高位截瘫老人通过控制机械臂，实现了抓取和喂食的动作。

2021 年，匹兹堡大学研究团队开发了一套可实现感觉反馈的机器人假肢系统，当用户使用该系统抓取物品时，运动皮层植入物感受到大脑内的神经信号，进而控制假肢完成相关运动，同时，假肢上的触觉传感器可以通过脑机接口反馈给用户的大脑，形成真实的"触觉"[④]。同年，美国脑机接口企业 Synchron 对外宣称，首位植入 stentrode 的肌萎缩侧索硬化症（amyotrophic lateral sclerosis，ALS）患者（Philip O'Keefe），通过脑机接口的帮助，成功在社交媒体平台上发送消息，引起轰动。

2022 年，清华大学研究团队通过手术前的功能磁共振影像精准定位目标脑区，

① Minev I R, Musienko P, Hirsch A, et al. Electronic dura mater for long-term multimodal neural interfaces [J]. Science, 2015, 347（6218）：159-163.

② Schirrmeister R T, Springenberg J T, Fiederer L D J, et al. Deep Learning with Convolutional Neural Networks for EEG Decoding and Visualization [J]. Hum Brain Mapp, 2017, 38（11）：5391-5420.

③ Musk E. An Integrated Brain-Machine Interface Platform With Thousands of Channels [J]. J Med Internet Res, 2019, 21（10）：e16194.

④ Flesher S N, Downey J E, Weiss J M, et al. A brain-computer interface that evokes tactile sensations improves robotic arm control [J]. Science, 2021, 372（6544）：831-836.

采用三个颅内电极进行微创植入脑机接口。结果显示，受试者的打字速度达到每分钟12个字符，每个电极的等效信息传输率达到每分钟20比特[1]。同年，《自然》公布数据表示人类用意念打字可以实现99%准确率[2]。

本阶段，脑机接口的应用场景进一步多元化，从临床医学应用，扩展至情绪识别、虚拟现实、游戏产业等。应用场景多元化也推动脑机接口范式的进一步更新，协同脑机接口、认知脑机接口、互适应脑机接口等新范式不断涌现。随着规模和技术的扩展，脑机接口的发展吸引了更多领域如人机交互、智能系统和工效学等的强烈关注。

同时，脑机接口的会议组织也进一步国际化。2021年，271个实验室共计395名代表参与第八届国际脑机接口会议。该会议旨在研究脑机接口的下一个前沿方向，展示了首次在人体使用支架式脑机接口的初步成果，首次证明了血管内脑机接口的临床可行性，并报告一种新型、微创的脑机接口，帮助减轻开颅手术的风险，为未来的行业技术发展指明方向[3]。

第二节　产业现状

一、国际产业状况

（一）相关战略规划与政策支持

脑机接口提供了大脑状态监测、人机信息交互与控制的全新途径，在医疗、教育、游戏、航天和军事等领域有着广泛的应用前景。近年来，由于脑机接口的巨大战略意义，美国、欧盟、中国、日本、澳大利亚、韩国等国家和地区纷纷布局脑机接口领域。

1. 战略规划

美国十分重视脑机接口在医疗和军事方面的应用。美国国防部高级研究计划局（Defense Advanced Research Projects Agency，DARPA）先后启动"脑电库""革命性假肢""智能神经接口（INI）""可靠神经接口技术（RE-NET）""基于系统的神经技术

---

① Liu D, Xu X, Li D, et al. Intracranial brain-computer interface spelling using localized visual motion response [J]. Neuroimage, 2022, 258: 119363.

② Willett F R, Avansino D T, Hochberg L R, et al. High-performance brain-to-text communication via handwriting [J]. Nature, 2021, 593: 249-254.

③ https://bcisociety.org/wp-content/uploads/2021/05/vBCI-Abstract-Book-.pdf.

新兴疗法（SUBNETS）""手部本体感受和触感界面（HAPTIX）""下一代非手术神经技术（N3）"等几十个项目，投入总金额超过 10 亿美元。2013 年 4 月，美国宣布启动"通过推动创新型神经技术开展大脑研究"（Brain Research through Advancing Innovative Neurotechnologies，BRAIN），即美国脑计划，计划在 10 年时间内投入 30 亿美元资助美国脑研究，通过绘制大脑工作状态下的神经细胞及神经网络的活动图谱，揭示大脑的工作原理和脑疾病发生机制，发展人工智能，推动相关领域和产业的发展。该计划的优先领域之一是开发监测和刺激人脑的设备，如脑深部电刺激（DBS）和脑机接口等技术[①]。目前美国脑计划已经进入更新版本，加强了脑机接口等新型技术和产品的开发，并开始着手临床转化。2018 年 11 月，美国国立卫生研究院（National Institutes of Health，NIH）宣布资助 BRAIN 计划新一批的超过 200 个研究项目，包括：创建用于扫描人类大脑活动的无线光学层析成像帽；开发用于改善瘫痪患者生活的无创脑机接口系统；开发用于治疗精神分裂症、注意力缺陷障碍和其他脑部疾病的无创脑刺激装置；多项专注于开发可以捕捉动作中大脑环路动态视图的新技术和工具的项目等。

启动于 2013 年的欧洲脑计划（Human Brain Project，HBP）也资助了部分脑机接口项目，建立了未来大脑研究基础设施 Ebrains，其研究团队由三个科学工作团队和三个开发 Ebrains 基础结构的团队组成，其中斯特里赫特大学 Rainer Goebel 团队负责脑机接口、人工智能和机器人的研究，开发生物启发的神经网络、人工智能和机器人、脑机接口等。2015 年，欧盟"大脑 – 神经元 – 计算机交互"（BNCI）联盟发布了欧洲脑机接口的发展路线图，以支持欧盟委员会在"地平线 2020"（Horizon 2020）框架下的资助决策。该路线图首次提出了脑机接口的六个主要的潜在应用主题，包括恢复（解锁大脑信号或锁定大脑信号）、替换（利用 BCI 控制神经假体）、增强（增强计算机游戏中的用户体验）、补充（例如增强现实眼镜）、改善（例如脑卒中后的上肢康复）、研究工具（例如实时解码大脑活动并反馈信息等）[②]。通过该路线图，BNCI Horizon 2020 联盟讨论了 BNCI 的潜在新应用，阐述实现未来目标所需的关键技术进步，同时关注伦理、社会接受度、用户核心技术、评估指标、研究成果转化和技术转让等其他关键主题，梳理 BNCI 产业化和商业化的机会，以及相关的限制和约束。从

①　BRAIN 2025 — a Scientific Vision［EB/OL］.［2023–03–20］. http://www.braininitiative.nih.gov/pdf/BRAIN2025_508C. pdf.

②　Saha S，Mamun K A，Ahmed K，et al. Progress in Brain Computer Interface：Challenges and Opportunities［J］. Front Syst Neurosci，2021，15：578875.

运作形式看，BNCI Horizon 2020 将专门为公司和最终用户组织务虚会，创建、维护联盟网站并不同程度地向研究人员、审稿人、企业最终用户和公众开放。

此外，澳大利亚大脑联盟将发展神经刺激与神经调节技术（包括脑机接口）、神经形态芯片、脑启发的学习算法等[1]。日本 Brain/MINDS 计划、韩国脑计划也提出发展脑机接口和脑机交互技术。

2. 资助项目

（1）美国

NIH、DARPA、美国国家科学基金会（National Science Foundation，NSF）等联邦机构根据自身优势开展跨学科、跨部门的研究与合作，围绕脑机接口相继开展部署。

NSF 专注于投资高风险但潜在高回报的探索性和转化性科学和工程研究项目，尤其重视促进脑机接口领域的跨学科合作。早在 2001 年，NSF 就启动了对佐治亚州立大学 "直接脑机接口的人机交互（Human Computer Interaction for Direct Brain-Computer Interfaces）" 项目的资金支持，旨在建立脑机接口研究领域的理论基础；探究不同用户交互方式对现有脑机接口设备技术的影响；并在基础通信和环境控制应用中验证这些交互方式的有效性[2]。在此基础上，NSF 布局了一系列涵盖侵入式及非侵入式脑机接口的相关项目。针对创伤恢复领域的脑机接口应用，2014 年，加州大学欧文分校获得 NSF 资助开展题为 "一种基于信号感知的低功耗、完全植入式脑机接口系统以辅助在脊髓损伤后恢复行走（A Signal-Aware-Based Low-Power, Fully Human Implantable Brain-Computer Interface System to Restore Walking after Spinal Cord Injury）" 的项目。该项目目标是实现完全植入式脑机接口信息物理系统的模拟，通过获取高密度皮层脑电图信号，并在内部对其进行分析，从而直接引导步行辅助机器人外骨骼[3]。对于教育领域的脑机接口的应用，NSF 于 2018 年支持了伍斯特理工学院的 "整合无创神经成像和教育数据挖掘以提高对学习过程的理解（Integrating Non-Invasive Neuroimaging and Educational Data Mining to Improve Understanding of Robust Learning Processes）" 项目。该项目旨在通过收集大脑活动的特征用于推断学生在学习状态时的认知过程，预测学生的学习成效，并在学生参与交互式学习活动后进行效果评估，从而根据学生的具体

---

[1]　The Australian Brain Alliance［EB/OL］.［2023-03-22］. https://ans.org.au/resources/issues/about-the-australian-brain-alliance.

[2]　https://www.nsf.gov/awardsearch/showAward？AWD_ID=0118917 & HistoricalAwards=false.

[3]　https://www.nsf.gov/awardsearch/showAward？AWD_ID=1446908 & HistoricalAwards=false.

情况进行个性化教学[①]。

在 NSF 资助的项目中，与脑机接口相关的项目见表 3-1。

表 3-1 NSF 资助的脑机接口项目（例举）

项目名称	启动时间	资助金额	资助团队	简介
直接脑机接口的人机交互	2001 年	74.26 万美元	佐治亚州立大学	建立脑机接口研究领域的理论框架，研究多种各种用户交互方式对现有脑机接口设备技术的有效性
脑机接口的几何模式分析和脑力任务设计	2002 年	83.41 万美元	科罗拉多州立大学	开发新的脑电图（EEG）分类方法，用于实时 EEG 模式分析实验，并辅助心理认知成分的研究
用于创造性表达的连续控制脑机接口	2007 年	29.16 万美元	乔治亚科技研究公司	探索创新的直接脑机接口以实现连续控制，并开发用于创造性表达的应用程序，提高严重运动障碍患者的生活质量
开发新的算法模型和工具以增强脑机接口系统的神经适应	2011 年	199.25 万美元	华盛顿大学	开发新的解码算法，旨在直接控制外部设备的输入
将脑机接口引入人机交互	2011 年	93.55 万美元	塔夫茨大学	开发和评估一种可以直接从大脑活动中获取有关用户的信息，并将其用于实时调整用户界面的大脑测量技术
改进神经假体的控制和感觉反馈	2011 年	29.68 万美元	德雷塞尔大学	设计和验证非侵入性、可以在上肢假肢中产生敏捷控制的神经解码器
一种基于信号感知的低功耗、完全植入式脑机接口系统以辅助在脊髓损伤后恢复行走	2014 年	100 万美元	加州大学欧文分校	开发完全植入式脑机接口系统，通过获取皮层电图信号，直接从大脑表面记录并在内部进行分析，以实现机器人步态外骨骼的直接大脑控制
操纵神经可塑性以实现脑机接口学习	2014 年	45 万美元	犹他大学	开发可以教会大脑如何在两个方向上实现交互的计算系统
用于恢复脊髓损伤后行走和下肢感觉的双向脑机接口	2017 年	108.34 万美元	南加州大学	将行走意念从大脑信号转化为腿部假肢的命令，并将假肢传感器信号转换为电刺激用于大脑感觉
整合无创神经成像和教育数据挖掘以提高对学习过程的理解	2018 年	68.02 万美元	伍斯特理工学院	整合多个数据流以创建跨学科语料库，检测数据记录数据暂停期间认知状态的实时变化，从基于大脑和基于数据的认知状态推断预测学习结果

[①] https://www.nsf.gov/awardsearch/showAward? AWD_ID=1835307 & HistoricalAwards=false.

续表

项目名称	启动时间	资助金额	资助团队	简介
针对严重运动缺陷患者的混合脑机接口	2019 年	30.38 万美元	罗德岛大学	针对肌萎缩侧索硬化症，结合使用两种非侵入性技术：脑电图（EEG-测量电活动）和功能性近红外光谱，设计基于人脑功能成像的脑机接口
视觉皮层神经活动的自主调节	2019 年	35.59 万美元	卡耐基梅隆大学	使用脑机接口技术梳理大脑活动的感官和认知，以及两者如何在大脑中结合以产生对世界的感知
睡眠介导学习在脑机接口应用中的神经动力学	2021 年	45.24 万美元	弗吉尼亚理工大学、弗吉尼亚州立大学	采用计算和实验方法研究睡眠在BCI 学习中的作用

　　DARPA 也对脑机接口领域给予了大力资助，2000 年起陆续部署了多项脑机接口研究项目，探讨脑机接口的医疗和军事应用价值，启动了包括"革命性假肢""智能神经接口（INI）""可靠神经接口技术（RE-NET）""基于系统的神经技术新兴疗法（SUBNETS）""手部本体感受和触感界面（HAPTIX）""下一代非手术神经技术（N3）"等项目，投入总金额超 10 亿美元，大力推动了脑机接口领域的发展。在 DARPA 资助的众多脑机接口项目中，大多数项目的资金支持在 5000 万至 1 亿美元之间，侵入式脑机接口技术的资助高于非侵入式接口。

　　对于侵入式脑机接口，DARPA 于 2013 年 10 月启动"基于系统的神经技术新兴疗法（SUBNETS）"项目，旨在开发一种用于治疗神经心理疾病的植入式闭环诊断和治疗系统。通过创建基于系统的大脑活动数据集，开发大脑活动计算模型和脑机接口，记录和分析大脑的活动情况并给予近乎实时的神经刺激，有助于治疗和缓解大脑功能障碍，并探索治疗重度抑郁、药物滥用和成瘾、慢性疼痛、焦虑、边缘性人格障碍和创伤后应激障碍等疾病的新疗法。

　　对于非侵入式脑机接口，DARPA 于 2018 年 3 月启动了"下一代非侵入性神经技术（N3）"计划，旨在开发能够同时读取和写入人脑中多个位置的高分辨率便携式神经接口，在非侵入的前提下实现大脑和系统间的高水平通信，从而把先进神经技术应用于作战人员中，助推美国国防部未来在人机交互方面的突破。至 2022 年，该项目的资助金额已超 4300 万美元（见图 3-1，表 3-2）。

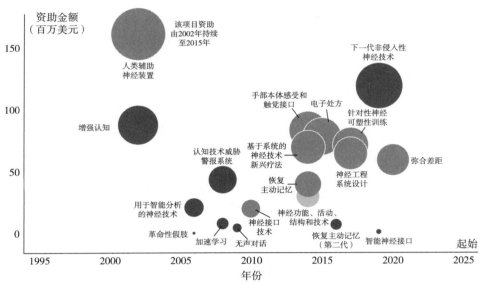

（a）资助金额

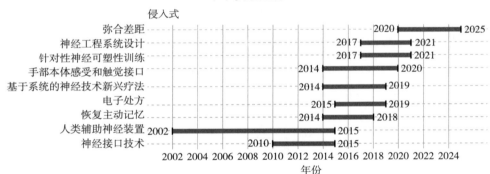

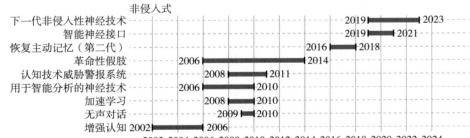

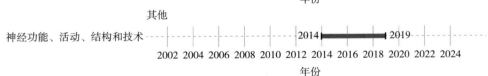

（b）资助时间

图 3-1　DARPA 资助的脑机接口相关项目的金额和时间

表 3-2　DARPA 资助的脑机接口相关项目简介（例举）

项目名称	启动时间	简介
革命性假肢	2012 年	利用非侵入性神经控制方式，为失去上肢的人提供自然的手臂控制
恢复主动记忆	2014 年	通过开发神经技术来促进受伤大脑的记忆形成，从而减轻军事服务人员中创伤性脑损伤的影响
基于系统的神经技术新兴疗法	2015 年	受当前深度脑刺激启发，开发可进行实时记录、分析和刺激的疗法，用于治疗神经心理疾病和战斗创伤
手部本体感受和触觉接口	2015 年	旨在创建一个可以像自然手一样移动和提供感官反馈的假肢系统
神经功能、活动、结构和技术	2014 年	旨在整合遗传学、光学记录技术和脑机接口技术
电子处方	2015 年	开发用于监测生物标志物和周围神经活动的新型生物接口技术，并向周围神经靶标提供治疗信号
神经工程系统设计	2016 年	开发先进的神经接口，并在大脑和电子设备之间提供高信号分辨率、速度和大量数据传输
定向神经可塑性训练	2016 年	将非侵入性神经技术与训练相结合，以增强大脑中调节神经可塑性，并促进长期维持新认知技能的神经化学信号
下一代非侵入性神经技术	2018 年	开发能够同时读取并写入人脑的多个位置的高分辨率的便携式神经接口，在非侵入的情况下实现大脑和系统间的高水平通信
智能神经接口	2018 年	利用神经网络、进化算法和状态空间机器学习算法等人工智能方法，改进和拓展下一代神经技术的应用空间
弥合差距	2019 年	通过整合损伤稳定、再生疗法和功能恢复来开发治疗脊髓损伤的新方法，包括开发可植入的自适应设备系统，旨在减少脊髓损伤早期阶段的损伤影响，并可能在晚期慢性阶段恢复原有功能恢复功能

（2）欧盟

欧盟委员会（European Commission，EC）、欧洲研究理事会（European Research Council，ERC）、欧洲创新理事会（European Innovation Council，EIC）等从 2015 年开始大规模布局脑机接口领域，资助了一批规模较大的脑机接口研究项目。根据研究内容和研究对象，欧盟资助的项目可分为"硬件技术类"和"产品应用类"。"硬件技术类"项目关注颅内网络构建、脑电信号监测、高级行为解码、大脑决策预测等关键技术和硬件设备开发。"产品应用类"项目旨在开发下一代脑机接口产品，或用于神经系统疾病患者的功能恢复，或用于特定人群的技能培训和能力增强。目前，脑机接口产品主要应用于瘫痪、脊髓损伤、语言障碍、睡眠障碍、儿童自闭症等疾病领域的管理和干预，例如，BrainCom 项目旨在开发用于大规模、高密度的新一代神经修复设备，以记录和刺激人类皮层，探索和修复高级认知功能和语言功能；MNEMOSYNE 项目旨在研究睡眠过程，为脑机接口应用提出一种概念证据，进而借助脑机接口改善睡眠体验，治疗恐惧或焦虑相关的疾病和精神问题。

2020 年，欧洲创新委员会通过"探路者开放试点项目"（Pathfinder Open Pilot）资助 MITICS 项目，以支持新一代脑机接口的研究，提高低侵入式脑机接口的信号质量。MITICS 计划引入革命性的核心组件有机电化学晶体管（organic electrochemical transistor，OECT）开发高灵敏度且具有生物容性的放大换能器（即将大脑活动转换为电信号的设备），持久收集更丰富的大脑信号。MITICS 有望在感官层带来革命性的变化，配合越来越低的制造成本，未来有望大规模应用于普通人群和患者，在医疗和娱乐行业广泛应用[①]。

2021 年，Blackrock 微系统公司德国分部宣布联合乌普萨拉大学、SiNANO 研究所、挪威科技大学、德国灵长类动物中心等机构开发下一代无线脑机接口（wireless brain-connect interface to machines，B-CRATOS）。B-CRATOS 项目团队获得了欧盟委员会 450 万欧元的研究经费，将融合无线通信、神经科学、仿生学、人工智能、传感技术等技术，为脑机连接创建一个无电池、高速度、无线的体内通信系统[②]。

欧洲创新与技术研究院（European Institute of Innovation and Technology，EIT）于 2016 年设立 EIT health 项目，目标是通过孵化医疗相关初创企业，在商业、研究、教育等领域进行有效合作，加强欧洲的医疗体系建设、促进公民健康，并推动欧洲的可持续健康经济发展。该项目在欧洲成立了六个创新中心，分别位于伦敦、斯德哥尔摩、巴塞罗那、巴黎、海德堡、鹿特丹。截至 2018 年，该项目每年可以孵化 70 家初创企业[③]。2019 年 8 月，有九家数字健康和诊断领域的初创企业获得比利时 - 荷兰资助的 50 万欧元，加速其市场化及商业化，其中 Envision Technologies 公司开发了一种智能可穿戴摄像头，可以向盲人和低视力用户描述出视觉信息；FreeSense Solutions 公司开发的 eCareBuddy 是一个突破性的老年电子护理系统，由微型耳机和电子护理数据干预平台组成，能够测量生命体征（体温、心脏体征、听力等），并在不需要智能手机的情况下建立远程语音通信；MindAffect 公司开发的脑机接口由消费级脑电图耳机和 iPad 应用程序组成，可以让完全瘫痪的患者再次交流，为医生与患者提供了沟通途径[④]（见表 3-3）。

① University of Cambridge. EU funding secured for new generation of brain-computer interfaces ［EB/OL］.（2020-12-07）［2023-05-13］. http://www.eng.cam.ac.uk/news/eu-funding-secured-new-generation-brain-computer-interfaces.

② https://www.b-cratos.eu/B-CRATOS［EB/OL］.［2023-05-13］.

③ EIT Health. Together for healthy lives in Europe［EB/OL］.［2023-05-13］.healthhealthhttps://eithealth.eu/wp-content/uploads/2020/03/EIT-Health-Brochure-digital15.pdf.

④ Nine new start-ups join EIT Health Belgium-Netherlands Headstart programme［EB/OL］.（2019-07-08）［2023-03-10］. https://eit.europa.eu/news-events/news/nine-new-start-ups-join-eit-health-belgium-netherlands-headstart-programme.

表 3-3　近十年欧盟委员会资助的主要脑机接口研究项目

项目名称 （缩写）	项目内容	承担机构	持续 时间（年）	资助金额 （万欧元）
软件和硬件				
ComaWare	基于脑机接口的实时环境自适应通信和评估设备	奥地利 Guger Technologies 公司	2015—2018	293
ACTINIT	基于脑机接口预测大脑决策和因果行为	法国国家健康与医学研究所	2015—2020	134
LUMINOUS	创建非侵入性的意识探测技术	巴塞罗那 STARLAB	2016—2020	392
EXTEND	提出双向超连接神经系统（BHNS）的概念，以扩展现有脑机接口的能力，在体内多个神经和外部设备之间建立微创通信链接	西班牙国家高级调查委员会	2018—2022	314
IoN	构建神经元内联网，使用微创高容量经颅遥控网络大规模记录全脑神经活动	荷兰国际海事委员会	2021—2016	200
INTRECOM	开发可植入的、基于 AI 的脑机接口，解码语音信号，释放语言障碍患者的沟通潜力	乌得勒支大学	2022—2026	400
综合应用				
iCONNECT	记录瘫痪患者的大脑信号，实现患者的颅内信号连接	乌得勒支大学	2013—2018	250
Sound of Vision	基于声音定位和触觉感知，实现视力障碍人群的自然视觉恢复	冰岛大学	2015—2017	396
MoreGrasp	用于恢复脊髓损伤患者上肢功能的多模态神经假体	格拉茨工业大学	2015—2018	347
RecoveriX	评估康复型脑机接口的实用性，开展市场化研究	荷兰 g.tec 医学工程公司	2016—2018	266
BrainCom	用于语音康复的高密度皮质植入脑机接口	加泰罗尼亚纳米技术基金会	2016—2022	864
MNEMOSYNE	操纵睡眠体验的脑机接口	法国国家科学研究中心	2017—2013	200
BrainConquest	用于用户培训的脑机通信设备	法国国家信息与自动化研究所	2017—2022	150
NGBMI	构建恢复大脑功能的下一代脑机器接口	柏林医学院	2018—2023	150
WorkingAge	基于人机交互界面提高老年人工作能力	西班牙卡斯蒂利亚 - 莱昂技术学院	2019—2022	400
SYNCH	用于治疗神经系统疾病的脑机接口	意大利帕多瓦大学	2019—2023	428
IM-TWIN	用于监测自闭症谱系障碍儿童情感状态的可穿戴智能伴侣	意大利国家研究委员会	2020—2023	200

（3）法国

法国研究机构承担了部分欧盟脑机接口项目。例如，位于波尔多的法国国家数字科学与技术研究院（Institut National de Recherche en Informatique et en Automatique，INRIA）西南中心参与的"用于社交策划的在线个性化体验的大脑集成标签"（Brain-Integrated Tagging for Socially Curated Online Personalised Experiences，Bitscope）项目，旨在利用脑机接口技术，在虚拟艺术体验的场景下，改善用户体验。通过具体的案例研究，科学家们在虚拟博物馆参观的背景下进行实验。通过脑电图分析大脑信号，不需要访客做出任何手势，就可以了解哪一种方式能引起特定访客的兴趣和好奇心。从长远来看，该项目还可以通过分析其他生理信号（例如眼球运动）来个性化设计博物馆或美术馆的虚拟参观布展，改善公共虚拟空间（美术馆、博物馆、书店等）内的用户体验和人类互动，使艺术和文化更广泛传播[1]。

检索法国国家科研署（French National Research Agency，ANR）网站，获得近十年来 ANR 资助的重要脑机接口项目（表 3-4），分析这些项目的研究方向可以看出法国主要资助了如下方面的研究：融合感知与注意力等神经机制的新型脑机接口、修复运动或语音功能的脑机接口、柔性脑机接口材料、利用脑机接口控制神经假体、应用于癫痫等疾病领域的脑机接口及应用于视觉艺术等消费领域的脑机接口开发。例如，GRASP-IT 项目旨在恢复上肢控制，在游戏化脑机接口训练环境中使用有形和触觉界面改善中风后患者的动觉运动想象（kinesthetic motor imagery，KMI）生成：①基于 KMI 的脑机接口将在三维打印柔性矫形器中集成互补的交互模式，例如有形和触觉交互，并设计和测试这种多模态脑机接口的可用性（包括对运动皮层刺激的有效性）和可接受性；②设计和集成一个游戏化的非沉浸式虚拟环境，以促进交互，来更好地实施中风康复训练计划；③将在法国三个不同康复中心对 75 名偏瘫患者进行临床验证和评估，在游戏化多模态脑机接口中整合和评估神经反馈。该项目为期四年，借助跨学科联盟的优势，由四个研究团队和三个物理医学和康复中心或医院部门合作开展研究[2]。

---

① Bitscope：science at the service of society and culture［EB/OL］.（2022-05-22）［2023-03-10］. https://www.inria.fr/en/impacts-societaux-economiques-projets-europeens-centre-inria-universite-bordeaux.

② ANR project GraspIT funded［EB/OL］.（2020-12-10）［2023-03-10］. https://neurosys.loria.fr/anr-project-graspit-funded/.

表 3-4 2013—2022 年 ANR 资助的脑机接口项目（举例）

项目名称	承担机构	研究内容	资助金额（欧元）
脑机接口的开源软件环境（Open-ViBE）	INRIA 和法国国家健康与医学研究院（INSERM）等	开发一个开源软件环境，以实现更高效的医学领域的脑机接口开发。涉及两项主要技术创新：①基于生理指标（基于脑部 EEG 的实时定位）处理和识别大脑数据；②向用户实时反馈其大脑活动的信息	644738
用于实时解码注意力和感知的脑机接口（Braininsight）	法国国家科学研究中心（CNRS）	对两个不同皮层同时收集瞬时神经活动解码来预测动物的显式行为和隐式表示，分析这种解码对：①当前行为的认知或感觉环境变化的敏感性；②相关功能网络的可逆损伤。对空间选择/注意力、感知和行动选择进行解码，助力新一代智能脑机接口开发，用于急性神经系统疾病或神经退行性疾病患者干预	458277
通过闭环脑机接口设备增强认知（BrainApp）	CNRS 认知神经科学中心	①开发闭环脑机接口，以改善感知和决策，通过实时直接反馈前额叶皮层神经活动信息，改善受试者感知和注意力过程；②开发闭环脑机接口，用于恢复认知功能和注意力功能缺陷；③通过直接比较脑机接口植入非人灵长类动物与癫痫患者中的观察结果，评估传感器配置对封闭式脑机接口应用程序性能的成本或效益，改善感知和决策，将研究成果从动物模型转化到临床应用	299936
迈向更高效的脑机接口：将感觉反馈整合到单个神经元的操作条件中（NeuroWhisk）	UNIC 神经科学、信息和复杂性单元	通过对自由运动状态的动物的感觉和运动皮层进行神经编码，将感觉反馈应用于改善运动神经假体，将感觉反馈纳入运动神经假体	398652
用于运动康复的高保真脑机接口（HIFI）	里昂神经科学研究中心；Marc Jeannerod 认知科学研究所等	利用高分辨率 MRI 和三维打印等先进技术优化脑机接口脑电图的性能，并结合虚拟现实的可穿戴系统数据，进行自适应信号处理，以构建个性化的脑电图解码模型	586986
开发用于语音恢复的脑机接口（BrainSpeak）	U1205 INSERM 等	旨在开发能恢复语音的脑机接口，以用于耐药性癫痫等疾病患者的言语康复	614672
选择性注意力的实时脑电解码，用于直接思考命令（ComMental）	法国高等师范学院	对视觉、听觉、注意力的脑电图信号进行神经解码，并结合机器学习算法，以便通过思想直接命令和操纵器械，实时监测大脑对周围环境的反应，可用于军用和民用	298338
重新定义脑机接口以允许其用户控制它们（REBEL）	INRIA 波尔多南部西部中心	运用人类学习原理创建新一代的脑机接口，以确保用户可以获得高质量的脑机接口控制技能	234104

续表

项目名称	承担机构	研究内容	资助金额（欧元）
用于实时处理大脑信号的人工脉冲神经网络（BRAIN-Net）	Inserm U1205 大脑技术实验室；BrainChip 公司；IMS 材料与系统集成实验室；CNRS/图卢兹第三大学合建的脑与认知研究中心	大规模脑记录对于了解神经元种群动态和开发用于康复的脑机接口至关重要。该项目使用脉冲人工神经网络预处理脑皮层活动，提取时空模式并解码与发声和语音产生相关的模式，应用于开发 FPGA 和神经形态集成电路	643128
手动输入运动的皮质控制：从猴子到机器人（GRASP）	CNRS，巴黎第五大学	研究非人灵长类动物手活动灵活性的控制机制，以优化拟人化机器人手的控制，目标是开发一种脑机接口，用于通过自愿调节猕猴运动区域的皮质活动来控制机器人手	319998
丘脑下核振荡在帕金森病病理生理学中的作用和控制（STN oscillations）	波尔多理工学院；波尔多第二大学	开发一种受脑机接口启发的电子系统，使用具有实时可配置"反馈"功能的闭环来减轻病理状态，以开发植入式自主系统，应用于治疗帕金森病等	500000
开发长期稳定的脑植入物－神经干预（NeuroMeddle）	CNRS；INSERM；DIXI 微技术公司等	脑机接口面临的主要问题在于实现神经组织的稳定长期记录。该项目目标是：①研究基于 PEDOT/PSS 的新材料，以提高电极的稳定性和性能；②开发基于超柔性微电极基质的植入物，以稳定的方式完美地集成到组织中	874781
Meta-Instrument n° 3 的多模态交互式编程平台，以及五个相关试点项目（2PIM/MI3）	波尔第一大学；CNRS；巴黎第六大学	该项目分两个阶段：①定义和开发多模态交互式编程平台（2PIM），该平台能在三维环境中实时进行音频和视频操作；②使用 MI3 在五个试点项目中探索 2PIM 中手势、声音和图像之间的关系。应用于平面设计、视觉艺术等领域	250803
通过光遗传学和有机荧光纳米颗粒进行神经刺激（NEONS）	ISM 分子科学研究所；马根迪神经中心；IINS 跨学科神经科学研究所	开发一个创新的工具箱系统，整合荧光有机纳米颗粒、光遗传学和用于实时刺激的脑机接口，实现非侵入性的神经调节	653882
用于功能替代应用神经接口的金刚石电极矩阵（MEDINAS）	原子能和替代能源委员会；国家科学研究中心；巴黎第六大学	开发电化学界面由纳米晶金刚石（NCD）制成的 MEA，可沉积在不同类型的三维矩阵上，用于刺激和测量神经元活动，并将其开发成新型接口用于脊髓神经元活动的体外测量和视网膜细胞的体内测量，实现研究成果商业化	772014
用于中风后患者上肢康复的有形触觉 BCI 的设计和评估（GRASP-IT）	INRIA 等	通过设计和使用一种游戏化系统来改善和恢复中风后患者上肢的运动，该系统基于动觉运动想象（IMK）生成，在脑机接口中集成互补刺激模式（功能，触觉和有形电刺激），并评估其可用性和界面的可接受性	737280

项目名称	承担机构	研究内容	资助金额（欧元）
在闭环感觉运动任务中研究细胞学习机制（MotorSense）	法国巴斯德研究所神经环路动态与决策实验室	使用双向脑机接口驱动虚拟神经假体，旨在：①研究单个 M1 神经元如何接收和整合来自外界的体感输入；②直接测试 M1 神经元学习新感觉运动任务的能力。研究结果将通过结合优化的触觉反馈设计出更有效的神经假体助力运动障碍患者恢复运动功能	471752
从实验到临床的神经科学－深部脑刺激的法律，哲学和社会学问题（NormaStim）	CNRS；巴黎第七大学	探讨深部脑刺激的法律与社会问题	358816
一种新的脑机接口，用于检测全身麻醉期间的术中觉醒（BCI4IA）	INRIA；Lorrain 计算机科学及其应用研究实验室	BCI4IA 项目旨在设计一个脑机接口，以检测全身麻醉（GA）期间的术中觉醒	458307

（4）英国

2019 年 2 月 21 日，英国宣布了"雄心勃勃的技能和个人才组合"计划（ambitious skills and talent package）[①]，该计划作为新的政府－行业联合一揽子计划的一部分，目标是提升研究人员的人工智能技能。最新数据显示，英国人工智能领域的外来投资在过去一年增长了 17%，超过了整个欧洲的总和，因此英国更加注重下一代人工智能研究人员的培训，其中投资 46 万英镑与艾伦图灵研究所合作资助图灵人工智能奖学金以吸引和留住来自世界各地的优秀研究人才[②]。2020 年 11 月 27 日，英国国家研究与创新署（UK Research and Innovation，UKRI）宣布 15 名研究人员获得了"图灵人工智能奖学金"的支持[③]，旨在开发尖端的人工智能技术，用于对抗癌症、构建数字孪生模型，以及通过开发更强大、更透明的人工智能算法来改善网络安全。其中与脑机接口有关的项目有阿尔斯特大学的 Damien Coyle 教授负责的研究项目"人工智能

---

① Next generation of artificial intelligence talent to be trained at UK universities［EB/OL］.（2019-02-21）［2023-03-10］. https://www.gov.uk/government/news/next-generation-of-artificial-intelligence-talent-to-be-trained-at-uk-universities.

② Turing Artificial Intelligence Fellowships［EB/OL］.（2022-10-18）［2023-03-10］. https://www.gov.uk/government/publications/turing-artificial-intelligence-fellowships/turing-artificial-intelligence-fellowships.

③ New Turing AI fellows to deliver world-class AI research［EB/OL］.（2020-11-27）［2023-03-10］. https://www.ukri.org/news/new-turing-ai-fellows-to-deliver-world-class-ai-research/.

用于智能神经技术和人机共生"（AI for Intelligent Neurotechnology and Human-Machine Symbiosis），通过脑机接口实现独立于运动的通信以帮助那些在严重受伤或疾病后无法沟通的患者，Coyle 教授正在领导一项全国性试验，与 17 家医院合作评估人工智能神经技术在严重脑损伤后长期意识障碍中的意识评估。

2020 年 2 月 11 日，英国阿尔茨海默病研究中心（Alzheimer's Research UK）发起了名为神经退行性疾病的早期检测（Early Detection of Neurodegenerative diseases，EDoN）的全球倡议，旨在彻底改善阿尔茨海默病等神经退行性疾病的早期检测。该项目将利用和分析大量的数字数据来开发疾病的特征——或"指纹"，然后可以使用智能手表等可穿戴技术检测到这些特征[①]，其目标是在前六年内获得至少 6700 万英镑的投资，并到 2023 年最终吸引高达一亿英镑的总投资，用于大规模建造和试验其诊断设备。比尔·盖茨和冰岛食品慈善基金会已经为该倡议提供了初始资金，该倡议未来将成为慈善机构筹款的重点。

（5）韩国

韩国政府 2016 年的"脑科学计划"（Korean Brain Initiative，KBI）重点开发脑神经信息学、脑工程学、人工神经网络、大脑仿真计算机等领域，由三个研究实体领导，包括韩国脑科学研究所（Korea Brain Research Institute，KBRI）、韩国科学技术研究所（Korea Institute of Science and Technology，KIST）的脑科学研究所（Brain Science Institute of Korea Institute of Science and Technology），以及由来自几所大学的众多科学家组成的神经工具开发小组，旨在基于前额叶皮层（PFC）和基底神经节的结构和功能网络，在多个尺度上构建大脑图谱，通过纳米和中观尺度的映射和单细胞转录组分析，适用于多个尺度并进行整合，以创建更详细和复杂的大脑连接组。

韩国"脑科学计划"研发项目的范围包括：①建立多尺度的脑图谱；②开发用于绘制脑图谱的创新型神经技术；③加强与人工智能相关的研发；④开发针对神经系统疾病的个性化药物。同时，该计划重点布局的神经退行性疾病的临床研究旨在通过使用 fMRI 和深部脑刺激的功能映射来了解神经系统疾病的进展，除了大脑映射外，用于多尺度大脑映射的神经工具的开发还包括脑机接口和结合人工智能技术的神经设备的创新。KBI 未来的主要方向之一是开发人脑和人工智能之间的接口技术，同时在脑-

---

① Dementia charity spearheads global initiative to use wearables to revolutionise disease detection[EB/OL].（2022-02-11）[2023-03-10]. https://www.turing.ac.uk/news/dementia-charity-spearheads-global-initiative-use-wearables-revolutionise-disease-detection.

人工智能接口（BAIs）设想中，AI用"会思考"的智能机器取代了机械臂、无人机、电脑光标等人工设备，正如脑机接口现在被用于帮助瘫痪患者一样，BAIs在未来还可能用于改善认知能力[①]。

（6）加拿大

加拿大2017年"脑研究战略倡议"重点探索认知、脑融合领域，加拿大大脑研究基金（BrainCBRF）为该倡议提供全面支持。截至2021年，该基金已提供2.67亿加元的新资金[②]。加拿大还通过加拿大高等研究院（Canadian Institute for Advanced Research，CIFAR）等机构对人工智能领域进行了大量投资。同时，脑机接口的创业公司也得到包括"安大略省大脑研究所的神经技术早期研究和开发计划"（Ontario Brain Institute's Neurotech Early Research and Development program）[③]，以及NERVE计划（NERVE Program）[④]等的资助，该计划每年为五家初创企业提供十万加元，目标是在加拿大安大略省发展具有全球竞争力的脑机接口技术和神经修复术的技术集群，并且已经取得了一些成果，例如Neuraura公司正在开发大脑传感器技术，以协助治疗癫痫和偏头痛、阿尔茨海默病和帕金森病等神经退行性疾病；Axem神经技术公司正在开发可穿戴技术和应用程序，使用功能近红外光谱（fNIRS）测量皮质血氧水平，以辅助中风患者恢复。此外，针对非侵入性技术的开发，Zentrela公司利用其基于脑电图（EEG）的神经技术平台，量化大麻产品的精神活性作用；NeuroQore公司基于重复经颅磁刺激（rTMS）的平台，用于治疗抑郁症；LUCID公司正在开发一个"情感助推"平台，通过收集生物特征数据，以确定用户的情绪，并采用深度学习系统为用户提供精心策划的音乐体验，以帮助用户达到放松或睡眠的预期效果；Nurose公司开发了创新的人工智能技术，以协助研究神经退行性疾病的治疗方法。2021年11月，多伦多的Nurosene公司宣布与牛津大学的公司Ni2o建立新的合作伙伴关系，将Nurosene的人工智能与Ni2o的"无线猕猴桃大脑"（wireless kiwi brain）植入物相结合，提供更精

①　Jeong S J, Lee I Y, Jun B O, et al. Korea Brain Initiative: Emerging Issues and Institutionalization of Neuroethics [J]. Neuron, 2019, 101（3）: 390-393.

②　Canada: AI In Focus: Brain-Computer Interface Technologies [EB/OL].（2022-02-08）[2023-03-10]. https://www.mondaq.com/canada/new-technology/1158916/ai-in-focus-brain-computer-interface-technologies.

③　Neurotech Early Research and Development（NERD）[EB/OL].[2023-03-20]. https://braininstitute.ca/programs-opportunities/nerd.

④　Neurotech Entrepreneurship to Validate Emerging Innovations（NERVE）[EB/OL].[2023-03-10]. https://braininstitute.ca/programs-opportunities/nerve-program.

准的阿尔茨海默病和肌萎缩侧索硬化（ALS）的治疗选择[1]。

加拿大大脑研究基金于 2018 年设立"加拿大大脑 – 儿童大脑健康网络培训奖"（Brain Canada–Kids Brain Health Network Training Awards）项目，其中儿童康复医院获得七万加币资助，负责"脑机接口集成增强和替代通信"项目。该项目旨在开发一种脑机接口，为脑损伤患者或发育不正常、肌肉控制受限的人群提供新的治疗方案，项目负责人 Kaela Shea 团队聚焦研究用户视觉处理选项时识别单词之间的偏好，这将在通信设备的使用过程中创建更快和更容易的选择，以实现更流畅的交流[2]。此外，2022年设立"儿童大脑健康网络战略投资项目"（KBHN Strategic Investment Fund），其中阿尔伯塔儿童医院研究所（Alberta Children's Hospital Research Institute）的研究人员Adam Kirton 承担了项目"BCi–Move：让重度残疾儿童通过脑机接口实现力量移动"（BCi–Move：Empowering severely disabled children to achieve power mobility with brain–computer interfaces），此前该研究团队已通过"BCI4 儿童计划"[3]证明了残疾儿童可以通过脑机接口进行活动，作为以儿童和家庭为中心的小儿脑机接口项目，其目标是与全加拿大的合作伙伴和家庭网络合作，改善严重残疾儿童的生活[4]。

（7）日本

日本 1996 年制订"脑科学时代"计划，为期 20 年，每年投入经费 1000 亿日元，总投资达到二万亿日元。2007 年提出推动阐明复杂和高级大脑功能，促进精神和神经疾病诊断和治疗的发展。文部科学省 2008 年发布"脑科学研究战略推进计划"[5]，重点开展脑机接口、脑计算和神经信息相关的研究，包括：①脑信息解码与连接设备应用技术开发（2008—2013）：电极开发、多维脑信号处理、解码等，如日本国家信息通信技术研究机构（National Institute of Information and Communications Technology，NICT）

---

① Nurosene Partners With Brain Computer Interface Technology Ni2o to Pioneer Research for Alzheimer's and ALS［EB/OL］.（2021–11–29）［2023–03–15］. https://www.newswire.ca/news–releases/nurosene–partners–with–brain–computer–interface–technology–ni2o–to–pioneer–research–for–alzheimer–s–and–als–835225407.html.

② Brain–Computer Interface Integrated Augmentative and Alternative Communication［EB/OL］.［2023–03–15］. https://braincanada.ca/funded_grants/bci–integrated–augmentative–alternative–communication/.

③ The BCI 4 Kids Program［EB/OL］.［2023–03–15］. https://cumming.ucalgary.ca/research/pediatric–bci/bci–program/bci–program.

④ BCi–Move：Empowering severely disabled children to achieve power mobility with brain–computer interfaces（BCIs）［EB/OL］.［2023–03–15］. https://braincanada.ca/funded_grants/bci–move–empowering–severely–disabled–children–to–achieve–power–mobility–with–brain–computer–interfaces–bcis/.

⑤ BMI 技术［EB/OL］.［2023–05–15］. https://www.nips.ac.jp/srpbs/missionBMI/index.html.

"微创和无创 BMI 的脑活动估计、脑信息解码、分级运动控制算法研究及集成数据库平台构建"、大阪大学"高分辨率视网膜假体电极的开发与评价";②用于脑结构与功能研究的高质量动物模型的开发（2008—2013）：例如，京都大学"转基因灵长类动物模型的开发和高级脑功能的分析"等相关研究项目。2014 年启动的 Brain/MINDS 计划，为期十年，每年投入经费 2700 万至 3600 万美元，用于支持日本理化学研究所（Institute of Physical and Chemical Research，RIKEN）、国立自然科学研究机构（National Institutes of Natural Sciences，NINS）等开展相关研究，侧重于医学领域，旨在利用非人灵长类动物狨猴绘制神经元回路的结构和功能图谱，研究老年性痴呆和精神分裂症等神经系统疾病致病机制及治疗方法，如：RIKEN 先进光子学研究中心"多维脑图像处理研究"、NINS"利用先进激光技术的高速超分辨活体三维成像方法研究"、东京大学"声 – 光刺激技术研究"等项目。2018 年启动的战略性国际脑科学研究促进计划（Strategic International Brain Science Research Promotion Program，Brain/MINDS Beyond），旨在通过加强与其他国家的合作，促进全球脑研究的发展，目标是通过促进从健康状态到疾病状态的脑图像综合分析，开发基于人工智能的脑科学技术，以及人类和非人类灵长类动物神经回路的比较研究。

此外，日本科学技术振兴机构（Japan Science and Technology Agency，JST）也通过先进技术探索性研究（The Exploratory Research for Advanced Technology，ERATO）、PRESTO、Moonshot、ACT–X、ACCEL 计划，在生命科学、纳米技术、信息通信等领域进行持续性资助。

在脑机接口相关领域，首先通过 PRESTO（三至四年，每个项目三四千万日元）资助日本京都国际电气通信基础技术研究所计算神经科学实验室承担"解码和控制大脑信息"项目（2008—2015），旨在开发脑机接口需要的创新的基础技术，包括一种从大脑活动中检索信息和解码大脑信息的技术，一种根据在大脑中获得的信息控制外部设备的控制技术等[1]；资助北海道大学进行可信人工智能的基础技术研究（2020 年至今)[2]，包括国家信息与通信研究院开发一种使用大脑信息评估人工智能系统可信度的技术；千叶工业大学进行神经形态硬件的数据驱动设计，旨在建立一个集成设备、

---

① Decoding and Controlling Brain Information［EB/OL］.［2023–05–15］. https://www.jst.go.jp/presto/bmi/research_area_E. html.

② ［Trustworthy AI］The fundamental technologies for Trustworthy AI［EB/OL］.［2023–05–15］. https://www.jst.go.jp/kisoken/presto/en/research_area/ongoing/area2020–5.html.

电路和算法的设计框架，构建可以高可靠性运行的神经形态硬件；OMRON SINIC X Corporation 开展自主软机械手臂的通用操作语言研究等。资助自治医科大学承担"生物系统中的多感官整合"项目（2021年至今），对神经环路控制等进行研究[1]。其次通过 ERATO（五六年，每个项目12亿日元）资助东京大学进行"Brain-AI Hybrid"研究（2018—2024），利用和开发神经科学和机器学习技术和工具来处理大脑信号[2]。最后通过 Moonshot 计划资助部分脑机接口研究，其中"到2050年，实现人类不受身体、大脑、空间、时间方面的制约"中的"通过扩展身体和感知能力从身体限制中解放出来"项目[3]旨在开发基于人工智能的 BMI-CA（AI-assisted BMI-CA：Cybernetic Avatar），利用人工智能、机器学习技术，根据不同类型的脑机接口组合，破译大脑中的言语和动作。

（8）新加坡

新加坡2021年启动"研发、创新与企业2025"（Research，Innovation and Enterprise，RIE2025）计划，聚焦人类健康领域，三个最关键的生命阶段。首先是产前和儿童早期发展，其次是儿童和成年期的学习能力，最后是健康长寿。该计划重点投资于四大战略领域、三大交叉支撑领域，其中"人工智能"是其重点发展领域，目标是到2030年推出有影响力的人工智能应用，在研发等领域成为世界领先国家之一。其"国家 AI 战略"（National AI Strategy，NAIS）也指出在2030年前，政府将拨款五亿新币（约25.8亿元人民币），通过五项人工智能计划实现国家基础设施的升级。

杜克－新加坡国立大学的神经科学和行为障碍项目（Neuroscience & Behavioral Disorders Signature Research Program）[4]侧重于了解神经系统的结构和功能，以及模型系统中神经机制与人类神经、精神和眼科疾病的关系。其脑机接口实验室[5]专注于所有年龄段的注意力和记忆增强、唤醒和睡眠障碍的技术解决方案，以及神经精神疾病的

---

[1]　［Multisensory Integration］Multisensory Integration in Biological Systems［EB/OL］.［2023-05-15］. https://www.jst.go.jp/kisoken/presto/en/research_area/ongoing/area2021-6.html.

[2]　IKEGAYA Brain-AI Hybrid［EB/OL］.［2023-05-15］. https://www.jst.go.jp/erato/en/research_area/ongoing/jpmjer1801.html.

[3]　MOOSHOT［EB/OL］.［2023-05-15］. https://www.jst.go.jp/moonshot/program/goal1/12_kanai.html.

[4]　Neuroscience and Behavioural Disorders（NBD）Research Opportunity［EB/OL］.［2023-04-15］. https://www.duke-nus.edu.sg/nbd/research-opportunity.

[5]　BRAIN-COMPUTER INTERFACE LAB［EB/OL］.［2023-04-15］. https://www.bcilabsg.com/team.

认知干预，例如儿童注意力缺陷多动障碍和老年人记忆丧失。

3. 机构与人才

（1）美国

美国拥有开展脑机接口研究的多个机构和团队，包括美国陆军实验室，哈佛大学，斯坦福大学，卡耐基梅隆大学，休斯敦大学，匹兹堡大学，加州理工学院，南加州大学，加州大学旧金山分校、圣地亚哥分校和伯克利分校等。

哈佛大学于 2014 年启动了哈佛脑科学计划（Harvard Brain Science Initiative，HBI），其中将脑机接口开发作为其重要方向之一，旨在促进哈佛跨学院、附属医院之间的脑科学领域合作[1]。哈佛大学拥有脑科学研究中心，汇集了大量顶尖的神经生物学家、物理学家和工程师，致力于开发神经科学新工具和技术，包括脑机接口技术[2]。

斯坦福大学拥有神经假体转化实验室，该实验室致力于开展神经科学、神经工程和转化研究，以更好地理解大脑如何控制运动，设计医疗器械来帮助瘫痪患者，包括脑机接口和皮层内神经假体。该实验室已经开发出用于四肢瘫痪患者的皮质内神经接口系统 BrainGate2，目前正在开展临床研究[3]。拥有弗朗西斯·罗伯特·威利特（Francis Robert Willett）等重要研究人员。

卡耐基梅隆大学的神经科学研究所开展脑科学、工程和计算机科学的多学科交叉融合研究，促进脑科学发展。该研究所下设脑中心（Carnegie Mellon's BrainHub）和认知神经基础中心（Center for the Neural Basis of Cognition，CNBC），研究领域包括认知神经科学、计算神经科学、神经工程与技术、系统神经科学。其神经技术与工程领域聚焦于脑机接口、神经调节和神经成像，旨在设计和实现下一代神经接口，满足基础神经科学的需求，以及更好地理解大脑功能和功能障碍，并通过设计新的治疗干预措施来满足临床需求。除了基础科学和医学应用之外，还通过开发记录、功能和结构成像以及调节中枢和外周神经系统的新技术，开发用于设计下一代脑机接口的下一代神经假体，包括用于瘫痪的脑机接口、用于感觉和运动假肢以及基础科学研究的神经刺激设备设计，以及从微观到宏观的神经记录和成像设备等[4]。

---

① Harvard Brain Science Initiative［EB/OL］.［2023-04-15］. https://brain.harvard.edu/about/.

② Harvard University, Center for Brain Science［EB/OL］.［2023-04-15］. https://cbs.fas.harvard.edu/.

③ Stanford Neural Prosthetics Translational Lab（NPTL）［EB/OL］.［2023-04-15］. https://nptl.stanford.edu/.

④ Carnegie Mellon University Neuroscience Institute［EB/OL］.［2023-04-15］. https://www.cmu.edu/ni/research/neuro-tech-and-engineering.html.

加州理工学院天桥脑科学研究院（Tianqiao and Chrissy Chen Institute，TCCI）由 Richard Andersen 领导，正在开发新一代可以直接与大脑通信的脑机接口与神经假体，以支持研究人员对神经假体技术的开发。在美国 FDA 批准的一项临床研究中，研究人员比较了不同大脑区域的神经信号，并以此为基础规划和执行运动。这些研究建立在意图（intention）、认知和感知的基础科学之上，为人类大脑功能提供了新的见解，为开发下一代神经假体接口奠定基础。在另一项 FDA 批准的临床研究中，该中心的研究人员旨在通过电刺激大脑来恢复感觉。这种"双向"脑机接口通过提供体感反馈来补充对机器人肢体的控制。该中心还支持一些新技术的开发和研究，包括开发可记录大脑活动并将其转化为辅助控制信号的长期植入性芯片。为扩大可以从脑机接口技术中受益的人群，该中心支持在动物模型和人类中进行新的、侵入性较小的高性能技术的转化研究，其中一个项目正在探索使用一种新的基于超声的神经成像技术以微创方式"读取"运动意图信号的可行性 [1]。

休斯敦大学 BRAIN 计划中心是该大学与亚利桑那州立大学合作的、NSF 资助的产业、大学合作研究中心，旨在开发和验证创新型神经技术来满足不断增长的老龄人口的需求。该中心拥有非侵入式脑机接口团队，开发的大脑控制的外骨骼机器人，正在开展用于中风患者的康复训练的临床试验。2022 年，该中心获得资助的项目包括"神经表面接口技术及其应用""个性化神经调节干预治疗老年人平衡障碍""用于神经刺激与成像的可编程仪器"等 [2]。

佐治亚理工学院人机交互中心 Woon Hong Yeo 实验室用一种新技术开辟了生物医学工程的一个新研究领域——用于健康监测和人机界面的可穿戴电子设备，旨在改善运动功能障碍或瘫痪患者的生活质量。设计的便携式脑电图系统将难以察觉的微针电极与软无线电路集成在一起，显著提升了信号采集质量，并集成了强大的机器学习算法和虚拟现实组件，目前已在四名受试者身上进行了测试，但尚未在残疾人中进行测试 [3]。

加州大学圣地亚哥分校拥有认知神经科学实验室，其重要研究方向之一是脑机接口开发，改进信号检测的方法，以及确定学习对大脑节律进行有意控制所需的时间。

---

① T & C Chen Brain−Machine Interface Center［EB/OL］.［2023−04−15］. https://www.neuroscience.caltech.edu/about/research−centers/tc−chen−brain−machine−interface−center.

② University of Houston brain center［EB/OL］.［2023−04−15］. https://nsfbrain.org/.

③ Wearable Brain−Machine Interface Turns Intentions into Actions［EB/OL］.（2021−07−20）［2023−04−15］. https://research.gatech.edu/wearable−brain−machine−interface−turns−intentions−actions.

现阶段，研究人员正在研究可以改善学习的因素，如神经反馈、现实环境和激发动机的刺激；以及学习控制大脑节律是否会影响一般的认知，学习时变得更加专注于认知状态的受试者是否在注意力、记忆、理解动作等方面表现出变化[1]。此外，研究人员还创建了一个脑机接口阵列，其特点是将微针固定在柔性背衬上。该设计使阵列能够更好地适应大脑起伏的表面，从而实现更好的接触，并改善大范围的信号记录[2]。

匹兹堡大学医学院拥有物理医学与康复学系，开展神经假体、脑机接口、辅助技术研究，拥有脑机接口研发团队[3]。

此外，美国还拥有众多的医院可以开展脑机接口临床试验。例如，布莱根妇女医院（BWH）能够进行清醒和睡眠深部脑刺激手术的医院，其设立的"深部脑刺激（DBS）计划"为治疗运动障碍如帕金森病、特发性震颤（ET）、肌张力障碍和精神疾病（如强迫症和抑郁症）提供全面的医疗和外科护理[4]。该计划由专门治疗运动和精神疾病的多学科专家组成，利用综合的方法确保无缝的患者护理，DBS团队包括运动障碍神经科医生、神经外科医生、精神科医生、神经心理学家和行政人员等。

（2）法国

法国国家数字科学与技术研究院（INRIA）的重要研究方向之一是人机交互，其FLOWERS团队的目标是了解人类发育过程及其在机器人技术、人机交互和教育技术中的应用建模。在人机交互中，该团队展示了使用增量学习算法来消除某些脑机接口中的校准问题。健康和病理人脑图像和信号的算法、模型和方法（Algorithmes, modèles et méthodes pour les images et les signaux du cerveau humain sain et pathologique, ARAMIS）项目团队整合在巴黎脑研究所（ICM）、CNRS、INSERM和索邦大学的相关资源和团队成员，旨在开发计算和统计方法，以从这种多模式大脑数据中学习，应用于新设备的设计、脑机接口和神经反馈，使神经系统疾病患者康复[5]。具体来说，通

① UCSD Cognitive Neuroscience Lab［EB/OL］.［2023-04-15］. https://cognitiveneurolab.ucsd.edu/Research.html.

② Flexible Brain-Computer Interface Array for Better Contact［EB/OL］.（2022-03-21）［2023-04-15］. https://www.medgadget.com/2022/03/flexible-brain-computer-interface-array-for-better-contact.html.

③ University of Pittsburgh school of medicine physical Medicine and Rehabilitation［EB/OL］.［2023-04-15］. https://www.rehabmedicine.pitt.edu/research-0.

④ Brigham and Women's Hospital Deep Brain Stimulation［EB/OL］.［2023-04-15］. https://www.brighamandwomens.org/neurosciences-center/deep-brain-stimulation.

⑤ Algorithmes, modèles et méthodes pour les images et les signaux du cerveau humain sain et pathologique［EB/OL］.［2023-04-15］. https://www.inria.fr/fr/aramis.

过放置在头骨上的传感器，非侵入性地记录受试者的大脑活动，并用计算机破译其意图。并且可以允许受试者根据该意图控制外部设备，例如机器人手臂。该项目团队还研究神经反馈，这是大脑重新组织自己并在意图实现时修改其网络的方式[①]。

INRIA 波尔多西南中心是法国重要的人工智能研究基地，汇集了人工智能、脑机接口相关研究机构[②]。该中心与波尔多大学和 CNRS 联合设立的"用于刺激用户体验的创新型多模态交互（Novel Multimodal Interactions for Stimulating User Experience，Potioc）"团队聚焦于人机交互领域，通过分析大脑信号（特别是脑电图 EEG 信号），整合脑机接口和 VR 等，分析消费者偏好，使用户能够通过大脑活动与计算机进行交互，最大限度地提高交互的效率和有效性。该类技术也可以应用于诸如运动康复（例如中风后）或认知康复（例如提高警觉性或注意力）等，通过脑机接口满足用户需求制定个性化的教育方案[③]。

INRIA 拥有多位脑机接口研究人员。例如 Laurent Bourain 围绕脑机接口和运动皮层神经元活动，重点研究术中觉醒在大脑中产生的变化，以及如何用计算机检测这些变化[④]。Laurent Bourain 承担了 ANR 资助的 BCI4IA 项目，通过基于神经刺激和创新的机器学习方法开发的脑机接口实时分析全身麻醉下的脑运动活动，以检测术中意识[⑤]。Fabien Lotte 从事人机交互、脑机接口研究，参与由法国 ANR 资助的第一个脑机接口项目 Open-ViBE，领导 Potioc 团队[⑥]，是 INRIA 的重要脑机接口研究人员。

洛林大学 PErSEUs（Psychology Ergonomic and Social for User Experiences EA 7312）围绕用户体验研究，组建了一批跨学科团队（人体工程学、人体工程学心理学、社会心理学、计算机科学）[⑦]。目标是从社会和人体工程学心理学的角度了解用户体验的决定因素，并开发、设计和评估产生积极用户体验的数字和工作环境的方法，包括相关

①　Aramis: one for all...and all for the brain![EB/OL].（2021-04-14）[2023-04-15]. https://www.inria.fr/en/aramis-one-all-and-all-brain.

②　AI-at the heart of research at the Inria Bordeaux-Sud-Ouest centre[EB/OL].（2019-03-18）[2023-04-15]. https://www.inria.fr/en/ai-heart-research-inria-bordeaux-sud-ouest-centre.

③　INRIA. Potioc[EB/OL].[2023-03-20]https://team.inria.fr/potioc/.

④　Observing the brain to make anaesthesia safer[EB/OL].（2019-09-15）[2023-03-20]. https://www.inria.fr/en/observing-brain-make-anaesthesia-safer.

⑤　ANR project BCI4IA funded![EB/OL].（2022-07-12）[2023-03-20]. https://members.loria.fr/LBougrain/anr-project-bci4ia-funded/.

⑥　Fabien Lotte-aiming to improve system control through brain activity[EB/OL].（2022-02-08）[2023-03-20]. https://www.inria.fr/en/fabien-lotte-aiming-improve-system-control-through-brain-activity.

⑦　Psychologie Ergonomique et Sociale pour l'Expérience utilisateurs EA 7312[EB/OL].[2023-03-20]. https://perseus.univ-lorraine.fr/.

脑机接口方法及工具。洛林大学 /LORIA 联合设立的 neurorhythms 团队也开展脑机接口研究[1]。

此外，CNRS 还拥有多个开展脑机接口研究的团队，如 Céline Coutrix[2]、Michel Beaudouin-Lafon[3] 等领导的团队。INSERM 里昂神经科学研究中心的 DYCOG 团队也开展脑机接口研究[4]。

在企业方面，法国公司 ReBrain 为深部脑刺激提供精确的靶向技术[5]。

（3）德国

图宾根大学在计算机领域表现活跃，其计算机科学系重点关注生物信息学、媒体信息学和认知科学等领域，成为了德国乃至欧洲的机器学习中心之一。图宾根大学还设立了生物信息学和医学信息学研究所（Institute for Bioinformatics and Medical Informatics，IBMI）[6]，汇集信息学、医学、生命科学的专业知识和研究项目，从事数字化生命科学的跨学科研究。人机交互界面是 IBMI 关注的重点领域之一，相关实验室关注实时高效眼动追踪和数据分析的新型算法和工具，探索实验室、虚拟现实和现实世界环境中的视觉信息处理、视觉搜索和认知相关知识，进而开发完整的研究方法和应用产品[7]。

格拉茨理工大学神经工程研究所聚焦于脑机通信和神经震荡领域[8]，在脑电图（EEG）记录、生物大脑信号的离线和在线处理、特征提取、基于大脑的机器学习、神经反馈系统等方面进行研究。他们开发了包括拼写设备、电脑游戏、功能性电刺激、虚拟导航等应用程序。近 20 年中，神经工程研究所组织了八次国际性的脑机接口相关国际会议，参与 MoreGrasp 等项目。研究内容包括：基于脑机接口的运动神经修复系统及其临床应用、触觉解析、自主控制的神经信号、被动脑机接口系统、视觉

---

① NeuroRhythms［EB/OL］.［2023-03-20］http://neurorhythms.loria.fr/.

② Céline Coutrix［EB/OL］.［2023-03-20］. https://www.cnrs.fr/fr/personne/celine-coutrix.

③ Michel Beaudouin-Lafon［EB/OL］.［2023-03-20］https://www.cnrs.fr/fr/personne/michel-beaudouin-lafon.

④ Interface cerveau-machine（ICM）Agir par la pensée［EB/OL］.（2017-11-08）［2023-03-20］https://www.inserm.fr/dossier/interface-cerveau-machine-icm/.

⑤ Rebrain，l'IA au cœur du cerveau［EB/OL］.（2021-02-05）［2023-03-20］. https://www.inria.fr/fr/rebrain-lia-au-coeur-du-cerveau.

⑥ Institute for Bioinformatics and Medical Informatics（IBMI）［EB/OL］.［2023-05-14］. https://uni-tuebingen.de/en/faculties/faculty-of-science/departments/interfaculty-facilities/ibmi/institute/.

⑦ Human-Computer Interaction［EB/OL］.［2023-05-13］. https://www.hci.uni-tuebingen.de/chair/.

⑧ Welcome at the Institute of Neural EngineeringGraz Brain-Computer Interface Lab［EB/OL］.［2023-05-14］. https://www.tugraz.at/institute/ine/home/.

空间复杂性对运动的影响、基于 VR 的神经反馈环境等。

维尔茨堡大学的人工智能与数据中心设有人机交互（HCI）团队，旨在探索新的人机交互形式，重点关注用户的交互体验，同时关注用户的身体、认知和感知技能的改善和提升[①]。HCI 团队的核心目标是开发多模式交互界面，充分运用语音、手势、触摸、运动等，与真实和虚拟的设备进行交互。相关研究需要突破的挑战包括：理解和设计人类认知、通信和协作的高级概念和模型；开发基于计算机的真实、虚拟和混合媒体环境；创建丰富、交互式和智能用户界面等。为了推动脑机接口在消费领域的应用，HCI 团队分别设置了媒体信息学和游戏工程学小组。此外，脑机接口的信号转换过程也是维尔茨堡大学心理学系的关注重点之一。

（4）英国

英国的埃塞克斯大学脑机接口和神经工程实验室、帝国理工学院哈姆林研究中心、英国机器人和自主系统中心、英国巴斯大学自主机器人中心、艾伦·图灵研究所均开展脑机接口相关研究。

埃塞克斯大学脑机接口和神经工程实验室（Essex Brain Computer Interfaces and Neural Engineering laboratory，BCI-NE）[②]成立于 2004 年，是世界上最大的实验室，也是非侵入性界面和认知增强的最佳实验室。该实验室拥有多个先进设施，包括三个大型法拉第笼，一个机器人脑刺激系统，多个 EEG、fNIRS 和 EMG 测量系统，身体测量系统（例如呼吸传感器和眼动仪），移动 VR 套件，电动轮椅和机械臂，以及带有备份存储的计算服务器。该实验室与牛津大学、帝国理工学院、伦敦大学学院、英国国家医疗服务体系（National Health Service，NHS）等国内机构合作，同时与麻省理工学院、美国宇航局（National Aeronautics and Space Administration，NASA）的喷气推进实验室（Jet Propulsion Laboratory，JPL）、欧洲航天局（European Space Agency，ESA）、哈佛大学、华盛顿大学等进行国际合作。

帝国理工学院哈姆林研究中心（Hamlyn Centre）[③]由研究机器人外科手术的华人科

---

① HUMAN-COMPUTER INTERACTION［EB/OL］.［2023-05-14］. https://hci.uni-wuerzburg.de/research/.

② Brain-Computer Interfaces and Neural Engineering［EB/OL］.［2023-04-15］. https://www.essex.ac.uk/departments/computer-science-and-electronic-engineering/research/brain-computer-interfaces-and-neural-engineering.

③ Hamlyn Symposium on Medical Robotics［EB/OL］.［2023-04-15］. https://www.hamlynsymposium.org/.

学家杨广中联合创建。目标是通过开发脑机接口技术来提高人机交互的安全性，改善复杂的技能（如手术）培训，促进神经康复，并为老年人群开发新的辅助技术。研究工作主要集中在不受限制的环境中的感知、运动和康复活动，设有四大研究主题[①]：①视线控制机器人（gaze-contingent robotic control）：开发自校准和自适应眼动追踪技术，以无缝控制机器人的协作任务，如视线运动引导、学习和协作任务执行；②人机交互：基于杨广中教授首创的感知对接概念，用于原位操作员特定的运动和认知学习，并为医疗机器人开发有效的协作、共享控制方法；③感知和神经人体工程学：评估与复杂任务（主要是外科手术）相关的皮质活动，并应用于认知负荷评估、技能相关皮质特征、疲劳和低警觉检测、工作流程评估和神经反馈；④神经认知康复：开发辅助和机器人技术，以优化康复方案，定量评估基线和运动重组，建立神经反馈以提高认知和运动表现，并增强老年人和神经认知能力下降人群的独立性、生活质量和社会互动。帝国理工学院孵化的初创公司 Cogitat 于 2021 年成立，其创始人之一 Dimitrios Adamos 教授开发了由大脑控制的虚拟现实（VR）手可以帮助中风患者恢复手部运动，英国研究与创新（UKRI）对其提供资金支持，以帮助帝国理工学院的研究成果转化。

英国机器人和自主系统中心（Robotics and Autonomous Systems，UK-RAS Network）[②]于 2013 年创建，2016 年 7 月，英国发布"机器人发展战略（RAS2020）"，并提供配套财政资金，确保机器人产业能够与全球领先国家竞争。英国技术战略委员会（Technology Strategy Board，TSB）为其拨款 6.85 亿美元作为下一年度发展基金，其中2.57 亿美元用于研发机器人技术和自主系统。英国计划通过 RAS2020 战略，在 2025年获得全球机器人市场 10% 的份额（估值约 1200 亿美元）[③]。2016 年，英国 UK-RAS网络中心在工业、航空航天和医疗三个具体领域制定了《机器人技术和自主系统发展战略计划》白皮书，也是该网络中心的核心发展方向，其目的是探讨 RAS 未来技术发展路线，吸引更广泛的社会团体和利益相关者投资。

英国巴斯大学自主机器人中心（Centre for Autonomous Robotics，CENTAUR）[④]旨

---

① Imperial College London Hamlyn Centre s［EB/OL］.［2023-04-15］. https://www.imperial.ac.uk/.

② EPSRC Robotics & Autonomous Systems Network［EB/OL］.［2023-04-15］. https://www.ukras.org.uk/.

③ RAS 2020：The $257M Plan to Jumpstart UK Robotics［EB/OL］.［2023-04-15］. https://www.roboticsbusinessreview.com/rbr/ras_2020_the_257m_plan_to_jumpstart_uk_robotics/.

④ University of Bath Department of Electronic & Electrical Engineering research［EB/OL］.［2023-04-15］. https://www.bath.ac.uk/research-centres/centre-for-autonomous-robotics/.

在为残疾人开发康复和辅助机器人，关键研究主题包括肌电假体、机器人外骨骼、功能性电刺激、触觉刺激、神经假肢、神经信号处理、脑机接口、人机界面、人机交互、可穿戴传感技术、人机交互控制等方面。

艾伦·图灵研究所（Alan Turing Institute）[1]是英国国家数据科学与人工智能研究所，由剑桥大学、爱丁堡大学、牛津大学、伦敦大学学院和华威大学以及英国工程和物理科学研究委员会于2015年创建。利兹大学、曼彻斯特大学、纽卡斯尔大学、伦敦玛丽皇后大学、伯明翰大学、埃克塞特大学、布里斯托尔大学和南安普敦大学于2018年加入。目前图灵研究所有超过400名研究人员，获得英国政府4800万英镑的资助，用于开展新的前沿数据科学和人工智能研究。

（5）加拿大

加拿大通过加拿大大脑研究基金（Canada Brain Research Fund）资助脑科学领域相关研究，在脑机接口领域，加拿大安大略脑研究所重点推进相关研究和产业的合作融合，改善对脑疾病患者的治疗效果。

加拿大大脑基金会（Brain Canada Foundation）[2]，1998年成立，2011年与政府形成合作伙伴，在五年内获得一亿美元用于脑科学研究，2019年获得加拿大卫生部额外4000万美元的投入。至2022年，加拿大大脑研究基金与加拿大大脑基金会及其捐助者和合作伙伴已经在脑研究上投入了超过2.8亿美元。

加拿大安大略脑研究所（Ontario Brain Institute，OBI）促进研究和产业界合作，目标是加速脑研究的技术创新，改善脑疾病患者的治疗效果。2018年，在"创业者计划"（ONtrepepreneurs program）的支持下，OBI对六家初创企业各提供五万加元的支持，加速其商业化之路。其中，Curv公司将任何移动设备上的摄像头转换为诊断工具，使用机器学习分析身体运动来预测、诊断和监测脑部疾病；Cerebian公司开发了一种基于脑机接口的操作系统BrainOS，使残疾患者能够用脑电波完全控制电子设备。2020年资助Iana Dogel开发一种便携式重复经颅磁刺激（rTMS）设备，以非侵入性脑刺激形式治疗抑郁症；Rozhin Yousefi开发一种针对患有严重运动障碍人群的脑机接口，帮助用户控制包括笔记本电脑和智能手机在内的电子设备；PROVA创新有限公司的Matthew Rosato正在开发一套智能可穿戴设备，有助于因脑损伤或神经系统疾病而行动不便的儿童和成人进行运动控制和神经康复。

---

[1]　The Alan Turing Institute［EB/OL］.［2023-04-15］. https://www.turing.ac.uk/.
[2]　Brain Canada［EB/OL］.［2023-04-15］. https://braincanada.ca/.

（6）韩国

韩国电子通信研究院、高丽大学脑与认知中心、浦项科技大学等在脑机接口领域开展相关研究。

韩国电子通信研究院（Electronics and Telecommunications Research Institute，ETRI）成立于1976年，为韩国信息通信领域规模最大的研究机构，主要针对信息、通信、电子、广播、半导体、材料等信息通信（ICT）领域的技术研发，通过技术成果转化促进国家经济与社会发展，开发了韩国顶级人工智能系统Exobrain。

韩国高丽大学脑与认知中心的脑机接口相关研究重点通过分析和合成从各种类型的脑成像系统（如fMRI、EEG、PET和NIRS）获得的多模态数据的技术；开发及创新测量人脑活动的空间时间分辨率；利用数学建模了解非线性脑神经元的特征；基于脑神经信息整合的脑信息处理系统建模；开发挖掘大脑信号和人机界面的技术；基于多模态信息推导模型的脑机交互；早期诊断和预测脑部疾病（阿尔茨海默病、帕金森病）的技术，以及开发脑神经损伤患者的脑机接口技术[①]。

韩国浦项科技大学（Pohang University of Science and Technology）的研究人员与美国佐治亚理工学院合作，开发了一种无须手术就能进行深度大脑刺激的方法，于2023年1月发表在《自然生物医学工程》（Nature Biomedical Engineering）杂志上，该研究开发了一种特殊类型的压电纳米颗粒，在收到超声波刺激时会发光，可以穿过血脑屏障（Blood Brain Barrier，BBB），并使用超声波脉冲使它们产生电脉冲，在帕金森小鼠中实验发现可以刺激多巴胺水平上升，改善运动功能，提示未来可以通过该方法在无须手术的条件下即可为患者提供深部脑刺激[②]。

（7）澳大利亚

墨尔本大学的血管仿生学实验室以及约翰神经仿生实验室、悉尼科技大学（UTS）计算智能与脑机接口中心重视脑机接口主要设备、系统的开发。

澳大利亚脑联盟（Australian Brain Alliance，ABA）提议开展澳大利亚脑计划（Australian Brain Initiative，ABI）。澳大利亚脑计划的总体目标是破解大脑的密码，即理解神经回路如何发展，如何编码和检索信息，如何为复杂行为提供基础以及如何适

---

① Korea University graduate school Department of brain & cognitive engineering［EB/OL］.［2023-04-15］. https://bce.korea.edu/bce_en/research/field.do.

② Using piezoelectric nanoparticles to provide deep brain stimulation［EB/OL］.（2023-01-05）［2023-04-15］. https://medicalxpress.com/news/2023-01-piezoelectric-nanoparticles-deep-brain.html.

应内外部变化的机制或"密码"。为了实现这一目标，澳大利亚脑计划开展的核心研究包括优化和恢复大脑功能、开发神经接口来记录和控制大脑活动以恢复功能（此与脑机接口紧密相关）、了解整个生命周期学习的神经基础并提供有关脑启发式计算的新见解。

墨尔本大学的血管仿生学实验室由 Nicholas Opie 和 Thomas Oxley 共同领导，正在开发世界上第一个微创脑机接口 Stentrode™。它是一种小回形针大小的微型设备，可以记录和刺激血管内的神经组织，通过大脑直接控制辅助设备和其他外围设备，有可能恢复瘫痪患者的独立性。在澳大利亚皇家墨尔本医院进行的首次人体试验中，已被证明可以帮助上肢瘫痪患者发短信，发送电子邮件甚至在线购物。此外，Nicholas Opie 和 Thomas Oxley 还共同创立了 SmartStent 公司，并于 2016 年被 Synchron 收购。而墨尔本大学的约翰神经仿生实验室（John NeuroBionics Lab）[1]专注于研究和开发与身体相互作用的下一代医疗系统，包括神经修复、神经工程、脑机接口和诊断、监测或替代功能丧失的医疗设备。

悉尼科技大学计算智能与脑机接口中心（Computational Intelligence and Brain Computer Interface Centre）[2]研究重点是转化神经科学和机器智能系统，包括算法开发和脑机接口设计。短期研究目标是开发利用脑机接口的计算智能方法，长期目标是将生物启发的类脑计算能力整合到下一代计算机和机器人中。目前，通过开发移动传感技术，以使用非侵入性方法测量大脑活动，读取大脑和其他生理信号来评估人类的认知状态[3]。其脑机接口研究热点设计和开发超轻量级、可穿戴、无线、低成本、全头脑电图系统，该系统具有用于信号放大的微型电路和连续更高的传感器密度，可以评估在真实操作环境中以自然身体姿势和情况积极执行普通任务的参与者的大脑活动。同时开发了几种类型的新型干接触式脑电图传感器，包括泡沫基、弹簧式和硅基传感器，无需导电凝胶和皮肤制剂即可有效减少制备时间并提供出色的脑电信号，并且基于研发的干式传感器，开发了一系列脑电头盔，如 MINDO4、MINDO16、MINDO32、MINDO64 和 MINDO80，可以用于测量 4 至 80 个脑电信号通道。此外，基于脑电图

---

① John NeuroBionics Lab［EB/OL］.［2023-04-15］. https://biomedical.eng.unimelb.edu.au/john-neurobionics.

② University Of Sydney Computational Intelligence and Brain Computer Interface Centre［EB/OL］.［2023-04-15］. https://uts-cibci.center/about-the-centre/.

③ UTS Computational Intelligence and Brain Computer Interface Centre brain-computer interface［EB/OL］.［2023-04-15］. https://uts-cibci.center/brain-computer-interface/.

的机械臂系统，该中心还利用先进传感技术和算法，以支持有医疗保健需求的人群监测睡眠、检测头痛、治疗抑郁症、提高注意力和促进康复，同时还融合了心电图、眼电图、活动记录仪、皮肤电反应等多种心理生理信息流，构建神经认知脑机接口的原型，以提高人类的整体表现[①]。

（8）日本

日本建有多个脑机接口相关研究中心、机构，如 RIKEN 脑神经科学研究中心、国立自然科学研究机构。2014 年成立了 BMI 研究会（Neurosurgery BMI Study Group），包括日本国家信息通信技术研究机构、青森大学脑与健康科学研究中心、东京工业大学、大阪大学、东京大学、东北大学等研究机构。

RIKEN 脑神经科学研究中心于 2018 年成立，大力推进"认识脑""保护脑""创造脑"及"培育脑"四个领域的研究，作为主要成员参与了 Brain/MINDS 计划，旨在阐明人脑高级认知功能、推动神经系统疾病的诊断与治疗，包括脑信息处理、脑发育病理学、类脑智能理论、脑连接组、突触可塑性与电路调节、猕猴神经结构、神经衰老调控、痴呆症以及神经信息基础设施开发等多个研究团队。例如，脑信息处理团队 CichockiAndrzej 引入稀疏线性判别分析（Aggregation of Sparse Linear Discriminant Analyses，ASLDA）方法聚合形成集成分类器，可以实现自动降维的特征选择，同时也降低了方差以提高对新测试样本的泛化能力[②]；设计了时间约束稀疏组空间模式（temporally constrained sparse group spatial patterns，TSGSP）算法，进一步提高了基于运动想象的脑电图（MI EEG）的分类精度[③]。此外，RIKEN 综合医学科学中心结合统计学与人工智能技术，建有基因组信息分析、表观基因组学研究、理论框架及算法研究多个实验室，在脑电信号处理领域开展研究。例如，理论框架及算法研究实验室 Alokanand Sharma、Tatsuhiko Tsunoda 团队开发了一种使用脑电信号对运动想象任务进行分类的新方案，组合使用共同空间模式（common spatial pattern，CSP）和长短期记忆（long short-term memory，LSTM）网络来改进 MI-EEG 信号分类，具有较高的分类

① UTS Brain-Computer interface［EB/OL］.［2023-04-15］. https://www.uts.edu.au/research-and-teaching/our-research/computational-intelligence-and-brain-computer-interface-centre/research-highlights/brain-computer-interface-bci.

② Zhang Y, Zhou G, Jin J, et al. Aggregation of sparse linear discriminant analyses for event-related potential classification in brain-computer interface［J］. International journal of neural systems, 2014, 24（1）: 1450003.

③ Zhang Y, Nam C S, Zhou G, et al. Temporally constrained sparse group spatial patterns for motor imagery BCI［J］. IEEE transactions on cybernetics, 2018, 49（9）: 3322-3332.

精度[①]。

日本国家信息通信技术研究机构 ICT 研究所设有信息和神经网络中心（Center for Information and Neural Networks，CiNet），主要进行跨学科神经科学技术研究，关注疼痛、多感官整合、认知、决策及语言能力的发展，旨在开发信息和通信技术、脑机接口、神经影像技术、机器人技术等。信息和通信技术方面，CiNet 基于神经元信息处理模型创建计算和控制信息网络设计，开展物联网、传感器网络、可穿戴传感器技术、量子 ICT、纳米和生物计算研究。神经影像方面，旨在开发脑血流成像、温度功能成像、神经纤维功能成像、脑干核功能成像等下一代成像技术，拥有磁共振成像、脑磁图、脑电图和近红外光谱、辅助机器人等多个技术、平台，例如开发了用于标准用途、移动无线记录和高密度记录（使用湿电极系统和干电极系统）的脑电图系统，除传统的近红外光谱之外，使用高密度和无线近红外光谱系统。机器人方面，研究人与机器人的交互，开发用于支持人类的机器人系统，使用仿生算法改善机器人运动控制。脑机接口方面，研发脑刺激和侵入性和非侵入性技术，包括皮质刺激、深部脑刺激、人工视觉等，并开发三维打印的神经假体、植入式微处理单元和植入式无线通信系统，实现大脑解码和机器学习算法的优化，例如，Ando H 团队研发了一种新的多通道神经记录系统，可以记录 4096 通道的皮层脑电图数据，无线数据传输速率为 128 Mbps，距离小于 20 毫米[②]；Takafumi Suzuki 团队通过将专用柔性阵列与神经记录专用集成电路及其插入器直接集成，开发了覆盖面范围大、使用 1152 个电极的高密度记录系统[③]。

（9）新加坡

新加坡信息通信研究所、南洋理工大学脑计算研究中心、杜克－新加坡国立大学脑机接口实验室在脑机接口设备开发、临床应用等方面开展相关研究。

新加坡信息通信研究所的 Kai Keng Ang 研究团队 2019 年使用非侵入性方法，设计使用脑电图来监测脑电活动，研究人员同时进行了一项小型试验，以比较 nBETTER

① Kumar S，Sharma A，Tsunoda T. Brain wave classification using long short-term memory network based OPTICAL predictor［J］. Scientific reports，2019，9（1）：9153.

② Ando H，Takizawa K，Yoshida T，et al. Wireless multichannel neural recording with a 128-Mbps UWB transmitter for an implantable brain-machine interfaces［J］. IEEE transactions on biomedical circuits and systems，2016，10（6）：1068-1078.

③ Kaiju T，Inoue M，Hirata M，et al. High-density mapping of primate digit representations with a 1152-channel μECoG array［J］. Journal of Neural Engineering，2021，18（3）：036025.

与标准手臂治疗（SAT）的临床疗效，结果发现，在 24 周内接受 nBETTER 治疗的患者的平均改善得分为5.8，而接受 SAT 的患者的平均改善得分为3.6。该研究结果表明，BCI 在检测运动想象力和提供视觉反馈方面发挥重要作用[1]。

南洋理工大学脑计算研究中心（Center For Brain-Computing Research）基于机器学习的监测和分类，将脑机接口技术应用于临床，例如神经修复、多动症、焦虑、抑郁、睡眠与健康等。该中心的负责人 Cuntai GUAN 教授的主要研究方向为脑机接口、神经信号处理、神经图像处理、数据分析和人工智能。2020 年 10 月，该团队获得由 AME 项目基金资助的项目"下一代脑 - 机 - 脑平台—大脑功能恢复和增强的整体解决方案"（NOURISH：Next-Generation Brain-Computer-Brain Platform—A Holistic Solution for the Restoration & Enhancement of Brain Functions），旨在开发脑机接口作为一个整体医疗技术解决方案，用于恢复和增强运动、认知和情感功能，同时还将研究脑功能恢复的机制和相关的生物标志物。此外，南洋理工大学的材料科学与工程系教授 Lee Pooi See 教授团队聚焦开发柔软，可拉伸和可变形的电子产品，可以集成到交互式和响应式设备中。国家研究基金会（National Research Foundation，NRF）研究员 Lee 教授团队开发了电子和能源设备，可以二维或三维打印到各种基板上，以增强人机界面。

杜克 - 新加坡国立大学脑机接口实验室[2]与各行业伙伴合作，建立和评估了基于脑机接口的干预措施的有效性，目前正在研究的项目有：评估新型多模态个性化认知和身体训练对有主观记忆问题或年龄相关认知能力下降的老年人神经认知保存和增强的有效性；评估广泛焦虑症（GAD）患者治疗中的神经技术干预，研发将通过基于神经 / 生物反馈的 VR 游戏界面提供基于正念的焦虑调节干预；以及针对唤醒和睡眠障碍的技术解决方案。

4. 平台建设

（1）美国

艾伦脑科学研究所（Allen Institute for Brain Science，AIBS）是美国 BRAIN 计划的一个重要参与机构，于 2003 年由微软合伙创始人保罗·艾伦（Paul Allen）捐资一亿美元在西雅图成立，致力于神经科学、脑单细胞图谱、脑介观与微观联结图谱、脑高

---

[1]　Mind over matter for stroke rehabilitation［EB/OL］.（2019-12-11）［2023-04-15］. https://research.a-star.edu.sg/articles/highlights/mind-over-matter-for-stroke-rehabilitation/.

[2]　Duke-NUS BCI Team［EB/OL］.［2023-04-15］. https://www.bcilabsg.com/team.

级功能的计算机制的研究。2016 年，该所创建了细胞类型数据库，收录了 240 种细胞的位点、形状、电信号等数据，并配有详细的三维结构图。这一数据库仍在不断扩张扩展，向实现"统计大脑细胞类型"这一目标迈进。此外，艾伦脑科学研究所还推出了"艾伦大脑观测站"，公布了关于小鼠视觉皮层神经活动研究的数据集，供公开研究使用，有助于科学家理解人类大脑并为其建立模型。

美国国家自适应神经技术中心（National Center for Adaptive Neurotechnologies，NCAN）是目前唯一一家通过患者的临床研究探索适应性神经技术的机构，旨在推进基于脑机接口的患者康复。NCAN 致力于开发一个完全植入和基于遥测的平台，该方案将靶向特定的中枢神经系统通路，从而改变感觉运动功能；该中心还为临床研究人员提供一个平台，以探索基于新技术的针对性神经可塑性恢复方案，改善中风、脊髓损伤或其他神经肌肉疾病患者的功能恢复；此外，中心开发一种通过皮质电图（ECoG）/ 立体脑图（SEEG）电极阵列刺激和记录来绘制功能连接的系统，并使用闭环反馈和其他方法靶向修饰，对皮质进行详细的功能分析。

冷泉港实验室（Cold Spring Harbor Laboratory，CSHL），又名科尔德斯普林实验室，成立于 1890 年，是一个非营利的私人科学研究与教育中心，位于美国纽约州长岛上的冷泉港，研究领域包括癌症、神经生物学、植物遗传学、基因组学以及生物信息学，其在脑科学的主要研究领域为神经科学、介观脑连接等。除科学研究外，冷泉港实验室还参与了一些教育计划。如今，约有 300 位研究人员在冷泉港实验室从事科研工作。

作为美国 BRAIN 计划的重要推动者之一，科维理基金会在美国多个大学设立了设多个脑科学研究所，并不断取得新的研究成果。2015 年 10 月，该基金会宣布将投入超过一亿美元，组建三个新的脑科学研究所进行相关脑科学研究，这将极大推动"脑计划"。

（2）欧盟

欧洲脑计划虽然没有直接提及脑机接口领域，但也对相关研究项目进行资助，并形成了一批通用技术中心，包括"未来大脑研究基础设施"Ebrains，其基础结构包含三个科学团队和三个开发团队。斯特里赫特大学 Rainer Goebel 团队负责脑机接口、人工智能和机器人的研究，旨在基于大脑研究、人工智能和机器人构建生物启发的神经网络。

欧盟委员会于 2020 年开始资助 BrainTwin 项目，围绕罗马尼亚雅西技术大学（Technical University Gheorghe Asachi in Iasi，TUIASI），构建工程研究和高等教育中心，为德国、西班牙的顶尖机构提供联络平台，为奥地利、德国等地的知识转移提供保障。BrainTwin 项目将建立一个国际性的项目支助中心，支持相关的联合讲习班、暑期进修班、短期工作人员交流、专家结对访学等，以促进欧洲国家之间的脑机接口研究交流。为了维持联盟运营，BrainTwin 团队正在申请 BrainTEAM 项目，以构建泛欧的脑机接口卓越团队[①]。

欧洲数十家公司和研究小组积极参与脑机接口和相关技术的开发。在此过程中，机构协作、通用术语、明确的工作计划和技术路线图成为重要主题。"大脑 – 神经元 – 计算机交互"（Brain-Neural Computer Interface，BNCI）协调联盟提出了欧盟脑机接口技术路线图，在欧盟委员会的资助下促进脑机接口领域的合作和沟通。BNCI Horizon 2020 是欧盟委员会资助的首个脑机接口相关的合作计划，通过第七框架计划协调和支持行动，整合欧洲八个主要的 BCI 研究机构、三个工业合作伙伴和两个用户组织。

欧洲多个研究机构在脑机接口方面开展布局，并取得了重大进展，研发出若干突破性产品。瑞士联邦理工学院（由苏黎世联邦理工学院和洛桑联邦理工学院及所属研究机构共同构成的大学联盟）在脑机接口领域表现活跃。其中洛桑联邦理工学院设有"神经科学 – 脑智研究所"，目标是开发和应用新技术来研究大脑功能、异常障碍和治疗方法。"神经技术"是脑智研究所的六大研究版块之一，开展神经建模与测量、智能系统的自适应机制等研究。苏黎世联邦理工学院则关注基于脑机接口的身体障碍恢复和周围环境交流。该机构分别于 2016 年、2020 年和 2023 年开展 CYBATHLON 挑战赛，邀请全球各地的大学、企业或非政府组织开发适合残疾人日常使用的辅助技术。在往年机械假肢、外骨骼机器人的基础上，2023 年 CYBATHLON 挑战赛新增了智能视觉辅助技术和上下肢障碍辅助机器人的竞赛环节[②]。

（3）法国

Open-ViBE[③] 诞生于 ANR 资助的、INRIA 承担的"脑机接口的开源软件环境（Open-ViBE）"项目，是世界领先的处理脑电信号并用于设计脑机接口和进行实时神经科学研究的软件平台之一。随着该工具的成熟，已拥有庞大的用户群体，INRIA 计划通过一个非营利组织向外部各方开放其管理，能够汇集资源，为专门的工程人员提

① EuropeanCommission. Periodic Reporting for period 1-BrainTwin（Development of a World-Level Neuroengineering Research Centre by European Twinning）［EB/OL］.［2023-05-14］. https://cordis.europa. eu/project/id/952378/reporting.

② CYBATHLON［EB/OL］.［2023-05-14］. https://cybathlon.ethz.ch/en/cybathlon.

③ Building a Consortium Around OpenViBE［EB/OL］.（2020-01-14）［2023-05-14］. https:// www.inria.fr/en/building-consortium-around-openvibe.

供资金,保证 Open-ViBE 能够长期运行。Open-ViBE 可用于设计信号处理和分类管道,以处理大脑活动产生的电信号。采用模块化设计,包含许多预制组件和一个图形用户界面,用于将这些组件组装到管道中,无须编写任何代码,使得脑机接口开发各设计变得更容易、更快捷。Open-ViBE 目前已经升级到 3.5 版本,下载量超过 3000 次,用户不仅来自学术界,还包括大量新兴的脑机接口产业用户①。

1999 年,Immersia 成为法国研究实验室 IRISA 与 Inria Rennes-Bretagne 大西洋中心合作推出的第一个虚拟现实实验室,目前已经成为大型的沉浸式基础设施,安装在雷恩大学一号的 Beaulieu 校区,提供了一个实验环境,可在沉浸式的背景下实现实时交互、多模式交互②。

(4)德国

2001 年,德国教育和研究部(Bundesministerium für Bildung und Forschung,BMBF)资助了"柏林脑机接口"(Berlin Brain-Computer Interface,BBCI)计划,由柏林工业大学的机器学习小组和神经物理学小组,以及夏里特医学院本杰明富兰克林校区的神经病学团队承担,持续开展脑机接口研究,包括开发 EEG 驱动的系统及相关计算机辅助工作环境,重点关注肌萎缩或四肢瘫痪患者,以创建新型医疗工具。"柏林脑机接口"项目组共组织了四次脑机接口竞赛,旨在探索脑机接口对连续性脑电图、受眼动影响的脑电信号、手腕运动方向、空间分感知信号等的分类和处理方式③。

马克斯·普朗克学会的多个研究机构涉猎脑机接口领域。智能系统研究所面向晚期肌萎缩侧索硬化症(ALS)患者进行完整的脑机接口产品研发。首先解析 ALS 对神经生理和认知过程的影响,其次开发针对大脑过程的脑机接口系统。研究团队还开创了一种用于脑机接口的迁移学习方法,减少系统的训练数据量,保持神经解码的准确性,基于任务诱导并规范大脑节律频率调控,促进脑机接口系统的家庭使用④。此外,该学会大脑研究所和神经科学研究所同样涉猎神经可塑性和脑机接口研究。

① Open-ViBE[EB/OL].[2023-05-14]. http://openvibe.inria.fr/.

② Virtual reality experts celebrate the 20th anniversary of the Immersia platform[EB/OL].(2019-11-07)[2023-05-14]. https://www.inria.fr/en/virtual-reality-experts-celebrate-20th-anniversary-immersia-platform.

③ Berlin Brain-Computer Interface[EB/OL].[2023-05-14]. https://www.bbci.de/.

④ [EB/OL].[2023-05-14]. https://ei.is.mpg.de/research_projects/brain-computer-interface.

5. 监管

（1）产品监管

美国食品药品监督管理局（U. S. Food and Drug Administration，FDA）发布的《用于瘫痪或截肢患者的植入式脑机接口设备的非临床和临床考虑因素—FDA 工作人员指南》（*Implanted Brain-Computer Interface（BCI）Devices for Patients with Paralysis or Amputation-Non-clinical Testing and Clinical Considerations--Guidance for Industry and Food and Drug Administration Staff*）[①]，对植入式脑机接口医疗器械在申请临床研究性器械豁免（Investigational Device Exemption，IDE）或注册上市的预提交阶段提出建议，主要内容如表 3-5 所示 [②]。

表 3-5　FDA 对脑机接口审查的建议

非临床性的建议	提交对于脑机接口设备及其软件的完整描述、风险管理评估
	考虑人为因素、生物相容性、电磁兼容性等
	验证整个系统和系统组件之间的兼容性符合特定标准并提供相关科学或临床依据
动物试验方面的建议	原则上建议植入式 BCI 医疗器械首先须通过动物试验评估设备的体内安全性
	需要考虑动物试验的结果是否可以为设备的安全性提供证据
	试验方案是否已尽可能降低动物负担或避免额外试验
	试验行为是否符合良好实验规范（Good Laboratory Practice，GLP）标准等
临床试验方面的建议	申请者需要考虑设备的家用性并于临床协议中具体描述如何使用
	试验面向的患者群体应根据潜在益处大于风险的原则结合患者需求及风险承受能力
	试验的知情同意书及试验计划内容必须具备 BCI 设备指南要求的要素

美国高度重视对脑机接口技术及产品的管制。2018 年 11 月 19 日，美国商务部工业和安全局（Bureau of Industry and Security，BIS）"针对关键技术和相关产品的出口管制方案"中，罗列了十四类"新兴和基础技术"进行出口管制，其中脑机接口技术位列第十一位，具体包括：①神经控制接口；②意识机器接口；③直接神经接口；④脑

---

① FDA. Implanted Brain-Computer Interface（BCI）Devices for Patients with Paralysis or Amputation-Non-clinical Testing and Clinical Considerations—Guidance for Industry and Food and Drug Administration Staff［EB/OL］.（2022-08-02）［2023-05-14］. https://www.fda.gov/regulatory-information/search-fda-guidance-documents/implanted-brain-computer-interface-bci-devices-patients-paralysis-or-amputation-non-clinical-testing.

② 脑机接口医疗器械，审批难点及法律问题探讨［EB/OL］.［2023-05-14］. https://new.qq.com/rain/a/20220813A01FHV00.

机接口。根据这一规定，涉及脑机接口领域的敏感商品和技术的出口需要预先获得商务部批准。2021 年 10 月 26 日，BIS 发布《关于拟制定脑机接口技术出口管制规则的通知》，就脑机接口技术纳入出口管制向公众征求意见。该规定聚焦脑机接口技术，将其定为对美国国家安全至关重要的潜在新兴和基础技术，提出需对该技术及相关神经控制接口、心机接口、直接神经接口等技术进行适当的出口、再出口和转让（国内）管制。

加拿大目前关于将神经调控技术进步纳入实践的监管和法律规定非常模糊，以至于有可能造成伦理盲点，甚至对弱势患者造成伤害。加拿大主要由其卫生部研究测试部门对脑机接口、深度脑刺激等产品进行监管[①]。具体而言，加拿大卫生部要求医疗设备有新预期用途或应用于新人群之前，或者如果设备有实质性的设计更改，则需要研究测试授权（investigational testing authorization，ITA）。但是，ITA 的要求仅适用于设备制造商申办的临床试验，不适用于临床医生发起的医疗设备临床研究，伦理要求由研究伦理委员会（institutional research ethics boards，IRB 或 REB）负责监督，在未经授权适应证范围外的用途，属于标签外使用类别（category of off-label use）[②]。需要明确的是："标签外"使用并不等同于"不道德"使用，然而，又缺乏对此类病例的正式监督机制，加上临床医生希望帮助患有致残疾病的患者，可能会造成患者不知道"标签外"治疗方面的情况，进而难以提供真正的知情同意。此外，"标签外"治疗的临床结果不太可能在文献中被报道，尽管这些临床结果在病例报告和非对照病例中的详细记录能够为神经调节相关器械提供支持神科学证据[③]。

（2）数据管理

经济合作与发展组织（Organization for Economic Co-operation and Development，OECD）将人脑数据定义为与已识别或可识别个人的人脑功能或结构有关的数据，包括有关生理、健康或精神状态的独特信息。在对大脑数据的处理过程中，一般的大脑活动记录将基于特定目的进行解码以获得特定的信息，或基于不同目的对同一个大脑记录进行多次处理也可以产生不同的信息。这类大脑记录能够用于预测用户的未来行为、大脑状态以及与用户身份有关的其他活动。因此，对神经数据的使用方式需要从

①　Illes J，Liosman N，McDonald PJ，et al. Chapter Eleven-From vision to action：Canadian leadership in ethics and neurotechnology［J］. International Review of Neurobiology，2021，159：241-273.

②　Experimental Medical Device Studies in Canada［EB/OL］.［2023-05-14］. https://ethics. research.ubc.ca/sites/ore.ubc.ca/files/documents/Experimental_Medical_Device_Studies_in_Canada.pdf.

③　T E Schlaepfer，J J Fins. Deep brain stimulation and the neuroethics of responsible publishing：When one is not enough［J］. JAMA，2010，303（8）：775-776.

数据保护的角度进行审查，特别是隐私方面。更有观点认为，随着消费级神经技术逐渐进入商业领域，亟须对其进行监管。

欧盟通过《通用数据保护条例》（General Data Protection Regulation，GDPR）管理个人健康数据。根据 GDPR 第九条规定，不同类型的数据根据其敏感性而受到不同程度的保护。识别自然人身份的个人基因数据与生物特征数据，以及有关自然人的健康生活数据等健康数据可能涉及与数据主体有关的敏感信息，通常比其他类型的数据受到更高程度的保护，只有在满足特定条件的情况下才可以处理。大脑数据在识别个人身份和揭示敏感特征方面的潜力非常大，可以产生与其他类型的敏感数据相同的后果，应当与医疗数据具有同等的重要地位，并被视为个人敏感数据，这为大脑记录提供了第一层安全保障[1]。脑机接口作为医疗设备，需要满足《欧盟医疗器械法规》（EU Medical Device Regulation，EUMDR）中的规定，该条例要求监管机构要减少算法偏见、加强全生命周期监管以及提高对用户的透明度[2]。

韩国 2020 年修订了其三项主要隐私法以促进数据使用[3]。2021 年 8 月，韩国科学技术院、韩国政策中心、新加坡国立大学劳氏基金会公众风险理解研究所合作制定了"使用人工智能支持医疗保健决策：社会指南"（Using AI to Support Healthcare Decisions：A Guide for Society）[4]，面向患者、政策制定者、临床医生和决策者，提供了三项指导原则和评估技术质量的问题，包括理解人工智能的基础数据；人工智能对病人和疾病的推断；人工智能建议在决策中的权重。该指南旨在作为负责任地使用人工智能技术提供"基准"，并提升医疗保健部门技术应用的清晰度和高标准。

澳大利亚 2018 年制定了严格的数据存储规则"澳大利亚负责任的研究行为准则"（Australian Code for the Responsible Conduct of Research）[5]，要求所有与脑机接口相关的

---

① Rainey S，McGillivray K，Akintoye S，et al. Is the European Data Protection Regulation sufficient to deal with emerging data concerns relating to neurotechnology？[J]. Journal of Law and the Biosciences，2020，7（1）：isaa051.

② Vokinger KN，Gasser U. Regulating AI in medicine in the United States and Europe [J]. Nature Machine Intelligence，2021，3：738-739.

③ Korea is leading an exemplary AI transition [EB/OL]. (2022-03-10) [2023-05-14]. https://oecd.ai/en/wonk/korea-ai-transition.

④ New guide for AI use in healthcare published in South Korea [EB/OL]. (2021-08-16) [2023-05-20]. https://www.healthcareitnews.com/news/asia/new-guide-ai-use-healthcare-published-south-korea.

⑤ Australian Code for the Responsible Conduct of Research，2018 [EB/OL]. [2023-05-20]. https://www.nhmrc.gov.au/about-us/publications/australian-code-responsible-conduct-research-2018#download.

患者数据以去标识化的形式存储在安全服务器上，保护患者隐私。

（3）伦理安全

2019 年，澳大利亚伦理学家弗雷德里克·吉尔伯特（Frederick Gilbert）发表了一项采访脑机接口临床试验参与者的真实案例研究，结果提示在临床治疗中，用脑机接口和深度脑刺激等技术干预大脑的后果尚不完全清楚，存在着未知和不确定性。因此，未来必须在审慎开展脑机接口相关技术应用的同时，对涉及大脑干预的技术应用进行充分的伦理评估，推动脑机接口的"负责任研究与创新"。

目前，脑机接口和 AR、VR 等领域，存在重大的安全、伦理风险，主要表现在物理因素的技术安全性和用户使用的安全性；心理学因素的人性和人格、自主性；社会因素方面的羞耻感和正常化、隐私与安保、研究伦理与知情同意、法律责任、公平公正[1]，以及应用于国家安全领域可能带来的伦理安全问题。而且，随着技术的发展，未来有可能使自然人与虚拟人之间学习与思维互通互连，将混淆伦理的边界。

1）物理因素

脑机接口领域，首先要考虑的是物理学角度的技术安全性和风险收益问题。脑机接口设备的安全性以及其用户的风险和收益平衡问题是受关注最多的问题。在安全性方面脑机接口可能对用户造成直接伤害，尤其是植入型脑机接口。如果长期植入在体内，受其影响的神经组织也可能形成胶质瘢痕，可能包围植入的脑机接口并阻碍其功能发挥；脑机接口的使用是否会对处于发育期的儿童甚至成人的大脑可塑性带来未知副作用；在脑机接口被移除后，用户大脑是否会恢复正常。这些问题还有待进一步研究[2]。鉴于脑机接口的安全性问题，迫切需要加强脑机接口设备相关风险收益分析。例如，将脑机接口与其他辅助技术比较以确定其对特定患者的适用性，但是风险收益分析面临缺乏脑机接口相对益处的数据或研究。

2）心理学因素

人性和人格方面，大脑与机器之间直接相互作用对人性和人格方面带来一系列问题。可能产生潜在的哲学问题是"它是工具还是我自己身体的一部分"，相关用户是否会成为"半机械人"；脑机接口会影响对"人性"的理解，人体中有更多的机器成

---

[1]　Coin A，Mulder M，Dubljević V. Ethical Aspects of BCI Technology：What Is the State of the Art？[J]．Philosophies，2020，5（4），31.

[2]　Burwell S，Sample M，Racine E. Ethical aspects of brain computer interfaces：a scoping review [J]．BMC Med Ethics，2017，18（1）：60.

分，会使人的成分更少，使人们产生"失去使我们之所以成为人类的东西的风险"的担忧，对"半机械化（cyborgization）"的想法并不完全满意，不太愿意成为功能性人机混合体。此外，除了"半机器人化"和受影响的人性问题外，还存在与人格相关的问题，包括社会身份（social identity）、个性（personality）和真实性（authenticity）的变化。

自主权（autonomy）在临床和伦理中被反复讨论，是核心问题，而且还对其他关键的伦理主题有影响，包括责任、知情同意和隐私等。伦理学家认为，自主权是指个人自我决定的能力；在使用脑机接口时，仍应保持伦理学中的自主概念的含义，然而也有人质疑那些主要由或仅由设备产生的动作是否真的可以归因于人类。

3）社会因素

社会耻辱感方面，目前脑机接口的用户通常是疾病患者或残疾人群，大多数研究人员和临床医生认为，脑机接口作为一种辅助技术，将提高残疾人及其亲人的生活质量，但脑机接口设备可能会增加与个体相关的残疾耻辱感。

个人隐私方面，脑机接口的使用，会收集个人敏感信息，产生个人隐私安全风险[①]。脑机接口通过将机器连接到大脑，读取大脑中的各种信息，可能会侵犯用户隐私。脑机接口设备也可能揭示各种信息，从真实性（truthfulness）到心理特征和精神状态，再到对他人的态度，从而产生潜在的问题，例如基于神经信号的工作场所歧视（workplace discrimination）。此外，黑客会获得对脑机接口设备的控制权。

研究伦理与知情同意方面，脑机接口在研究开发的过程中面临研究伦理、知情同意方面的问题。许多脑机接口最终用户是无法沟通、交流的患者，难以满足知情同意的三条要求，这是脑机接口使用的主要问题之一。目前，很多脑机接口产品还处于实验阶段，其功能还有待充分验证。要鼓励科学家与媒体进行更准确的交流，确保公众不会对脑机接口技术产生过高期望，以准确理解脑机接口产品披露信息，在充分、客观的知情下做出同意决定。研究人员的职责方面，包括要促进公众对脑机接口技术的理解。履行这一职责可能需要研究人员避免"过度炒作"技术。

法律责任方面，脑机接口的潜在广泛应用引发了相关法律责任问题，例如人们对思想的控制是否少于对身体的控制、用户使用脑机接口设备是否要对设备的所有输

---

① AUGMENTED REALITY + VIRTUAL REALITY-Privacy & Autonomy Considerations in Emerging，Immersive Digital Worlds［EB/OL］.（2021-04-05）［2023-05-20］. https://fpf.org/wp-content/uploads/2021/04/FPF-ARVR-Report-4.16.21-Digital.pdf.

出结果负责。从本质上讲，争论的焦点在于是否需要根据脑机接口的独特特征改变现有法律制度和对伦理的理解。一种观点认为，虽然脑机接口可能很复杂，但它实际上与其他技术没有什么不同。因此，只需要相当小的法律调整即可充分解决相关责任问题。在这方面有两个建议。①脑机接口用户应该对任何意外行为负责，将脑机接口使用产生的责任类比于其他如汽车等工具的责任界定。事实上，在对研究人员的调查发现，大多数受访者同意用户对脑机接口设备辅助的相关行为负责。②意外行为应被视为设备本身的缺陷，意外行为导致的经济负担应由脑机接口制造商负责。另一种观点认为，现行法律制度无法恰当地处理脑机接口使用产生的责任，需要制定新的法律条款。理由是脑机接口直接从中枢神经系统捕获意图并采取行动，而没有经过人对周围环境的综合考量，这些行为可能只是由潜意识事件或传递的思想触发。而且脑机接口设备可能被黑客入侵，从而被第三方操控，可能会阻碍责任的归属。再如，在虚拟世界甚至未来元宇宙中虚拟人违法、犯罪等，责任该由谁来承担。

公平与公正方面，脑机接口还会产生一系列与司法相关的问题，涵盖从早期设计到销售的整个技术研发过程。研究结束后，研究对象该如何对待：受试者是否在研究结束时保留脑机接口设备供个人使用，如果是，谁负责维护该技术；如果不是，从受试者撤回脑机接口时可能会增加患者抑郁风险[①]。此外，在司法实践中，能否为了保护社会公共安全而强制增强证人的记忆也是一个极具争议的问题，从而带来对司法公正的探讨。患者和公众都强调需要公平获取相关功能增强脑机接口技术和产品的重要性。

应用于国家安全领域的伦理、安全风险，美国兰德公司 2020 年 8 月 27 日发布的《脑机接口军事应用和影响的初步评估》（*Brain-Computer Interfaces U. S. Military Applications and Implications*，*An Initial Assessment*）指出，脑机接口技术将成为扩大和改善人机协同、辅助人类操作以及先进的有人和无人作战团队的重要手段。同时，脑机接口技术受制于能力 – 脆弱性悖论（capability–vulnerability paradox），利益和风险相平衡。该报告指出，脑机接口应用于军事领域的伦理和法律风险包括：①在军事任期内和退役后对脑机接口操作员的责任；②操作员使用脑机接口技术在战斗中所采取行动的责任等（见图 3-2）。

---

① 冯烨 . "人类增强" 技术是把 "双刃剑" ［EB/OL］.（2014–04–28）［2023–05–20］. http://www.cssn.cn/sf/201404/t20140428_1127158.shtml.

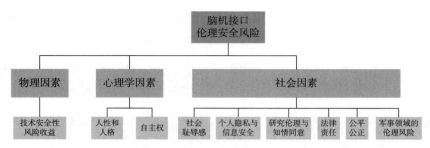

图 3-2　脑机接口领域潜在的伦理风险

围绕脑机接口的伦理安全已开展广泛研讨，并出台了相关指导文件。美国国家科学、工程和医学院（National Academies of Sciences, Engineering, and Medicine, NASEM）下设的科学、技术、法律委员会（CSTL）2022 年 9 月开展了"脑机接口技术：科学、技术、伦理和监管问题"研讨会，围绕脑机接口技术的现状、局限性和治理等主题开展讨论，并指出脑机接口技术引发了与患者自主性、公平与可及性、意外影响的责任、数据隐私、设备遭受黑客攻击等相关的伦理问题。2023 年 1 月，美国科学院出版社（The National Academies Press, NAP）基于该会议内容出版了《脑机接口及相关神经接口技术：科学、技术、伦理和监管问题》研讨会报告。

2015 年至 2019 年，OECD 通过其生物、纳米和融合技术工作组（Working Party on Biotechnology, Nanotechnology and Converging Technologies, BNCT）开展了为期五年的"神经技术与社会学"（Neurotechnology and Society）项目，目标是制定一套"负责任的神经技术创新原则"，帮助政府和创新机构预测并应对新型神经技术带来的治理挑战[①]。2019 年底，作为项目成果，OECD 通过了《关于负责任的神经技术创新建议书》（*Recommendation on Responsible Innovation in Neurotechnology*）[②]。《建议书》是神经技术领域的首个国际标准，包括九条具体原则：促进负责任的创新；优先考虑安全评估；促进包容性；促进科学合作；促进社会审议；扶持监督和咨询机构；保护个人大脑数据和其他信息；提高公共和私营部门促进的信任文化；预测和监控潜在的意外使用和滥用。《建议书》力求在神经技术创新的每一步（如研究、技术转让、风险投资、商业营销、产品监管等）提供指导，同时实现效益最大化和风

---

① OECD Recommendation on Responsible Innovation in Neurotechnology［EB/OL］.（2019-12-11）［2023-05-20］. https://www.oecd.org/science/recommendation-on-responsible-innovation-in-neurotechnology.htm.

② Neurotechnology in and for society: Deliberation, stewardship and trust［EB/OL］.（2021-05-20）［2023-05-20］. https://www.oecd.org/sti/emerging-tech/neurotechnology-in-and-for-society.htm.

险最小化。

欧盟理事会（Council of Europe，COE）尤其关注"人权与生物医学"问题，基于《欧洲委员会人权和生物医学公约》[①]启动"生物医学中的人权和技术的战略行动计划（2020—2025）"，以期在生物学和医学应用中保护人类的尊严、人权和个人自由，尤其是应对技术发展和生物医学实践演变带来的挑战[②]。2021年11月，欧盟理事会和OECD举办圆桌会议，邀请来自学术界、工业界和政策界的国际专家，讨论神经技术应用引起的人权问题。发表 *Neurotechnologies and Human Rights Framework-Do We Need New Rights* 报告，表明其主要调查结果、立场、结论和建议，包括：塑造包容性社会以促进此类技术的部署和监管；制定《使神经技术适应现有人权框架的解释性指南》，以指导并保障整个研究、开发、应用过程中的人权保护操作[③]。

欧盟委员会于2021年启动"具有高度社会经济影响的技术伦理"项目（Ethics for Technologies with High Socio-Economic Impact，TechEthos），将审查新兴技术引发的伦理问题，探讨学术界、产业界、公众的观点和态度，捕捉社会各层次对于新兴技术的认识[④]。2023年2月，TechEthos项目组发布政策简报 *Enhancing EU legal frameworks for Neurotechnologies*，提出六条建议：在欧盟现有的基本权利框架内承认和定义"神经权利"（neurorights）；基于《一般数据保护条例》确定大脑和其他神经数据的法律地位；解决神经技术应用中的公正、平等和歧视问题；监测和评估现有监管框架在管理神经技术的充分性，如消费应用和两用领域；考虑欧盟神经技术监管的适当法律或政策工具；明确基于人工智能的神经技术的法规，并在拟议的人工智能法案下考虑神经技术的具体使用案例[⑤]。

---

① 也称作《奥维耶多公约》，是欧洲地区关于生物医学领域人权问题的唯一一份具有法律约束力的文件。

② Council of Europe. Strategic Action Plan on Human Rights and Technologies in Biomedicine［EB/OL］.［2023-05-20］. https://www.coe.int/en/web/bioethics/strategic-action-plan.

③ Council of Europe. Neurotechnologies［EB/OL］.［2023-05-20］. https://www.coe.int/en/web/bioethics/assessing-the-relevance-and-sufficiency-of-the-existing-human-rights-framework-to-address-the-issues-raised-by-the-applications-of-neurotechnologies.

④ Ethics for Technologies with High Socio-Economic Impact［EB/OL］.［2023-05-20］. https://cordis.europa.eu/project/id/101006249.

⑤ European Union. Enhancing EU legal frameworks for Neurotechnologies［EB/OL］.（2023-02-10）［2023-05-20］. https://www.techethos.eu/wp-content/uploads/2023/03/TECHETHOS-POLICY-BRIEF_Neurotechnologies_for-web.pdf.

（二）研究热点与专利技术重点

1. 研究热点

基于 Web of Science 数据库检索脑机接口 2021 年至 2023 年的 3469 篇论文，利用 VOSviewer 软件对关键词进行聚类分析，获得该领域的研究热点，主要集中在电极阵列开发与脑电信号采集、基于机器学习的脑电信号解码、脑电信号的检测与识别分析、神经系统疾病的治疗与康复等方面[①]。

（1）电极阵列开发与脑电信号采集

开发各类电极阵列采集大脑皮层信号，引入多个新兴技术，提升对电位刺激范式的编解码性能提升。涉及 brain computer interface（脑机接口）、cortex（大脑皮层）、electrodes（电极）、decoding（解码）、dynamics（动力学）、activation（激活）、responses（响应）、electrical stimulation（电刺激）、motor cortex（运动皮层）、cortical control（皮质控制）、deep brain stimulation（脑深部刺激）、neurons（神经元）、local field potentials（局部场电位）、prefrontal cortex（前额叶皮层）、microelectrode array（微电极阵列）。例如，杜克大学开发了高分辨率薄膜电极（LCP-TF）阵列，电极密度提高了 25 倍，通道数增加了 20 倍，硬度比传统临床电极低 11 倍，观察到了亚毫米分辨率的高频神经活动[②]；卡内基梅隆大学利用气溶胶 3D 打印技术制造了一种超高密度微电极阵列（Multi-electrode Array，MEA）——CMU 阵列，电极密度远远高于犹他阵列[③]；西安大略大学强调了柔性多孔衬底的多孔结构对电子器件性能提升的作用[④]。

（2）基于机器学习的脑电信号解码

通过改进卷积神经网络（Convolutional Neural Network，CNN）、深度神经网络（Deep Neural Networks，DNN）、共空间模式（CSP）、迁移学习（Transfer Learning，TL）等机器学习算法，优化脑电信号的特征提取与特征分类。涉及 electroencephalography（脑电图）、EEG signals（脑电信号）、motor imagery（运动想象）、classification（分类）、

---

① 检索式：TS=（"Brain-computer interface$" or "Brain computer interface$" or "brain-machine interface$" or "brain machine interface$" or"neural control interface$"or"mind-machine interface$"or"direct neural interface$"）and DT =（article or review）and py =（2020-2022）。检索时间：2023-02-28。

② Chiang C H，Wang C，Barth K，et al. Flexible，high-resolution thin-film electrodes for human and animal neural research［J］. Journal of neural engineering，2021，18（4）：045009.

③ Saleh M S，Ritchie S M，Nicholas M A，et al. CMU Array：A 3D nanoprinted，fully customizable high-density microelectrode array platform［J］. Science Advances，2022，8（40）：eabj4853.

④ Zhang Y，Zhang T，Huang Z，et al. A new class of electronic devices based on flexible porous substrates［J］. Advanced Science，2022，9（7）：2105084.

feature extraction（特征提取）、deep learning（深度学习）、convolutional neural network（卷积神经网络）、common spatial pattern（共空间模式）、machine learning（机器学习）、transfer learning（迁移学习）、deep neural network（深度神经网络）、support vector machine（支持向量机）、emotion recognition（情绪识别）、wavelet transform（小波变换）、signal processing（信号处理）等关键词。例如，斯坦福大学引入了一种基于稀疏贝叶斯极速学习机（Sparse Bayesian Extreme Learning Machine，SBELM）算法，能够自动控制模型复杂度并排除多余的隐藏神经元，提高了运动想象相关脑电图分类精度[①]；华中科技大学、埃塞克斯大学等在 CSP 算法的基础上设计了一种新的特征选择方法，显著提高了基于运动想象（MI）的脑机接口系统的性能[②]；新南威尔士大学提出了两个基于卷积神经网络和递归神经网络的深度学习框架，以级联或并行方式探索脑时空信息，实现了脑电信号 98.3% 的高精度识别率[③]。

（3）脑电信号的检测与识别分析

利用典型相关分析（Canonical Correlation Analysis，CCA）、任务相关成分分析（Task Related Component Analysis，TRCA）等各类频率分析方法，增强对 SSVEP、P300 等信号的检测、识别、处理能力。涉及 SSVEP（稳态视觉诱发电位）、P300、canonical correlation analysis（典型相关分析）、error related potential（误差相关电位）、frequency recognition（频率识别）、visual evoked potentials（视觉诱发电位）、event related potential（事件相关电位）、task related component analysis（任务相关成分分析）、enhancing detection（增强检测）、frequency modulation（频率调制）、signal to noise ratio（信噪比）、filter bank（滤波器组）、spatial filter（空间滤波器）等关键词。例如，加州大学圣地亚哥分校应用独立成分分析和独立成分分类器将伪影与大脑信号分开，定量评估了伪迹子空间重构（Artifact Subspace Reconstruction，ASR）的有效性及有效参数，并提高了后续独立成分分析分解的质量[④]；伊朗科技大学对 CCA 方法进行改进，提出空间光谱 CCA

①　Jin Z, Zhou G, Gao D, et al. EEG classification using sparse Bayesian extreme learning machine for brain-computer interface［J］. Neural Computing and Applications，2020，32：6601-6609.

②　Jin J, Xiao R, Daly I, et al. Internal feature selection method of CSP based on L1-norm and Dempster-Shafer theory［J］. IEEE transactions on neural networks and learning systems，2020，32（11）：4814-4825.

③　Zhang D, Yao L, Chen K, et al. Making sense of spatio-temporal preserving representations for EEG-based human intention recognition［J］. IEEE transactions on cybernetics，2019，50（7）：3033-3044.

④　Chang C Y, Hsu S H, Pion-Tonachini L, et al. Evaluation of artifact subspace reconstruction for automatic artifact components removal in multi-channel EEG recordings［J］. IEEE Transactions on Biomedical Engineering，2019，67（4）：1114-1121.

（SS-CCA）算法，可以显著提高信号频率识别性能[①]。

（4）神经系统疾病的治疗与康复

利用经颅磁刺激、功能性电刺激等辅助技术，或开发新型脑机接口系统，或优化学习算法以更好控制外骨骼康复装置、机器人手臂系统等，用于肌萎缩侧索硬化、脊髓损伤、中风等神经系统疾病的治疗。涉及 stroke（中风）、rehabilitation（康复）、neurofeedback（神经反馈）、neurorehabilitation（神经康复）、functional electrical stimulation（功能性电刺激）、virtual reality（虚拟现实）、artificial intelligence（人工智能）、fMRI（功能磁共振成像）、spinal cord injury（脊髓损伤）、amyotrophic lateral sclerosis（肌萎缩侧索硬化）、exoskeleton（外骨骼）、transcranial magnetic stimulation（经颅磁刺激）、motor recovery（运动恢复）、ADHD（注意缺陷与多动障碍）等关键词。例如，斯坦福大学、霍华德·休斯医学研究所开发了一种皮质内脑机接口，引入非线性降维方法（t-distributed Stochastic Neighbor Embedding，t-SNE）、循环神经网络（Recurrent Neural Network，RNN）等方法，首次对瘫痪患者书写字母相关的神经信号进行递归神经网络解码，使得瘫痪患者可以使用意念快速打字，准确率达99%[②]；图宾根大学医院、Charite 医院开发了基于混合脑电图/眼电图（EEG/EOG）的脑/神经控制范式来指导全臂外骨骼，可行性、安全性和用户友好性良好，利于慢性中风患者日常生活活动的恢复[③]；高丽大学基于脑电信号开发多向卷积神经网络-双向长短期记忆网络（CNN-BiLSTM）深度学习框架，并验证了其对机器人手臂实时控制的可行性[④]。

2. 技术重点

利用 incoPat 数据库检索脑机接口领域 2019 年至 2023 年申请的专利，得到 1313 件专利，进一步对其进行文本聚类分析，获得该领域的技术开发重点[⑤]，集中在脑电信号处理、脑机接口硬件开发及脑机接口在医疗和消费领域的应用等方面。

---

① Cherloo M N，Amiri H K，Daliri M R. Spatio-Spectral CCA（SS-CCA）：A novel approach for frequency recognition in SSVEP-based BCI［J］. Journal of Neuroscience Methods，2022，371：109499.

② Willett F R，Avansino D T，Hochberg L R，et al. High-performance brain-to-text communication via handwriting［J］. Nature，2021，593（7858）：249-254.

③ Nann M，Cordella F，Trigili E，et al. Restoring activities of daily living using an EEG/EOG-controlled semiautonomous and mobile whole-arm exoskeleton in chronic stroke［J］. IEEE Systems Journal，2020，15（2）：2314-2321.

④ Jeong J H，Shim K H，Kim D J，et al. Brain-controlled robotic arm system based on multi-directional CNN-BiLSTM network using EEG signals［J］. IEEE Transactions on Neural Systems and Rehabilitation Engineering，2020，28（5）：1226-1238.

⑤ 检索时间：2023-03-07。

（1）脑电信号处理

运用机器学习算法对脑机接口采集的脑电数据进行处理，包括范式编码、特征提取、特征分类，以及相关解码器的开发。例如，US62815626 开发了基于深度神经网络的解码框架，提升了脑机接口性能；WOCN21126580 公开了基于多模型动态集成的自适应脑机接口解码方法。以及开发了脑电信号处理相关系统、装置，例如，US16977751 介绍了基于实时闭环振动刺激增强的脑机接口方法及系统，提高了脑机接口系统的信噪比，增强脑源信号；US16292000 基于连续时间相乘的递归神经网络设计了神经解码器，具有较好的鲁棒性；IN202041026123 开发了一种具有无线模型的嵌入式系统装置，使用小波和复数小波特征从脑电信号中进行自动情感检测和识别，可实时监测压力水平。

（2）脑机接口硬件开发

包括新型电极（如神经微电极）及相关产品、柔性材料、穿戴式脑机接口、脑机接口康复训练系统装置的开发等。例如，CN114376580A 公开了一种柔性神经电极及其制备方法，可以降低柔性神经电极的整体厚度，提高器件柔性水平，减少神经电极植入大脑后对大脑的损伤；CN112020206B 制备了高密度脑电极的信号连接板，能够增加信号线路板可以连接的通道数量，实现高密度脑机接口的信号连接。US17467299 开发了一种放置在血管内的脑机接口连通装置，具有多个传感器、电极和微丝；WOCN21074171 设计了可穿戴的缆索驱动的机器人手臂系统，采用脑计接口模块来控制驱动装置，提高了机器人臂的控制精度和准确度；WOCA18051153 公开了一种具有柔性基座的耳内和耳周脑机接口。

（3）脑机接口在医疗和消费领域的应用

将脑机接口用于注意力缺陷多动障碍辅助治疗与中风、瘫痪、脑卒中等神经系统疾病的康复训练，注重控制系统的开发，或用于自动驾驶、智能家具等消费领域。例如，在医疗健康应用领域，US17536460 开发了基于增强现实和脑机接口的下肢康复系统；CN202011540055.3 公开一种基于多种感觉刺激运动反馈的脑机接口康复训练方法。自动驾驶及智能家居等消费领域，CN201810178142.5 公布了一种基于模糊控制的脑控车辆共享控制方法；US16776970 开发了用于自动驾驶的连续输入脑机接口控制系统，可以实现对车辆的控制；US16173941 提出了基于网络虚拟现实的无人机飞行控制系统；CN201880051660.9 公开了适于车辆的虚拟脑机接口系统以及相应的虚拟脑机接口方法。

（三）产业现状

1. 产值

Strategic Market Research 公司 2022 年发布的脑机接口报告显示，2021 年全球脑机接口（包括侵入式和非侵入式脑机接口）市场规模达 15.05 亿美元，2030 年将达到 53.40 亿美元，年均复合增长率高达 15.11%。北美占据主要的市场份额，欧洲紧随其后。BCI 的主要目的是恢复或替代因肌萎缩性侧索硬化症、中风、脑瘫或脊髓损伤等神经肌肉疾病而致残的患者的各种有用功能[①]（见图 3-3）。

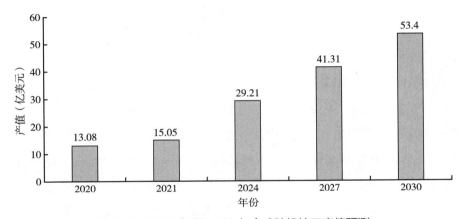

图 3-3　2020 年至 2030 年全球脑机接口产值预测

驱动该产业增长的关键因素有技术进步、研究和开发、对生物相容性材料的需求增加、神经疾病的增加、游戏行业的繁荣以及组件小型化的趋势。

（1）技术进步：计算和传感器技术的创新。计算传感器负责将物理世界转换为信号。它还修改数据以删除不必要的数据并提取基本特征。在数据进入处理器之前，这通常是并行和实时完成的。视觉、听觉、机械（触觉）、化学、磁性和其他传感应用都包含在计算传感器中。

（2）研究与开发：为开发治疗睡眠障碍、脑血管疾病、脑部疾病和受伤等致命疾病的持续研究是可能推动和促进市场增长的一个因素。

（3）生物相容性材料需求的增加：脑机接口与生物相容性的高需求有关。生物相

---

① Brain Computer Interface Market，Global Report，Industry Forecast，2021–2030［EB/OL］.［2022–07］. https://www.strategicmarketresearch.com/market-report/brain-computer-interface-market#: ~: text=The%20global%20brain%20computer%20interface%20market%20size%20was%20%241505.06%20Mn，suggest%20a%20CAGR%20of%2015.11%25.

容性很重要，因为医疗器械（或部件材料）应该对患者无害，它不应有毒或有害，也不应引起免疫反应。

（4）神经系统疾病增加：神经修复疾病和神经退行性疾病（如阿尔茨海默病、癫痫和帕金森病）的患病率增加。帕金森基金会和世界卫生组织的研究结果表明，超过1000万人患有帕金森病，4400万人患有阿尔茨海默病，5500万人患有痴呆症，其中60%以上生活在中低收入国家。

（5）游戏行业的繁荣：在游戏中实施BCI技术是加速脑机接口市场报告的关键因素。根据埃森哲（Accenture）的一项最新分析，在过去三年中，全球游戏业务增加了5亿新竞争者，其价值目前超过2500亿欧元。

（6）组件的小型化：组件的发展趋势是制造更小的机械、光学和电子产品和设备。例子包括移动电话、计算机的小型化和车辆发动机的小型化。

制约该行业发展的因素主要是资深人才短缺及伦理问题。①缺乏熟练的技术人员来处理这些复杂的设备是阻碍这一市场增长的一个因素。Gartner Inc. 的报告显示，64%的IT高管认为技能短缺是新兴技术采用的最大障碍。②伦理问题，由于BCI技术的实施，伦理问题的增加包括人格、污名、自主、隐私、研究伦理、安全、责任和正义。

脑机接口市场面临的机会有虚拟现实发展的作带作用、BCI在智能家庭控制系统中的应用，政府和研究机构对脑机接口领域持续投入资金，以及人口老龄化使神经精神疾病患者增加，从而增加了对脑机接口的需求。

2. 投融资情况

据动脉网及蛋壳研究院统计，2008年至2021年全球脑机接口行业累计发生148起投融资事件。从整个投融资事件数量分布年份可以看出，2016年成为全球BCI行业发展跨越年，2016年投融资事件同比增长89%。2016年之前脑机接口行业年均融资事件数为4.8起，2016年及之后年均事件数为18.1起，表明投资机构近年正在加速对脑机接口项目的投资布局。从融资事件轮次分布看，A轮及以前占比高达58%，表明整个脑机接口行业尚处起步期，行业成熟度较低，未来发展潜力大。

3. 重要企业及其产品

脑机接口的产业链包括上游（基础应用研究和软硬件）、中游（脑机接口产品）、下游（底层操作设备和具体应用领域）。上游具体包括电极、探针、芯片、植入式器械等硬件部件，以及处理算法、编解码程序、操作系统等软件，脑科学、材料科学与工程学、信息与通信工程等学科的基础研究进展能够启发相关软硬件研发，支持新技术新成果的出现。中游覆盖脑机接口的技术平台和大脑介入设备，按照产品形式可分为侵入和非侵入式脑机接口，按信息流动可分为单向脑机接口（可用于神经信号的输出和大脑状态的检测）和双向脑机接口（可根据神经状态实现机体功能的恢复、改善、替代、增强和补充）。下游主要面向商业运营，为医疗健康、教育培训、游戏娱乐、智能家居、军事国防等领域提供新型产品和服务（见图 3-4、3-5、3-6）。

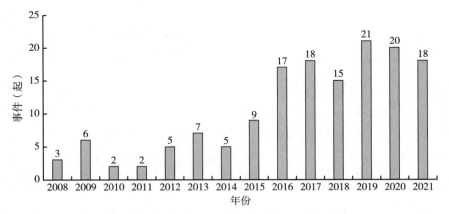

图 3-4　2008 年至 2021 年全球脑机接口投融资事件数

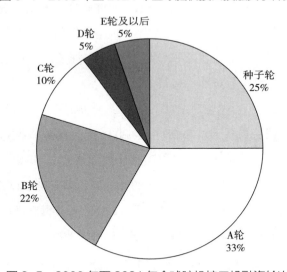

图 3-5　2008 年至 2021 年全球脑机接口投融资轮次

（1）上游企业

① Blackrock Neurotech：全球领先的神经电极供应商

Blackrock Neurotech 公司的总部位于犹他州盐湖城，是全球领先的神经工程、神经假体和临床神经科学研究工具的供应商。早在 1997 年，Brian Hatt 和 Richard A.

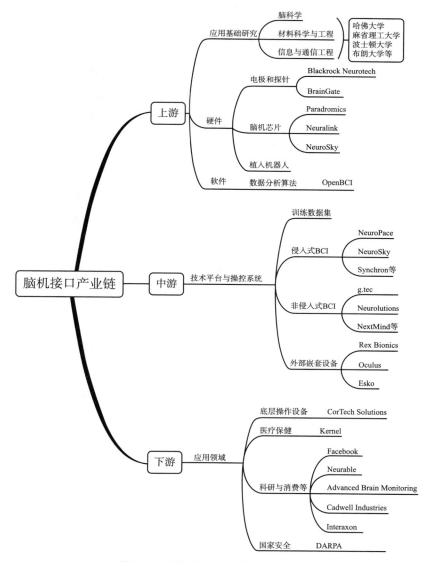

图 3-6 脑机接口产业链及国际企业

Normann 创立了 Bionic Technologies，该公司由 Cyberkinetics Neurotechnology Systems 公司接管，于 2008 年被 Blackrock Microsystems 收购。为了更加专注与神经技术和脑机接口的产品研发，2021 年 Blackrock Microsystems 更名为 Blackrock Neurotech。

Blackrock 的精密电极是脑机接口产品设计的核心，其植入式穿透阵列包含近 100 个电极，目前已有犹他电极、Slant Array、NeuroPort Array 等电极，其中犹他电极拥有 128 个有源电极通道，甚至可定制 1024 个通道，具有高密度、高通量、尺寸小的特点，能够稳定而长期地采集脑动作电位、场电位和末梢神经信号。研究证实，犹他电极能够在灵长类动物中进行十年以上的长期记录，在人体内进行六年以上长期记录，其使用的氧化铱能够产生稳定的阈值和高电荷电容。犹他电极已经至少被引用1500 次，广泛应用于各类在体和离体实验，成为大脑信号记录和刺激电极的金标准。Blackrock 还开发了 NeuroPort、CerePlex Direct、Cerebus 等数据采集系统。NeuroPort系统是一种高度可配置、易于使用的多通道数据采集系统，能够对神经信号执行噪声消除、可调数字滤波、同时提取尖峰和场电位、在线尖峰排序等多种在线处理算法，目前已经在中国、美国、欧盟、加拿大、澳大利亚、韩国、以色列等地获得许可、注册或分销。

Blackrock Neurotech 保持高度活跃的研发和经营状态。2021 年 Blackrock 的德国分部联合多家欧洲大学和研究机构开发下一代无电池、高速度的"无线脑机接口"。2022 年 5 月，Blackrock Neurotech 完成 1000 万美元的融资，有助于进一步扩大临床和前沿研究，以持续发展其技术平台并保持市场领先地位。

② BrainGate 公司：首家实现无线脑机信号传输的企业

BrainGate 总部位于美国，2001 年由布朗大学的神经科学团队创立，目前聚焦开发侵入式脑机接口技术，以恢复神经系统疾病、损伤或肢体丧失患者的沟通、移动和独立生活能力，为肌萎缩侧索硬化、脊髓损伤和脑卒中患者提供环境控制能力。

BrainGate 的核心产品是一种无线神经传感器，能够将 96 根长期植入大脑皮质内微电极阵列产生的信号进行数字化处理和无线传输。在实验中，电极阵列的传输频率是可配置的，以便同时记录不同电极阵列的神经活动并且互不干扰。脑机接口的外部电缆被布朗无线设备（Brown Wireless Device，BWD）取代。BWD 可数字化处理每个电极上的神经活动，并用曼彻斯特编码（Manchester encoding）通过定制的低功耗协议将其传输到附近的天线。BWD 最初由布朗大学工程学院 Arto Nurmikko 团队开发，包含 200 个电极，能以每秒 48 兆比特的速度记录神经信号，电池寿命超过 36 小时。2018 年，BrainGate 宣布在两名肌萎缩侧索硬瘫痪患者和一名脊髓损伤患者的大脑运动皮层中成功移植尺寸为 16 平方毫米的无线植入物，将感知的神经信号与计算机连接，帮助患者使用意念操作计算机。2021 年，BrainGate 公司公布其新一代 BWD 系统，首次实现了人类大脑信号与计算机之间的无线高带宽传输。

③ Paradromics 公司：开发无线脑机芯片

Paradromics 成立于 2015 年，主要由来自斯坦福大学的团队组建，主创团队在脑机接口领域拥有超过 60 年的经验。Paradromics 的八名主要成员都拥有顶尖大学的研究经历，例如：担任 CEO 的 Matt Angle 本科毕业于卡耐基梅隆大学，在斯坦福大学进行博士后研究；担任硬件主管的 Yifan Kong 本科毕业于滑铁卢大学，在斯坦福取得博士学位；荣获 Marie Curie 学者称号的 Robert Edgington 先后在英国牛津大学和伦敦大学学院取得学士和博士学位。

Paradromics 致力于开发大脑和计算机之间大容量双向数据流技术，其首个商业产品 Connexus™ 通信设备，使患者通过 Connexus™ 实现自主操作电脑。Paradromics 的另一款商业应用产品拟定 2023 年上市，面向因瘫痪而导致语言能力丧失的患者，让失语症患者通过脑机交互表达一些基本的语言。

在发展初期，Paradromics 得到了美国卫生研究院（NIH）和美国国防部高级研究计划局（DARPA）的支持。2017 年，Paradromics 获得了 DARPA 资助的 1800 万美元研究经费，用于设计"NIOB"无线芯片组，包含四个芯片和 20 万个微型元件，以保证信息的实时和有效传输。2021 年 7 月，Paradromics 完成种子轮融资，累计融资额 4530 万美元。目前，Paradromics 已经完善了在双向传递芯片的核心技术布局，未来将继续深耕大健康领域，与医疗保健公司合作，开发大脑相关疾病的新疗法。

④ NeuraLink 公司：开展多电极侵入式芯片的创新研究

Neuralink 公司成立于 2016 年，马斯克是其创始人之一，专注于医疗康复领域，利用侵入式脑机接口对抗癫痫、重度抑郁症、帕金森病等目前治疗难度较大的神经系统疾病。

NeuraLink 的主要目标是研发侵入式大脑植入物，将脑信号直接链接到移动智能设备上，甚至实现人脑思维的上传和下载。目前，Neuralink 分别于 2019 年和 2020 年发布脑机接口芯片 The Link v0.9 的"缝纫机"版和硬币集成版。芯片包含高密度的柔性电极（共 1024 通道），解决了高带宽、生物相容、双向通信的需求。与其他侵入式脑机接口技术相比，Neuralink 实现了超大带宽和无痛手术两项突破。NeuraLink 的系统最多能植入 96 条电极线（Threads），每条捆绑 32 个电极（一共 3072 个电极）。NeuraLink 的电极线只有人头发的十分之一粗，无需开颅手术，可以仅通过专用的机器人把电极线植入脑内，使电极植入操作对血管和其他组织的损伤降到最低。电极线在颅外连接 N1 芯片，该芯片体积小、能耗低，能够从大脑接受或向大脑发射电信号，并通过 USB-C 或蓝牙和手机进行数据交换。目前 NeuraLink 已经开发出该系列的第三代脑机接口设备，试验对象逐步向灵长类动物转变，未来有望进入人体试验。

根据公司备案，2019 年 Neuralink 筹集了 5100 万美元，2021 年筹集了 2.05 亿美元的资金。这些资金将帮助 Neuralink 公司研究用于四肢瘫痪患者的大脑植入设备，同时也可以帮助其他神经系统疾病患者实现"数字自由"，"以高带宽和自然的方式"与电脑和手机互动。

⑤ NEUROSKYNeuroSky 公司：开发新型传感器等专用硬件

芯片开发和制造公司 NeuroSky 成立于 2004 年，主要协助其他公司将脑机接口整合到终端产品中，并提供所需的专用硬件，同时也生产直接面向消费者的产品。

TGAM 模块是 NeuroSky 脑电传感技术的核心，能够直接连接干接触点。TGAM 模块包含的 TGAT 芯片是一个高度集成的单一芯片脑电传感器，可以输出三个 Neurosky 的 eSense 参数，进行模数转换，检测接触不良的异常状态，过滤眼电噪声及 50/60hz 交流电干扰。BMD101 是 NeuroSky 公司的第三代生物信号检测和处理的设备，具有模拟前端电路和强大灵活的数字信号处理结构，可以采集从微伏到毫伏的生物信号，然后经过 Neurosky 的专利算法处理。低噪音放大器和 ADC 模数转换器是 BMD101 模拟前端的主要组成部分。BMD101 具有极低的系统噪声和可控增益，并使用 16 位高精度 ADC 模拟数字转换器把它们转化成数字信号。作为功能强大的系统管理单元，BMD101 还能负责整体系统配置、运行管理、内外通信、专有算法计算和电源管理。

在应用层面上，NEUROSKY 提供的单一芯片解决方案既可以精确监测和处理人的大脑活动，帮助提高人类大脑健康，包括提高注意力、辅助放松、正念能力、改善记忆及大脑的敏锐度、进行冥想、改善获取知识时的大脑状态等，也可以准确测量心电信号，在微小的嵌入式数字信号处理模块上进行信号处理。NEUROSKY 公司和合作伙伴合作推出的一系列产品已陆续走向市场，例如，联合瑞士手表制造商 Aerowatch SA 与日本东芝公司推出智能手表可以检测完整的心电图和心率等信息。NEUROSKY 开发的另一款产品 Mindmass 是一台整合虚拟现实与脑电生物反馈技术的一体机设备，用作提升专注力的家庭训练工具。Mindmass 的输入端主要由脑电数据采集器以及 VR 一体机的标准操控面板组成，操作面板主要用以实现 VR 场景内选项以及道具的触发，脑电数据采集器则主要用于检测用户在操作过程中的大脑波值的变化，并通过算法转化成可视化的专注力及放松度数值，在训练过程中脑电芯片将会采集并分析用户在训练过程中的大脑信息变化，监测分析孩子的训练状态，最后将部分数据的分析结果以及专家的建议报告反馈到家长手中的应用工具中，帮助家长更清晰地看到孩子的成长变化。

⑥ OpenBCI 公司：为生物传感和神经科学提供低成本的开源工具

OpenBCI 公司成立于 2014 年，主要业务是为生物传感和神经科学创建开源工具，降低脑机接口的研发门槛，确保此类技术以符合科学和伦理的方式应用于医疗保健、心理干预等消费领域。

OpenBCI 的软硬件产品具有透明、易用等优势，其开发的 Ganglion、Cyton 和 Ultracortex 已经被 90 多个国家的科学家、开发人员、创新部门和教育工作者使用，帮助后者以低成本的方式获取脑电信号及相关数据。以 Cyton 为例，这是一款干电极头戴式脑电设备，具有 16 个电极，可连续运行 24 个小时，采样率为 250Hz，能够通过蓝牙进行无线连接。OpenBCI 的产品具有极大的灵活性，用户可以根据需求改变电极的数量、连接的传感器类型和需要访问的开源工具。相关研究已经将 Cyton 用于康复、情绪管理等情景。

根据公司网站，OpenBCI 正在研发新型平台 Galea。这是首个能够同时测量用户心脏、皮肤、肌肉、眼睛和大脑的设备。通过将多模态传感器系统和集成软件用作增强现实和虚拟现实的附加组件，Galea 能够极大地简化人体数据的同步收集过程，提供一种客观测量的新技术。2021 年 12 月，OpenBCI 宣布获得融资，将 Galea 商业化，用于游戏、健康等领域。Galea 的测试项目已经引起了医疗保健、研究、培训、游戏和媒体等领域的极大兴趣。

（2）中下游企业

① Synchron 公司：产品已经获 FDA 临床豁免

Synchron 公司成立于 2016 年，致力于研发医疗康复领域的可植入设备，帮助瘫痪患者控制通信辅助装置、高级假肢、外骨骼等外部装置。2016 年 4 月，Synchron 收购了澳大利亚脑机接口公司 SmartStent，后者拥有美国国防高级研究计划局（DARPA）和墨尔本大型联合开发的侵入式脑机接口产品 Stentrode。目前，Synchron 公司的融资总额达到 1.45 亿美元，包括 2017 年 4 月获得了 DARPA 和 Neurotechnology Investors 的 1000 万美元 A 轮融资；2021 年 8 月完成硅谷风投 Khosla Ventures 领投的 4000 万美元 B 轮融资；2022 年 12 月完成 ARCH Venture Partners 领投的 7500 万美元 C 轮融资。

Synchron 的核心产品 stentrode™ 是一种运动神经假体，能够绕过严重瘫痪患者受损的神经通路，配合终端用户平台 brain.io™ 使患者恢复运动能力。Synchron 的技术平台包含电极阵列、外部解码器、终端平台共三个组件，能够取代运动神经元的关键功能，便于记录、传输、翻译、调控大脑信号。电极阵列由体内的传感器和接收器等单元组成，Stentrode 传感器通过血管内导引技术植入大脑，收集脑电信号。接收器 BrainPort 安置在胸部皮肤下，记录运动皮层的大脑信号，并将原始数据无线传输到外部设备。解码器 axon 检测电极阵列的大脑原始信号，将其转换为任何蓝牙设备都可以识别的标准化数字命令。终端平台是 brain.io™ 思维控制平台，使用翻译后的大脑信号来恢复运动能力。

Synchron 公司的技术亮点在于 stentrode 设备植入方式类似于插入冠状动脉支架的过程，即以微创手术方式将电极支架植入颈静脉，形成电极记录阵列，再将"信号传感器"通过生理盐水注入并推动到指定位置，接收患者的脑部"信息"，形成脑机接口的反馈方案，解读患者想要表达的信号。传感器的植入过程仅需要两小时，无须机器人协助和开颅手术，也没有外露于头部或身体的电线，植入物可以完全内在化。与其他需要开颅手术才能植入的脑机接口相比，stentrode 造成的创伤更小，但由于支架大小所限，目前仅能放在上矢状窦区域，主要用于采集运动区信号，作用的范围有限。

2020 年，FDA 授予 stentrode™ 突破性设备称号。2021 年，Synchron 成为第一家获得 FDA 临床研究性器械豁免的公司，获批进行永久性植入式脑机接口的试验。Synchron 公司与美国卡内基梅隆大学、匹兹堡大学医学中心和西奈山伊坎医学院合作进行 COMMAND 试验，评估 stentrode™ 对严重瘫痪患者的安全性和有效性，还将在澳大利亚进行 SWITCH 临床试验来评估 stentrode™。初步试验结果显示两名患者能够通过直接思考来控制设备进行打字。经过植入脑机接口设备和短时间的机器学习辅助训练，患者能够在家中无监督地使用该系统发送短信、进行网上购物和管理财务[1]。

②Kernel 公司：提供神经科学服务平台

Kernel 公司成立于 2016 年，专注于设计无创脑机接口产品，主要目标应用为医疗健康领域，通过脑机接口测量和刺激多个神经元电脉冲，并以用户交互为设计原则，设计轻量级头饰以实现自然的头部运动。2020 年 7 月，Kernel 公司完成 5300 万美元的 C 轮融资，未来还计划制造记忆假体，允许将人类记忆外部存储并随后传送到其他大脑海马体。

---

[1] Oxley TJ, Yoo PE, Rind GS, et al. Motor neuroprosthesis implanted with neurointerventional surgery improves capacity for activities of daily living tasks in severe paralysis: first in-human experience[J]. J Neurointerv Surg, 2021, 13（2）：102-108.doi：10.1136/neurintsurg-2020-016862.

Kernel 公司尝试监控脑血管和脑部功能性核磁共振，对脑部神经活动进行更多探索。目前已自主研发出 Flow 和 Flux 两项前沿专利。Flux 可探测到大脑进行集体性神经活动时产生的磁场；Flow 通过血流动力学等探测到大脑皮层的血液流动情况。Flux 和 Flow 技术的联合使用，可克服目前脑机接口硬件设备和数据的局限性。2020 年第二季度，Kernel 宣布其神经科学服务平台 NaaS（Neuroscience as a Service）已投入商业运用。通过 NaaS 的脑记录技术和设备，客户可以远距操作神经科学相关的实验。此外，Flux 和 Flow 技术与 NaaS 平台创新的生态系统结合，可以为众多行业提供更加丰富、价格相对低廉的、可量化和可规模化的神经数据获取途径，实现更大的突破。例如，应用技术发现可标记认知和大脑健康的生物指标；加速人工智能迭代，更有效地完成计算机视觉、翻译和自然语言分析等高难度任务；针对消费和特殊社会现象的驱动因素，进行群体性神经科学分析；研发适合普通消费者的脑机接口。

③ g.tec 公司：研发便携式脑电监测设备

g.tec 公司是一家成立于 1999 年的奥地利公司，其产品主要用于临床医疗、科学研究，例如分析大脑、心脏、肌肉活动，评估严重脑损伤和意识障碍，脑卒中后运动康复刺激、大脑测绘、神经假体控制，以及闭环脑机接口实验等。

g.tec 的产品包括生物信号放大器、可穿戴式脑电图、可编程电刺激器、主动和被动神经电极、生物信号传感器、脑电图 / 肌电图软件、脑机接口解决方案等。其中，高性能生物信号放大器 g. HIamp 具有 256 个通道，可用于大脑的侵入性和非侵入性测量，已经获得 FDA 的上市批准和欧盟产品安全认证（CE）。g. HIamp 可在多种情况下记录 EEG、ECoG、ECG、EMG 和 EOG，也可以连接外部身体传感器，其内部信号处理使用最快的浮点 DSP 和复杂的实时内核执行，放大器依靠非常高的过采样率，通过对样本求平均值来尽可能降低噪声。恒流双相电刺激器 g.s estim PRO 可以在皮质切除前的脑功能测绘过程中刺激神经组织，已通过 FDA 批准和 CE 认证，可用于皮质电刺激（ECS）绘图等人体研究。

④ NeuroLutions 公司：首个获批上市的可穿戴康复设备

NeuroLutions 公司是华盛顿大学生物医学工程教授 Daniel Moran 和神经外科医生 Eric Leuthart 于 2007 年创立的医疗设备公司，旨在开发突破性解决方案，来恢复因神经损伤而残疾患者的功能。

该公司开发的 Neurolutions IpsiHand 系统利用脑机接口和可穿戴机器人为慢性脑卒中患者提供上肢康复训练，并于 2021 年 5 月获得 FDA 批准上市。Neurolutions

IpsiHand 是全球首个获得 FDA 批准的脑机接口康复设备，由两个独立的部分组成：安置在手腕上的无线外骨骼装置，以及使用非侵入性脑电图电极记录大脑活动的小型头戴设备。Neurolutions IpsiHand 的头戴装置能够记录未受卒中影响的大脑一侧的活动，并将数据自动发送到平板电脑，确定预期的肌肉运动指令，随后平板电脑会发送信号以控制外骨骼装置。Neurolutions IpsiHand 系统能够帮助脑卒中患者重新学习抓握物体并增强其抓握能力，相关的临床研究表明，使用十二周后，所有患者的运动功能均得到改善。

⑤ NeuroPace 公司：开发难治性癫痫的神经刺激装置

NeuroPace 公司成立于 1997 年，总部设在美国加利福尼亚州，于 2021 年 4 月在美国上市。NeuroPace 致力于癫痫治疗，其开发的神经刺激系统于 2013 年 11 月获得 FDA 批准上市，是首个获 FDA 批准用于治疗难治性癫痫的反应性神经刺激系统装置。

2018 年 6 月 NeuroPace 推出了更新版大脑反应型神经刺激器 RNS® 系统。RNS® 系统是目前全球唯一的闭环脑响应神经刺激系统，包括神经刺激器、放置在癫痫发作灶的导联、上传数据的远程监视器、医生使用的 RNS® 平板电脑和患者数据管理系统（PDMS），在识别到癫痫发作前的"癫痫发作指纹"时立即释放电刺激来中止发作。医生可以远程查看患者的脑电图数据，设定程序来探测这种异常模式并释放电刺激以终止痫性发作，最后通过不断精细调整参数，预防甚至完全终止癫痫发作。有效性研究和关键性研究显示，九年内患者整体发作频率中位数从一年期减少 44% 发展至九年期减少 75%。FDA 强制性真实世界研究中，35% 患者的癫痫发作频率至少降低了 90%，平均随访时间为 2.3 年。

2021 年 8 月，NeuroPace 公开其数字化在线平台 nSight，可以与 RNS® 系统配合使用，帮助医生提供更加个性化的数据驱动癫痫管理工具。为充分发挥 nSight 平台的作用，NeuroPace 还与广泛使用的癫痫电子记录程序 Seizure Tracker™ 开展合作，患者和护理人员能够通过 Seizure Tracker™ 程序在癫痫发作时记录发病视频，标记发作事件和详细信息。此外，Seizure Tracker™ 还接入了亚马逊 Alexa 集成体系，患者也可以口述来记录癫痫发作的开始和结束时间。

⑥ Facebook 公司：腕带式 BCI 和语言解码装置

Facebook 已经开始布局脑机接口领域，收购 CTRL-Labs 的穿戴式光学脑机接口，与加州大学旧金山分校（UCSF）合作研发植入式脑机接口。根据公司定位，Facebook 更关注非侵入式脑机接口，探索相关技术在增强现实和虚拟现实中的应用。

2019 年，Facebook 宣布以十亿美元收购脑机接口创新企业 CTRL-Labs，开发一种可以与其他设备连接的腕带。CTRL-Labs 成立于 2015 年，主要为 AR/VR 和机器人研发脑机界面。被 Facebook 收购后，CTRL-Labs 并入 Facebook 旗下的"现实实验室（Reality Labs）"，从事和虚拟现实应用的相关研发。CTRL-Labs 和其他研发脑机接口技术的公司有着略微的不同，即采用入侵性较小的方法，来监控用户手腕上的肌电信号，并将其转换为数字信号。CTRL-Labs 研发的"Ctrl-kit"套件配备了可穿戴肌电图（electromyogram，EMG）设备，像智能腕带一样，内置了轻量级皮肤传感器，通过 16 个电极来测量并捕捉手腕上的肌电信号，利用 AI 算法来区分单个脉冲，特别是由大脑到手部肌肉的神经脉冲。CTRL-Labs 还为 Ctrl-kit 的软件开发包配套了 JavaScript、TypeScript 工具链和预先构建演示素材，帮助用户更好地了解硬件的功能。

2021 年，Facebook 赞助了加州大学圣地亚哥分校的 Project Steno，进行"手臂和声音的脑机接口修复"研究[①]，在 36 岁瘫痪失语男子的大脑控制声道的区域植入一个电极阵列，当他试图回答屏幕上显示的问题时，机器学习算法自动识别出他脑中出现的单词，转换为实时的句子。这是研究人员首次成功地从瘫痪失语患者言语皮质的大脑活动中直接解码完整句子。然而，这与 Facebook 在 2017 年设定的宏伟目标还有一定距离。Facebook 的目标是研究一种非侵入式脑机接口，转换速度达到每分钟 100 字，相当于正常人使用传统键盘的打字速度。当前的植入技术还未到达这个目标，甚至不如手机键盘的输入速度。

⑦ Neurable 公司：开发非医疗领域的头戴式 BCI

Neurable 公司于 2015 年由密歇根大学美国密歇根大学的四名研究员联合创立，致力于非医疗领域的脑机接口应用研究，通过脑电图来记录人类的大脑活动并进行分析数据，试图实现基于脑机接口的"意念"操作，例如操控玩具、汽车等。

Neurable 的愿景是为任何硬件或软件设备提供标准人机交互平台，为用户（尤其是残疾患者），创造一种不受限制的生活。用户可以在自己的家中或办公室中，通过实时的大脑活动和增强现实系统控制软硬件设备。Neurable 的脑机接口使用脑电图（EEG）记录大脑活动，分析数据，并为用户提供实时的完整三维控制。Neurable 的用户主要为 AR/VR 头显开发商开发套件，其产品 SDK 已经兼容 Oculus Rift、微软

---

① Moses DA，Metzger SL，Liu JR，et al. Neuroprosthesis for Decoding Speech in a Paralyzed Person with Anarthria［J］. N Engl J Med，2021，385（3）：217-227.doi：10.1056/NEJMoa2027540.

HoloLens、HTC Vive 等 AR/VR 头显品牌。

　　Neurable 的技术核心是利用机器学习方法来减少处理等待时间，同时处理神经信号的噪音问题，提升数据质量，创建更稳定的数据集。Neurable 目前的耳机使用六个干式电极，需要两分钟来校准，这比之前的设计有了显著的改进（之前的设计依靠 32 个湿电极来监测大脑活动，校准过程为 30 分钟）。在 2017 年的 SIGGRAPH 大会[①]中，Neurable 展示了与 eStudiofuture 合作研发的 VR 游戏 Awakening，允许玩家不需要使用任何手持控制器，仅通过自己的大脑意念就可以操纵游戏对象。

　　2019 年 12 月，Neurable 成功为大脑感测型消费者头戴式设备筹集 600 万美元 A 轮融资，用于继续创建"日用型"脑机接口，提供一种亲民、直观和用户友好型产品。

　　⑧ NextMind 公司：开发基于脑机接口的增强现实技术

　　NextMind 公司成立于 2017 年，总部设在法国巴黎，开发基于人工智能非侵入式脑机接口技术，通过用户大脑中的意念与计算机、可穿戴设备、耳机等电子设备实现更轻松的交互。2022 年 3 月 23 日，NextMind 被 Snap 公司收购，此后聚焦于其增强现实平台 Snap Lap，协助 snap 公司探索增强现实的技术创新。

　　NextMind 的设备包含八个可测量大脑活动的电极和一种未命名的新材料。该材料的灵敏度较高，通过脑电图（EEG）直接读取大脑活动，既可以直接戴在头上，也可以和 AR/VR 设备结合使用。NextMind 的脑电图设备于 2020 年 1 月上市，可外置于用户脑后，把来自视觉皮层的信号与个人电脑等设备连接起来，在应用程序中执行命令。目前可实现的操作包括解锁屏幕、控制台灯颜色、操作游戏、创作音乐节奏等。

二、我国产业状况

（一）战略规划与政策支持

1. 战略规划

　　我国自 2016 年以来，出台多项政策支持脑机接口领域发展，人工智能和脑科学两个重要领域都提出发展脑机交互、脑机融合和脑机接口相关技术（表 3–6）。

---

　　① 　SIGGRAPH 是由美国计算机协会（Association of Computing Machinery，ACM）计算机图形专业组举办的年会，是全球最负盛名的图形学和交互技术盛会。

表 3-6　2016 年以来我国出台的脑机接口相关政策（举例）

政策名称	重点内容	发布部门	发布时间
《"互联网 +" 人工智能三年行动实施方案》	培育人工智能新兴产业；进一步推进计算机视觉、智能语音处理、生物特征识别、自然语言理解、智能决策控制以及新型人机交互等关键技术的研发和产业化，为产业智能化升级夯实基础	发改委、科技部、工信部等	2016 年 5 月
《"十三五" 国家科技创新规划》	把脑科学与类脑研究列入科技创新 2030 重大项目，目标为以脑认知原理为主体，以类脑计算与脑机智能、脑重大疾病诊治为两翼，搭建关键技术平台，抢占脑科学前沿研究制高点	国务院	2016 年 7 月
《国务院关于加快发展康复辅助器具产业的若干意见》	将老年人、伤病人护理照料，残疾人生活、教育和就业辅助，残疾儿童抢救性康复等作为优先发展领域，推动"医工结合"，支持人工智能、脑机接口、虚拟现实等新技术在康复辅助器具产品中的集成应用，支持外骨骼机器人、照护和康复机器人、仿生假肢、虚拟现实康复训练设备等产品研发，形成一批高智能、高科技、高品质的康复辅助器具产品	国务院	2016 年 10 月
《"十三五" 卫生与健康科技创新专项规划》	重点发展老年人护理照料、残疾人生活、教育和就业辅助、残疾儿童抢救性康复等领域的产品，加快人机智能交互、照护机器人、脑机接口、虚拟现实等新技术在康复辅具中的集成应用	科技部、卫生计生委等	2017 年 5 月
《"十三五" 国家基础研究专项规划》	围绕脑与认知、脑机智能和脑的健康三个核心问题，统筹安排脑科学的基础研究、转化应用和相关产业发展，形成"一体两翼"布局，并搭建关键技术平台	科技部、教育部、中国科学院等	2017 年 5 月
《工业和信息化部关于加快推进虚拟现实产业发展的指导意见》	研发自内向外（inside-out）追踪定位装置、高性能 3D 摄像头以及高精度交互手柄、数据手套、眼球追踪装置、数据、力反馈设备、脑机接口等感知交互设备	工信部	2018 年 12 月
《关于促进老年用品产业发展的指导意见》	发展康复训练及健康促进辅具。针对老年人功能障碍康复和健康管理需求，加快人工智能。脑科学、虚拟现实、可穿戴等新技术在康复训练及健康促进辅具中的集成应用	工信部	2019 年 12 月
《国家新一代人工智能标准体系建设指南》	规范人与信息系统多通道、多模式和多维度的交互途径、模式、方法和技术要求，解决语音、手势、体感、脑机等多模态交互的融合协调和高效应用问题，确保高可靠性和安全性交互模式。人机交互标准包括智能感知、动态识别、多模态交互三部分	发改委、科技部、工信部等	2020 年 8 月
《长三角科技创新共同体建设发展规划》	在智能计算、高端芯片、智能感知、脑机融合等重点领域加快布局。筹建类脑智能、智能计算、数字孪生、全维可定义网络等重大基础平台	科技部	2020 年 12 月
《"十四五" 国家老龄事业发展和养老服务体系规划》	发展健康促进类康复辅助器具。加快人工智能、脑科学、虚拟现实、可穿戴等新技术在健康促进类康复辅助器具中的集成应用。发展外骨骼康复训练、认知障碍评估和训练、沟通训练、失禁康复训练、运动肌力和平衡训练、老年能力评估和日常活动训练等康复辅助器具	国务院	2021 年 12 月

续表

政策名称	重点内容	发布部门	发布时间
《"十四五"国民健康规划》	面向人民生命健康，开展卫生健康领域科技体制改革试点，启动卫生健康领域科技创新 2030 重大项目、"十四五"重点研发计划等国家科技计划，实施"脑科学与类脑研究"等重大项目以及"常见多发病防治研究"等重点专项	国务院	2022 年 4 月
《虚拟现实与行业应用融合发展行动计划（2022—2026 年）》	重点推动由内向外追踪定位技术研究，发展手势追踪、眼动追踪、表情追踪、全身动捕、沉浸声场、高精度环境理解与三维重建技术，加强肌电传感、气味模拟、虚拟移动、触觉反馈、脑机接口等多通道交互技术研究，促进感知交互向自然化、情景化、智能化方向发展	工信部、教育部等	2022 年 10 月

此外，北京、上海、浙江、江苏、安徽、山东、内蒙古、山西等地出台政策支持脑机接口产业发展。

2. 资助项目

2021 年 9 月，科技部启动了科技创新 2030 "脑科学与类脑研究"重大项目，围绕脑认知原理解析、认知障碍相关重大脑疾病发病机理与干预技术研究、类脑计算与脑机智能技术及应用、儿童青少年脑智发育研究、技术平台建设五个方面部署研究任务。其中，类脑计算与脑机智能技术及应用领域将脑机接口作为重要支持方向，具体包括新型无创脑机接口技术；柔性脑机接口、面向癫痫诊疗的反应性神经调控脑机交互技术；面向运动和意识障碍康复的双向 – 闭环脑机接口等。科技创新 2030 "新一代人工智能"重大项目将脑机接口、人工交互作为重点资助方向之一。例如，其 2022 年度项目申报指南资助的重要方向包括：①面向神经系统疾病预警的智能人机交互关键技术；②面向人机协同任务的情境认知与效能优化等。

2021 年，科技部开始实施"十四五"国家重点研发计划"生物与信息融合（BT 与 IT 融合）"重点专项，其重点资助方向之一是类脑智能与人机交互。该专项 2021 年重点资助的方向有：①高精度无创脑机编解码计算芯片体系；②新一代高相容性生物植入电极设计与应用；③组织工程类脑智能复合体设计与开发等。2022 年资助方向中，与脑机接口相关的有：①柔性高密度主动式头皮生物电极设计与仪器开发；②听视觉认知模式自动个体刻画及其应用；③面向主动运动增强与重建的高效感知与交互技术及产品研制。

在基础研究方面，国家自然科学基金委（NSFC）在信息科学部一级学科"人工智能"下设有二级学科"认知与神经科学启发的人工智能"，以及三级学科，资助脑机接口领域基础研究。NSFC 在 21 世纪初就开始资助相关脑机接口研究，最开始主要资助非侵入式脑机接口，如 2008 年通过国家杰出青年科学基金资助华南理工大学开展机器学习应用于脑机接口信号编解码的研究。近年来，资助的重点转向侵入式脑机接口，例如 2018 年资助上海交通大学开展"基于侵入式脑机接口的脑控机器人手臂研究"等。

从资助内容看，既包括借鉴神经元处理信息机制开发新型脑机接口等先进脑机接口理论研究，也包括脑机接口应用脑瘫康复等医疗、教育（如模拟阅读）领域，也包括将脑机接口与机器人、智能假肢等相结合的产品研发（见表 3-7）。

表 3-7　NSFC 资助的脑机接口重要项目

项目名称	项目负责人	依托单位	实施年度	批准年份	资助类别
信号的稀疏编码、半监督机器学习及其在脑机接口与脑信号分析中的应用	李远清	华南理工大学	2009-01 至 2012-12	2008	国家杰出青年科学基金
结合功能磁共振成像技术的脑机接口研究与实现	姚力	北京师范大学	2009-01 至 2011-12	2008	重大研究计划
额叶和海马环路的理论建模及脑机接口	李葆明	复旦大学	2010-01 至 2013-12	2009	重大项目
植入式脑机接口的信息解析和交互的基础理论与关键技术	郑筱祥	浙江大学	2011-01 至 2014-12	2010	重点项目
双向多维脑机接口关键技术及其应用研究	李远清	华南理工大学	2012-01 至 2015-12	2011	重大研究计划
模拟阅读脑机接口实用化研究	官金安	中南民族大学	2012-01 至 2014-12	2011	重大研究计划
视觉注意与反馈的调控脑机制研究及其在侵入式脑机接口中的应用	陈垚	上海交通大学	2012-01 至 2015-12	2011	重大研究计划
先进脑机接口理论与脑控康复车实现技术研究	周宗潭	中国人民解放军国防科技大学	2014-01 至 2016-12	2013	重大研究计划
运动想象脑机接口及其在脑瘫康复中的应用基础研究	尧德中	电子科技大学	2014-01 至 2018-12	2013	重点项目
基于认知机理与无创脑机接口技术的移动式康复系统	胡德文	中国人民解放军国防科技大学	2015-01 至 2017-12	2014	重大研究计划
基于脑机接口的智能假肢直觉仿生操控理论及关键技术研究	李智军	华南理工大学	2016-01 至 2017-12	2015	重大研究计划

项目名称	项目负责人	依托单位	实施年度	批准年份	资助类别
影像引导下的癫痫神经调控与外科干预	栾国明	首都医科大学	2018-01 至 2022-12	2017	重大项目
基于侵入式脑机接口的脑控机器人手臂研究	张定国	上海交通大学	2019-01 至 2021-12	2018	重大研究计划

3. 机构与人才

中国科学院下属多个研究所、清华大学、北京大学、上海交通大学、复旦大学、华东理工、华南理工及天津大学等机构都有拥一定数量的脑机接口团队。

（1）中国科学院下属多个研究所开展脑机接口研究

中国科学院上海微系统与信息技术研究所陶虎团队开发出基于蚕丝蛋白的异质、异构、可降解微针贴片，可同时携带三种药物，药物的释放顺序和周期能够匹配临床用药规范的差异性要求，具备术中快速止血、术后长期化疗抑制肿瘤细胞、按需定时启动靶向抑制血管生成等功能，为颅内植入式医疗器械领域开拓了新的道路[①]。该免开颅微创植入式高通量柔性脑机接口系统正开展人体临床试验，并于 2021 年获得世界人工智能大会（WAIC）最高奖项卓越人工智能引领者奖（Super AI Leader，SAIL 奖）。

中国科学院深圳先进技术研究院中国科学院人机智能协同系统重点实验室以高级人机交互智能系统为目标，以信息技术和生物医学工程为支撑，围绕生物智能与人工智能协同融合主题，重点研究多源感知觉和运动信息的融合与编解码原理、生物智能与人工智能的协同及互适应学习机理、人机协同系统混合智能行为的实现策略等三个关键科学问题。在生物智能方向，开展神经功能重建与智能增强、运动功能重建、言语功能重建、智能诊疗等方向的研究；在人工智能方向，开展智能视觉信息处理、基于人类认知学习的控制策略、面向复杂任务的经验学习等方向的研究；在智能交互方向，开展人机介入交互机理、虚拟增强现实、体感交互系统等方向的研究。该实验室将基于人机智能协同理论和技术研究的创新成果，研究开发智能服务、交互及康复机器人技术和系统。该研究院李骁健团队与华中科技大学联合发现，引入具有良好导电性、黏合性和生物相容性的聚合物 PIN-5NO$_2$ 有助于电极与涂层材料的较好黏合，有

---

① Wang Z J，Yang Z P，Jiang J J. Silk Microneedle Patch Capable of On-Demand Multidrug Delivery to the Brain for Glioblastoma Treatment［J］. Advanced Materials，2022，34（1）：e2106606.

利于灵敏地捕捉小鼠脑内触觉电生理信号[①]。

中国科学院半导体研究所拥有王毅军等开展脑机接口研究的团队。采用无损的脑电技术，结合无线通信、信号处理和机器学习等方法，研究高通信速率脑机接口技术。通过集成可穿戴式脑电，脑电干电极，脑机接口算法芯片等技术，开发实用化的脑机接口平台。并通过残疾人通讯和神经康复等临床应用研究进一步开发脑机交互和脑机融合技术[②]。该团队2013年至2022年发表了三篇ESI高被引论文。

中国科学院过程工程研究所研究员白硕团队联合清华大学副教授张沕琳团队，开发出兼具导电性、黏附性、抗干扰性的多功能水凝胶电极，可实现高质量无线采集前额脑电信号[③]。

（2）清华大学

清华大学神经调控技术国家工程实验室旨在推动神经调控从基础到技术、产品、临床应用的转化研究。致力于产学研医协同创新，围绕帕金森病、癫痫、膀胱过度活动症、疼痛等重大神经疾病治疗的需求，研制具有自主知识产权的系列神经调控植入器械，建立起关键技术、工程制造和临床应用三大技术体系，打破了国外公司技术垄断。目前已成功实现脑起搏器、迷走神经刺激器、骶神经刺激器、脊髓刺激器的成果转化。

清华大学医学院拥有高小榕、洪波等开展脑机接口研究的团队。高小榕教授从事脑机接口研究20年，提出并实现了基于稳态诱发电位的脑机接口技术，其主要成果包括：①高速率脑机接口系统的开发；②高性能脑电信号采集设备的研制；③脑电信号分析和处理的算法。洪波教授聚焦于揭示人脑信息编码，研发下一代脑机接口。研究重点是人脑网络组织和信息编码的核心规律，特别是语言等高级认知功能的网络动态机制，并基于这些发现开发直接解读和调控神经活动的脑机接口新技术。一方面为癫痫、神经渐冻症等疾病提供诊疗新方案，另一方面为语言人工智能提供新结构和新算法的启发。洪波教授团队和临床神经外科合作，获取手术患者高时空分辨率的神经活动信息，构建了人脑网络动态机制及其信息编码的研究体系，发现了大脑皮层功能划分与动态组网的机制，揭示了汉语声调类别化编码的规律，提出并实现了微创植入

①　Yang M，Yang TT，Deng HJ，et al. Poly（5-nitroindole）Thin Film as Conductive and Adhesive Interfacial Layer for Robust Neural Interface［J］. Advanced functional materials，2021：2105857.

②　http://www.cebsit.ac.cn/sourcedb_cebsit_cas/zw/rck/nqgg/202007/t20200723_5642731.html.

③　Han Q，Zhang C，Guo T，et al. Hydrogel Nanoarchitectonics of a Flexible and Self-Adhesive Electrode for Long-Term Wireless Electroencephalogram Recording and High-Accuracy Sustained Attention Evaluation［J］. Adv Mater，2023：e2209606.

的脑机接口方法，在临床研究中得到验证。

清华大学电子工程系拥有少量开展脑机接口的研究人员，如张沕琳副教授等。针对脑科学前沿研究对无线小型化神经接口的强烈需求，提出了适用于神经信号频段的高精准、低功耗神经接口专用电路设计方法、可植入闭环神经接口系统设计方法等神经接口系统设计关键问题解决方法。

（3）上海交通大学

上海交通大学类脑智能应用技术研究中心将机器思维与人机协同交互、融脑的协同能力作为其重点方向。上海交通大学计算机科学与工程系拥有上海市教委智能交互与认知工程重点实验室，吕宝粮教授任主任。该实验室将依托上海交通大学计算机科学技术国家重点一级学科的优势，探索人类大脑智能信息处理的机理和认知过程，为智能信息处理提供新型高效的理论和方法，开发自然友好的人机交互系统，其中包括脑机交互、图像交互、语音交互、认知计算和认知对话系统。从广度上讲，智能交互与认知工程扩展了计算机的应用领域，从科学计算到认知计算，从传统交互到智能交互；从深度上讲，引入了对人类认知过程的建模，使计算机达到了一种更高层次的智能。该实验室在智能交互方向重点研究脑机交互、图像交互、自然语言交互和语音交互，在认知工程方向重点研究情感计算和认知对话系统。吕宝粮教授兼任上海交通大学清源研究院执行院长，获 2018 IEEE Transactions on Autonomous Mental Development 最佳论文奖。主要研究领域包括仿脑计算理论与模型、神经网络、脑机接口和情感计算。

上海交通大学微纳电子学系拥有开发脑机接口器件的团队。该系刘景全教授主要研究内容包括可穿戴、可植入柔性电子器件、MEMS 脑机接口器件、极端环境智能微传感器以及微纳加工技术。

上海交通大学类脑智能应用技术研究中心设有三个技术研究方向：智能感知、机器思维与人机协同交互，实现超脑的感知能力、类脑的思维能力、融脑的协同能力。

（4）复旦大学

复旦大学信息科学与工程学院拥有相关团队。例如，该学院微纳系统中心刘骁的研究方向之一是脑机接口芯片：利用侵入式或非侵入式的脑电信号采集技术和神经调控技术实现脑和电子设备的互联，从而实现对肌体或外围电子设备的闭环控制，治疗帕金森、癫痫、深度抑郁等神经类疾病和修复残疾人群的受损功能。承担科技部"脑科学与类脑研究"重大项目和上海市科委脑机接口相关重大项目。复旦大学类脑智能科学与技术研究院拥有王守岩等开展脑机交互、脑机接口研究的团队。

（5）华南理工大学

华南理工大学自动化科学与工程学院脑机接口与脑信息处理中心成立于 2007 年，主要开展非侵入式脑机接口研究与成果转化，李远清教授为中心主任。该中心拥有多个脑机接口相关实验设备，包括脑电采集系统（近十台）、经颅磁刺激系统、虚拟现实系统、机器人 / 机械臂（六套）、眼动仪、轮椅（六套）、视听觉刺激系统、计算服务器等，建有多个脑机接口交互平台，具备脑机交互技术研究和应用开发能力，以及大规模脑数据处理分析的能力，致力于脑信号分析、脑机交互及其临床应用等方面的理论研究和技术产品开发。近年来，该中心与广州军区广州总医院、四川成都八一康复医院、广东省工伤康复医院等多家医院及海外机构合作，并与科大讯飞股份有限公司建立了联合实验室，在脑机接口的临床应用研究方面取得重要进展，主要包括：①基于脑机接口的意识障碍患者的意识检测与临床辅助诊断；②基于脑机接口的环境控制。

（6）华东理工大学

华东理工大学脑机接口国家重点实验室金晶教授团队专注于脑机接口技术项目的研究及应用，例如，患病半年的脑卒中患者，传统康复方法效果甚微，该研究团队提出基于脑机接口"人在回路"的康复方法，可以有效加快康复速度，已临床应用于中国、德国、美国等多个国家的脑卒中患者；针对"渐冻人"脑损伤等昏迷患者难交流、难评估和难治疗等问题，设计了信息交互、意识评估和认知意识训练系统，帮助医生评估患者意识状态和提升认知意识水平，已临床应用于 100 余位脑损伤患者。部分研究成果进入实际应用阶段，并获奥地利国家创新提名奖、中国医疗器械注册证、生产许可证和欧盟 CE 认证等。2013 年至 2022 年金晶教授发表 ESI 高被引论文三篇。此外，华东理工大学与上海蓝十字脑科医院合作建设的脑机接口技术临床应用基地暨医院脑复苏中心于 2021 年 7 月成立。

（7）天津大学

天津大学医学工程与转化医学研究院有脑机接口实验室、神经工程团队，有许敏鹏等主要研究人员。该实验室主要应用神经信号处理方法解码大脑感知觉、运动意图信息以及高级认知活动，并应用工程技术手段推进脑机接口技术走向实用化。可开展包括新型脑机接口范式设计、神经信息编解码技术研究、高级认知活动神经机制研究等方面科学研究，实现科学问题与工程问题相互促进、相互转化。拥有 68 通道 /40 通道脑电采集系统，32 通道无线脑电采集系统以及 20 通道干电极便携脑电采集系统，可针对不同任务需求开展脑电信号采集实验与脑机接口在线实验。

由天津大学神经工程团队、中电云脑、燧世智能等单位联合开发的 MetaBCl 平台，规范了脑机接口数据结构与预处理流程，开发了通用的解码算法框架，利用双进程和双线程提高在线系统的实时效率，能够实现对用户大脑意图的诱发、获取、分析和转换等全流程处理。平台共包含 376 个类和函数，兼容 14 种脑机接口公开数据集，涵盖 16 种数据分析方法和 53 种脑机解码模型，其全部代码已在全球最大的开源编程及代码托管网站 GitHub 公开共享，并配套使用说明手册，为全球脑机接口开发者、爱好者提供平台级的技术支持 [①]。该团队于 2023 年 5 月 18 日的第七届世界智能大会上发布具有自主知识产权的超大指令集高速率非侵入式脑机接口系统，并研发了时 – 频 – 相混合多址的新型编码范式，首次融合运动诱发电位、P300 电位和稳态视觉诱发电位三种脑电特征，成功实现 216 键的高速拼写操作，在线平均信息传输速率保持在 300 bits/min 以上，单指令平均输出时间仅 1.2 秒；该系统还集成汉语英语拼写常用音节信息，支持中英文输入法一键切换，满足多场景、更灵活的操作需要 [②]。

（8）电子科技大学

电子科技大学生命科学与技术学院拥有多位脑机接口研究人员，如尧德中、徐鹏等。尧德中从事基于"脑电 +"的"脑器交互"理论、方法、技术及其应用研究，承担科技创新 2030 重大项目"无创脑机接口：理论、方法与应用"、国家杰出青年基金等科研项目 20 余项。徐鹏教授致力于脑电信号处理、脑机交互和类脑智能相关研究，开发了从头表到大脑皮层、从静态到动态的系列脑电网络分析方法，并成功应用于多种高级认知过程网络机制的研究、个体行为的预测识别研究等。开发了多套脑电分析处理及脑机交互系统。

4. 产品监管

根据影响医疗器械风险程度的因素及风险程度高低，我国医疗器械可以划分为Ⅰ、Ⅱ、Ⅲ类，并接受不同监管。侵入式脑机接口和具有增强或刺激等辅助治疗功效的非侵入式脑机接口属于Ⅲ类医疗器械，而其他类型的非侵入式脑机接口属于Ⅱ类医疗器械。

目前我国上市的脑机接口主要是非侵入式的，侵入式脑机设备（以可对外输出信

① 我国首个脑机接口综合性开源软件平台 MetaBCI 正式发布［EB/OL］.（2022–11–21）［2023–04–28］. http://news.tju.edu.cn/info/1005/63375.htm.

② 天大神经工程团队再创世界纪录［EB/OL］.（2023–05–20）［2023–05–21］. http://www.tju.edu.cn/info/1026/7622.htm.

号为准）目前都集中在临床性研究和动物实验阶段，暂无公开性的由国家药品监督管理局正式批准进入人体临床试验阶段的侵入式脑机器械。国家药品监督管理局尚未发布相关指南。整理公开报道和会议等，我国专家呼吁关注侵入式脑机设备应用于临床试验时的安全与伦理问题。此外，多个专家呼吁建立脑机接口技术的标准和数据规范等，以促进研究与行业的有序发展。

脑机接口企业在满足相应条件的情况下，还可以通过创新审批、优先审批、应急审批及附条件批准等通道加快审批进程，国家药品监督管理局将予以优先办理技术审评及行政审批（表 3-8）。

表 3-8　我国国家药监局对创新医疗器械的审批条件及程序

项目	创新医疗器械审查	优先审批
适用条件	1）申请人通过其主导的技术创新活动，在中国依法拥有产品核心技术发明专利权，或者依法通过受让取得在中国发明专利权或其使用权，创新医疗器械特别审查申请时间距专利授权公告日不超过5年；或者核心技术发明专利的申请已由国务院专利行政部门公开，并由国家知识产权局专利检索咨询中心出具检索报告，报告载明产品核心技术方案具备新颖性和创造性。 2）申请人已完成产品的前期研究并具有基本定型产品，研究过程真实和受控，研究数据完整和可溯源。 3）产品主要工作原理或者作用机理为国内首创，产品性能或者安全性与同类产品比较有根本性改进，技术上处于国际领先水平，且具有显著的临床应用价值。 * 需符合以上情形	满足以下临床优势之一：Ⅰ诊断或者治疗罕见病，且具有明显临床优势；Ⅱ诊断或者治疗恶性肿瘤，且具有明显临床优势；Ⅲ诊断或者治疗老年人特有和多发疾病，且目前尚无有效诊断或者治疗手段；Ⅳ专用于儿童，且具有明显临床优势；Ⅴ临床急需，且在我国尚无同品种产品获准注册的医疗器械。 列入国家科技重大专项或者国家重点研发计划的医疗器械（需要提交相关证明文件）。 列入国家科技重大专项或者国家重点研发计划的医疗器械（需要提交相关证明文件）。 * 需符合以上情形
相关程序	申请适用创新产品注册程序的，企业应当在产品基本定型后，向 NMPA 提出创新医疗器械审查申请。NMPA 组织专家进行审查并于 60 个工作日内出具审查意见（公示及异议处理时间不计算在内），符合要求的，纳入创新产品注册程序。审查结果告知后五年内，企业可申报注册创新医疗器械，按照创新医疗器械特别审查程序实施审查	申请适用优先注册程序的，NMPA 组织专家或由国家局器械审评中心（"器审中心"）进行审核，符合相关标准的，由器审中心将拟定优先审批项目的申请人、产品名称、受理号在其网站上予以公示，公示时间应当不少于五个工作日。公示期内无异议的，即优先进入审评程序

基于 BCI 脑机接口技术在临床领域的应用价值及在全球范围内的前沿性，企业可以考虑按照相关标准判断自身脑机接口医疗器械产品是否符合创新医疗器械的范畴，在满足相应条件的情况下推进医疗器械提早面市。此外，目前已知的一些脑机接口重要临床应用场景涉及了众多尚无有效诊断或治疗手段的罕见病、老年病（比如阿尔茨

海默病等），企业可以考虑按照自身医疗器械产品开发现状或其预期用途判断是否提出优先审批申请。

对于人类大脑进行有创植入、神经调控、思维增强等操作可能面临安全性、公平性的伦理问题，基于脑机接口和人工智能的神经编码和解码可能存在偏见、误诊和个体歧视的风险，携带大量个人信息的神经数据归属权限尚不明确可能导致隐私泄露、恶意干扰和操纵等隐患，我国已经在宏观层面提出了若干通用的政策文件。例如，卫健委发布《关于印发涉及人的生命科学和医学研究伦理审查办法》，对医疗伦理提供明确的管理框架；中共中央、国务院发布《关于构建数据基础制度更好发挥数据要素作用的意见》，在数据产权、流通、交易、使用、分配、治理、安全等领域提出了原则性或方向性的要求。

（二）研究热点与专利技术重点

1. 研究热点

基于 Web of Science 数据库检索我国脑机接口 2021 年至 2023 年的论文，共 1108 篇，利用 VOSviewer 软件分析获得我国在该领域的研究热点[①]。我国在脑机接口领域的研究热点与全球基本保持一致，主要集中在神经电极开发制备与脑电信号采集识别、机器学习算法改进与脑电信号解码优化、神经系统疾病的治疗与康复等方面。

（1）神经电极开发制备与脑电信号采集识别

通过改进电极制备方法开发多类功能性电极，实现对脑电信号采集能力、监测性能的提升，并优化相关方法对 SSVEP、P300 等信号进行识别。例如，神经电极开发方面，哈尔滨工业大学、中国科学院先进技术研究院提出了一种基于液态金属导体在聚二甲基硅氧烷基板上丝网印刷的高伸缩性神经电极阵列的制备方法，可以在癫痫发作的不同状态下提供癫痫样活动的实时监测[②]；上海交通大学等开发了一种结合三维打印和化学热解技术的玻碳神经电极阵列的制造方法，信噪比为（50.73 +/-6.11）在相同测试条件下高于 Pt 电极的信噪比（20.15 +/-5.32）[③]。脑电信号检测识别方面，华

---

① 检索式：TS=（"Brain-computer interface$" or "Brain computer interface$" or "brain-machine interface$" or "brain machine interface$" or"neural control interface$"or"mind-machine interface$"or"direct neural interface$"）and AD = china and DT =（article or review）and py =（2020-2022）。检索时间：2023-03-21。

② Dong R，Wang L，Hang C，et al. Printed stretchable liquid metal electrode arrays for in vivo neural recording［J］. Small，2021，17（14）：2006612.

③ Chen B，Zhang B，Chen C，et al. Penetrating glassy carbon neural electrode arrays for brain-machine interfaces［J］. Biomedical Microdevices，2020，22：1-10.

中科技大学在 CCA 的基础上引入时间局部加权，设计了一种新的时间滤波器，可以对鲁棒性相似度进行测量，增强 SSVEP 的检测能力[①]；清华大学、北京大学等开发了可以实现 160 个目标的免校准 SSVEP-BCI 系统，提出一种基于滤波器组典型相关分析的有效分类算法，可以提升 BCI 系统的整体性能[②]；天津大学、中国科学院半导体研究所比较了多种事件相关电位 – 脑机接口（ERP-BCI）特征识别分类方法，发现判别标准模式匹配（Discriminative Canonical Pattern Matching，DCPM）优于线性判别分析（LDA）、时空判别分析（Spatial-temporal Discriminant Analysis，STDA）、xDAWN、EEGNet 等方法[③]。

（2）机器学习算法改进与脑电信号解码优化

完善、整合卷积神经网络（CNN）、共空间模式（CSP）、深度神经网络（DNN）、支持向量机（SVM）等各类算法，实现脑电信号预处理、特征提取及特征分类过程的优化。例如，华中科技大学开发了一种欧几里得空间 EEG 数据对齐方法，可以极大地促进脑机接口系统的迁移学习，利于脑电信号的预处理[④]；天津大学、中国科学院半导体研究所优化了极微弱诱发脑电信号解码技术，并利用运动预备电位与事件相关去同步的特征互补性机制，设计了多维时 – 频 – 空特征快速提取与融合方法，实现了运动预备阶段脑电特征的快速识别，显著提升了运动意图脑电解码效率[⑤]；西北工业大学研发的矩阵行列式特征提取方法可以从脑电信号中对运动和心理图像活动进行有效分类[⑥]；青岛大学结合迁移学习和改进的 CSP 算法，构建了自适应复合共空间模式（ACCSP）和自适应共空间模式（SACSP）的数据分类模型，可以提高脑电信号的分类精度[⑦]；电

① Jin J，Wang Z，Xu R，et al. Robust similarity measurement based on a novel time filter for SSVEPs detection［J］. IEEE Transactions on Neural Networks and Learning Systems，2021.

② Chen Y，Yang C，Ye X，et al. Implementing a calibration-free SSVEP-based BCI system with 160 targets［J］. Journal of Neural Engineering，2021，18（4）：046094.

③ Xiao X，Xu M，Jin J，et al. Discriminative canonical pattern matching for single-trial classification of ERP components［J］. IEEE Transactions on Biomedical Engineering，2020，67（8）：2266-2275.

④ He H，Wu D. Transfer learning for brain-computer interfaces：A Euclidean space data alignment approach［J］. IEEE Transactions on Biomedical Engineering，2020，67（2）：399-410.

⑤ Wang K，Xu M，Wang Y，et al. Enhance decoding of pre-movement EEG patterns for brain-computer interfaces［J］. Journal of neural engineering，2020，17（1）：016033.

⑥ Sadiq M T，Yu X，Yuan Z，et al. A matrix determinant feature extraction approach for decoding motor and mental imagery EEG in subject-specific tasks［J］. IEEE Transactions on Cognitive and Developmental Systems，2022，14（2）：375-387.

⑦ Lv Z，Qiao L，Wang Q，et al. Advanced machine-learning methods for brain-computer interfacing［J］. IEEE/ACM Transactions on Computational Biology and Bioinformatics，2021，18（5）：1688-1698.

子科技大学提出了一种混合规模的卷积神经网络架构，有效提高了对 EEG 运动图像分类的精度[①]。

（3）神经系统疾病的治疗与康复

利用脑机接口系统对中风、脊髓损伤、脑卒中等神经系统疾病进行治疗，促进相关疾病及后遗症的康复。例如，复旦大学验证了基于运动想象的脑机接口（MI-BCI）在慢性中风幸存者手腕和手指的运动恢复中的有效性[②]，以及外骨骼反馈脑机接口训练在亚急性脑卒中患者康复治疗中的可行性[③]；香港中文大学在慢性中风患者中发现基于脑机接口的机器人辅助上肢训练可有效诱导功能重组和运动改善[④]。

2. 技术重点

利用 incoPat 数据库检索脑我国机接口领域 2018 年至 2022 年申请的专利，得到 746 件专利，进一步对其进行文本聚类分析，获得我国在该领域的技术开发重点[⑤]，集中在脑电信号的编解码，神经电极开发、制备与植入装置研究，脑机接口控制系统与穿戴式脑机接口开发，以及在医疗与康复领域的应用等方面。

（1）脑电信号的编解码

脑电信号识别与预处理方面，基于 P300、SSVEP 等，开发脑电信号识别与预处理系统。例如，CN202211338275.7 公开了基于脑电的音乐诱发情绪识别方法及系统；CN201911156299.9 基于欧德保和 DMST 范式融合的视觉刺激方法公开了一种提高事件相关电位信噪比的方法；CN202110603185.5 公开了基于视错觉的脑电信号诱发方法、分析方法、介质及设备；CN202111616160.5 设计了一种实现无校准 P300 脑机接口的方法。

脑电信号特征提取与分类方面。利用卷积神经网络、人工神经网络、脉冲神经网络等深度学习方法进行优化，实现脑电信号的解码。例如，CN202211511320.4 公布了一种

① Dai G, Zhou J, Huang J, et al. HS-CNN: a CNN with hybrid convolution scale for EEG motor imagery classification [J]. Journal of neural engineering, 2020, 17（1）: 016025.

② Lu R R, Zheng M X, Li J, et al. Motor imagery based brain-computer interface control of continuous passive motion for wrist extension recovery in chronic stroke patients [J]. Neuroscience Letters, 2020, 718: 134727.

③ Chen S, Cao L, Shu X, et al. Longitudinal electroencephalography analysis in Subacute stroke patients during intervention of brain-computer interface with exoskeleton feedback [J]. Frontiers in neuroscience, 2020, 14: 809.

④ Yuan K, Wang X, Chen C, et al. Interhemispheric functional reorganization and its structural base after BCI-guided upper-limb training in chronic stroke [J]. IEEE Transactions on Neural Systems and Rehabilitation Engineering, 2020, 28（11）: 2525-2536.

⑤ 检索时间：2023-03-22。

基于卷积神经网络的六类运动想象脑电信号分类方法，包括基于小波散射变换的特征提取模块和卷积神经网络的分类模块，提高了计算效率；CN201910609453.7利用在时域频域多尺度分割、散度CSP等方法，提高了运动想象脑机接口的运行速度及识别准确率；WOCN21126579构建了基于脉冲神经网络的液态机模型，提高解码效率与准确率。

（2）神经电极开发、制备与植入装置研究

神经电极开发与制备方面，涉及柔性神经电极、神经微电极、干电极、半干电极、单点电极等各类神经电极的制备。例如，CN202211017791.X公开了一种面向多类型神经信号采集的电极阵列结构及其制备方法；CN201911190517.0设计了一种超微柔性线性深部脑电极；CN202211419462.8公开了一种水凝胶半干电极；CN202110021895.7公开了柔性非嵌入式脑机接口半干电极及其制备方法。

神经电极植入及芯片封装装置开发方面，例如，CN202211098005.3开发了一种柔性神经电极植入装置及系统，保障柔性神经探针植入的安全性；CN202210138383.3公开了一种脑机接口芯片的封装结构和封装方法，具有可靠性高、对耐高温性能要求低等特点；CN202210699695.1设计了一种柔性电极植入方法、柔性电极植入装置和电子设备。

（3）脑机接口控制系统与穿戴式脑机接口开发

脑机接口控制系统与神经刺激调控方面，例如，CN202211612042.1公开了一种基于蓝牙遥控器的神经刺激调控装置与方法，提升了控制声光电刺激的灵活性和及时性；CN202211385687.6提出一种结合数字孪生的脑机接口系统与方法；CN202110304220.3公开了一种基于脑机接口的连续转向控制方法。

穿戴式脑机接口装置开发方面，主要用于脑电信号采集、监测。例如，CN202111576458.8开发了一种头戴式脑认知空间导航细胞探测微电极驱动器；CN202210316263.8设计了一种穿戴式近红外脑成像头盔；CN201810831013.1开发了一种具有前额脑电信号采集功能的头带装置；CN202111595358.X公开了一种基于脑机接口智能教具系统，其中内头盔内设置有脑波监测和锁定结构。

（4）脑机接口在医疗与康复领域的应用

主要开发脑机接口系统、装置用于脑卒中、中风、儿童多动症等患者的康复训练。例如，CN202210310987.1公开了一种面向不同医疗机构的脑卒中康复训练系统及其训练方法；CN201910276340.X开发了一种基于脑机接口的触觉反馈踝关节功能训练系统；CN201811266804.0设计的一种基于脑机接口的智能护理系统，提高了智能护理设备控制的准确度；CN202010572126.1开发了一种虚拟现实功能康复训练系统。

（三）产业现状

1. 产值

据量子位分析师测算，我国脑机接口设备的市场规模已经达到十亿人民币级别，处于快速发展阶段。目前我国脑机接口设备的用户大多为科研和医疗机构，少数为硬核玩家。根据臻泰智能分析，我国脑机接口设备的市场，在与具体使用场景结合后会产生明显的放大效应，未来可能达到千亿元规模。

预计到 2040 年，我国脑机接口纯设备市场规模达 560 亿元人民币，年均复合增长率 21%，综合市场规模扩大到 1250 亿元人民币，年均复合增长率 26%。

目前国内脑机接口行业规模还较小，行业参与者更多地想通过合作、开放而非竞争共同扩大脑机接口的产业影响力，解决行业首要的生存问题。行业的一大生存难题在于产业链发展不够完善，缺乏专有供应商。芯片领域为我国脑机接口产业链中最为薄弱的环节，受制于德州电气（信号处理芯片 TI AD1299）、意法半导体（程序控制单片机 STM32）等国外厂商。同时，脑机接口属于高度体系化的行业，需要产业间的整体协调。例如，手术植入单个环节的低效率会直接影响整体植入方案的效果，阻碍在相关场景的发展应用。

2. 融资

我国脑机接口行业投融资热度主要集中在非侵入式脑机接口。至 2021 年，累计有 16 家脑机接口企业获得融资，单次融资最高达到五亿元人民币，部分企业已获得多次融资。从获得融资企业的主要赛道看，大部分企业的产品聚焦在非侵入式脑机接口，包括可穿戴的脑机接口设备、脑疾病的影像诊断、脑认知康复等，也有部分企业在侵入式脑机接口领域布局，如 NeuraMatrix（宁矩科技）主要以研发侵入式脑机接口软硬件产品为主。

3. 重要企业及其产品

"十四五"规划对神经科学的前沿研究提出了更明确的要求，强调要进一步加强原创性引领性科技攻关，瞄准脑科学和类脑研究领域，对脑认知原理解析、脑介观神经连接图谱绘制、类脑计算与脑机融合等技术展开研发攻关。作为神经科学和类脑智能发展的关键支撑技术，基于生物适应性材料的脑机接口有望在神经疾病诊疗、运动能力提升、个体交互交流、教育等领域引起颠覆性变革。2022 年，中国神经科学学会脑机接口分会成立，将在科研成果转化、应用场景开拓、供应链建设、技术标准制定、人才培养和创业投融资等方面发挥作用，强化组织建设，深化沟通交流、探索工作模式，完善脑机接口的产业生态。

在政策支持、科技进步、产业协同的趋势推动下，我国逐渐形成了包含基础研究、技术开发、商业应用的脑机接口产业集群，在软硬件及具体应用情景中取得若干突破（图3-7）。与发达国家相比，我国脑机接口的部分企业的产品已接近甚至优于国际代表企业，但上游企业数量有限。在下游应用端，我国企业表现活跃，不仅关注医疗领域侵入式脑机接口产品的开发，更关注脑机接口在教育、睡眠、娱乐等方面的应用。

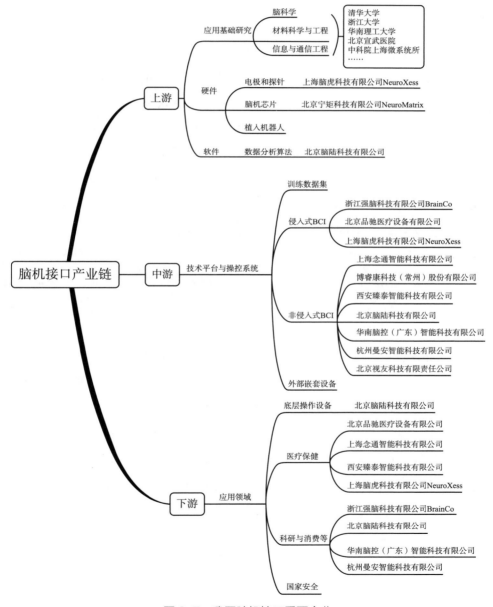

图 3-7　我国脑机接口重要企业

（1）上游企业

①上海脑虎科技有限公司：对标 Neuralink 的柔性电极开发商

上海脑虎科技有限公司[①]（NeuroXess）成立于 2021 年，聚焦于侵入式脑机接口设备研发，旨在通过柔性电极和脑机接口来保护、探索并延伸大脑边界，推动人类智能与人工智能的交互、共生，甚至孪生发展。已经开发了高通量神经信号采集系统 CereCube、柔性深部电极 SilkTrode、皮层电极 SurfTrode、集成式脑机接口 NeuroInterface、神经信号记录分析软件 MindExplorer 等科研产品，为神经科学前沿实验室建设提供尖端解决方案。

NeuroXess 依托于中科院上海微系统和信息技术研究所的科学家团队，基于该所的前瞻战略布局与原创技术积累，已经在侵入式脑机接口方面完成了核心技术突破和关键器件制造，旨在对标 Neuralink，致力于打破国外技术垄断，在柔性电极、生物材料、芯片设计、核心算法、植入方式、临床应用、生态建设等多环节建立全面的领先优势，在 2025 年前成为柔性电极和脑机接口的全球风向标。

②北京宁矩科技有限公司：国内唯一具备侵入式技术的脑机接口平台

北京宁矩科技有限公司（NeuraMatrix）成立于 2019 年，主要从事侵入式脑机接口的开发，关注最底层的接口硬件，产品覆盖电极材料、神经接口专用芯片、无线多点接口系统设备、脑机信号采集及分析可视化平台和系统级脑机接口平台。NeuraMatrix 的创始团队自 2010 年起在宾夕法尼亚大学和德国马克斯普朗克研究所进行相关学术研究。NeuraMatrix 是清华大学技术成果孵化的高科技创业公司，其工程师团队来自生物材料、芯片和软件等专业。

NeuraMatrix 自主研发的双向脑机接口商用芯片已经成功流片，具有多通道、强抗噪、低功耗、无线传输等特点。百通道的芯片仅半个小指甲盖大小，搭载了采集、刺激和无线交互功能的系统。在比较实验中，NeuraMatrix 系统级芯片的信号采集精度与 NeuraLink 产品相近，且在抗噪和无线两个指标上表现更优[②]。NeuraMatrix 的无线传输采用医用频段取代传统蓝牙，使产品采集的脑电数据量更大，可以"无缝对接"医疗器械。NeuraMatrix 研发的 N10 系统集成八个采集通道、两个刺激通道，其 Q16 系统采用集成度更高的专用芯片，可实现十六个通道一体化的采集和刺激，已经居于全球

① NeuroXess ［EB/OL］.［2023-04-23］. http://www.neuroxess.com.

② 36氪. 脑机接口平台公司宁矩科技（NeuraMatrix）完成亿元人民币 A 轮融资，首颗系统级芯片年底将量产［EB/OL］.（2021-11-23）［2023-04-24］. https://36kr.com/p/1491487908933765.

领先地位。

2021 年，NeuraMatrix 完成了上亿元人民币的 A 轮融资。按照该公司中长期规划，NeuraMatrix 将逐步打开下一代神经系统疾病医疗市场和互融式人机交互市场。在医疗应用方面，与清华大学附属长庚医院、首都医科大学三博脑科医院、北京天坛医院、宣武医院等医疗机构展开运动康复、神经电刺激治疗帕金森和癫痫、脊髓瘫痪和面瘫的合作，开发脑机接口的颠覆性解决方案。长期来看，NeuraMatrix 将通过核心材料、自研芯片、脑机接口终端、脑电软件工具及系统平台，构建脑机接口应用终端矩阵和生态系统，探索更多人机交互场景，挖掘脑机接口和大数据的商业价值。

（2）中下游企业

①博睿康科技（常州）股份有限公司：开发多通道事件相关电位系统

博睿康科技有限公司（常州）股份[①]（Neuracle）成立于 2011 年，是国内唯一拥有自主研发的 EEG/ERP 设备的神经营销服务商，自主研发生产高性能多通道 EEG/ERP 系统，为神经科技的科研教育、临床医疗和应用市场提供先进产品和服务。在临床领域，Neuracle 牵头承担了国家"十二五"科技支撑计划项目，基于高性能神经信号采集实现癫痫神经外科手术的智能诊断系统，与中国人民解放军总医院、首都医科大学宣武医院等建立了紧密的合作关系。在非医疗行业，Neuracle 与清华大学、浙江大学、深圳大学等科研院所合作，为电影、广告、动漫、游戏、展览展示等提供消费者行为分析的神经营销服务。

Neuracle 开发了世界首款无线多人同步事件相关电位系统（ERP），采用毫秒级的无线同步专利技术，能够进行实现实时阻抗监测、运动轨迹甄别、运动状态监测，实时 ERP 叠加结果。其中 Neuracle 的临床诊疗系列包含数字脑电图机（40 通道）、数字脑电图机（高频、高导联）、医用事件相关电位仪等设备，科研与教学系列包含 NeuroHUB 可穿戴式多模态研究平台、NeuSen W 系列无线脑电采集系统、DSI-24 无线干电极脑电采集系统、DSI-7-Flex 无线干电极脑电采集系统、DSI-EEG & fNIRS 无线干电极多模态脑成像系统、NeuSen WM 系列无线肌电采集系统、NeuStim 经颅电刺激系统、NeuSen H 超高导联神经信号采集系统、Neusen W-EEG & fNIRS 多模态脑成像系统、CAPTIV 多导生理信号记录仪、教学 ERP 等。

---

① 博睿康［EB/OL］.［2023-04-24］. http://www.neuracle.cn/.

②北京品驰医疗设备有限公司：我国神经刺激领域的领先企业

北京品驰医疗设备有限公司[①]（简称"品驰医疗"）成立于2008年，主要从事脑起搏器、迷走神经刺激器、脊髓刺激器、骶神经刺激器等神经调控产品研发、生产和销售，为帕金森病、癫痫、疼痛、尿失禁等功能神经疾病患者提供治疗手段。品驰医疗通过与清华大学及临床医院的紧密合作，已经形成"产学研医"的协同创新模式。

2022年1月，品驰医疗的"植入式脊髓神经刺激器"（SCS）获批上市[②]，成为首个拥有脑起搏器、迷走神经刺激器、脊髓神经刺激器、骶神经刺激器全系列化神经调控产品的高新技术企业。品驰医疗的脑起搏器已经攻克了关键核心技术，研发出单通道、双通道和双通道可充电的产品，打破了进口产品垄断，在国内外三百余家医院完成了两万八千余例次植入手术，完成远程操控三万余人次，并于2018年获国家科学技术进步奖一等奖，成为我国高端医疗器械从跟跑、并跑到领跑的范例。此外，品驰医疗联合神经调控国家工程研究中心成功研制3T磁共振兼容电极及脑起搏器系统，在全球范围内率先实现脑起搏器开机下的患者3T磁共振安全扫描，有效解决了植入脑起搏器患者在磁共振扫描期间因产热引起周围组织热损伤的安全难题。

③浙江强脑科技有限公司：基于脑电信号的非侵入式脑机接口供应商

浙江强脑科技有限公司[③]（BrainCo）成立于2015年，是首家入选哈佛大学创新实验室（Harvard Innovation Lab）的华人团队，其业务主要涉及教育、医疗与康复、健康等领域[④]。BrainCo在EEG信号检测、神经反馈训练、底层脑电算法等方面开展研究，取得了一批开创性的技术成果。目前，BrainCo已经申请了包括材料、器件、软件、设计等方面的二百余项专利。

BrainCo与哈佛大学、麻省理工学院、耶鲁大学、波士顿儿童医院等大学和医院展开了紧密合作。开发的EMG+神经接口平台能够结合臂环等设备实现动作意图识别、隔空打字等复杂功能，将现实生活中真实的交互动作投射到虚拟世界中。未来有望取代触摸屏、鼠标、键盘等传统工具。

BrainCo已经布局了机体康复、健康管理、教育训练等领域。在康复领域，开发

①　北京品驰医疗设备有限公司［EB/OL］.［2023-04-25］.www.pinsmedical.com.

②　品驰医疗"植入式脊髓神经刺激器"（SCS）正式获批上市［EB/OL］.［2023-04-25］. http://www.pinsmedical.com/nd.jsp? id=113.

③　BrainCo［EB/OL］.［2023-04-25］.www.brainco.cn.

④　强脑科技：用脑机接口技术赋能医疗健康产业，开启生命更多可能性［EB/OL］.（2021-10-12）［2023-04-25］. https://new.qq.com/rain/a/20211012A01LN600.

了 BrainRobotics 智能仿生手、Mobius 轻凌智能仿生腿等产品，通过佩戴者的脑电和肌电信号，识别佩戴者的运动意图并将其转化为智能仿生手的动作。BrainRobotics 智能仿生手已通过 FDA 批准上市。在健康领域，开发了 Easleep 深海豚脑机智能安睡仪、OxyZen 仰憩舒压助眠系统、FocusZen 方寸正念舒压系统等产品，首创 CL-CES（Close-loop CES），利用精准脑电检测技术，结合人工智能算法，解译大脑在不同睡眠阶段的神经信号状态，以改善用户睡眠质量。在教育领域，开发了 Starkids 开星果脑机接口社交沟通训练系统、意波波儿童注意力调控系统、Focus 专注力提升系统、BrainAI 人工智能脑科学课程等产品，能够采用神经反馈训练方法，结合可穿戴脑电设备和深度学习算法，全方位评估儿童专注力的发育情况，同时结合丰富的游戏化训练模块，进行分级训练和大脑调控。此外，BrainCo 还开发了若干实用技术，例如：①基于脑电图的闭环生物反馈系统 AttentivU，能够实时监测和提高个性化学习的参与度[1]；②为自闭症儿童设计移动脑电图神经反馈游戏。未来，BrainCo 还计划推出老年痴呆干预产品，布局衰老领域[2]。

BrainCo 分别于 2016 年和 2017 年完成天使轮和 A 轮融资，并在 2022 年完成二亿美元融资。此外，BrainCo 还获得政府部门的项目资助：在 2022 年 10 月工业和信息化部办公厅和国家药品监督管理局发布的"人工智能医疗器械创新任务揭榜"入围单位名单中，BrainCo 承担"方向四：智能康复理疗产品"中孤独症儿童脑机接口干预系统开发[3]。

④上海念通智能科技有限公司：开发脑控外骨骼等康复产品

上海念通智能科技有限公司[4]（简称"念通智能"）成立于 2016 年，致力于脑电、肌电、近红外、电刺激等技术产品的产业化应用，从事自然手势识别和可穿戴设备研发。目前已开发了脑控外骨骼系统、人机协作平台、假肢虚拟康复系统等产品。念通智能依托于上海交通大学，为脑科学、心理学、生机电、人因工程、神经管理、运动

①　Kosmyna N，Maes P. AttentivU：An EEG-Based Closed-Loop Biofeedback System for Real-Time Monitoring and Improvement of Engagement for Personalized Learning[J]. Sensors（Basel），2019，19（23）：5200. Published 2019 Nov 27.doi：10.3390/s19235200.

②　Neuralink 迎来中国首位挑战者：BrainCo 完成二亿美金融资，产品获美国 FDA 认证［EB/OL］.（2022-11-10）［2023-04-25］. https://www.cls.cn/detail/1180252.

③　中华人民共和国工业和信息化部. 两部门关于公布人工智能医疗器械创新任务揭榜入围单位的通知［EB/OL］.（2022-10-26）［2023-04-26］. https://wap.miit.gov.cn/zwgk/zcwj/wjfb/tz/art/2022/art_18868dd6f47c4ab3b45418bbdb31589d.html.

④　念通智能［EB/OL］.［2023-04-25］. http://www.econtek.cn.

康复等提供专业技术和解决方案。

念通智能开发的 eCon 无线脑电采集设备是一款脑电帽，配置了无线数据传输模块和脑电数据存储模块，可以长时间记录和存储用户的脑电波动态变化过程，并实时分析和解码脑电信号。eCon 脑电帽配备了二次开发接口，能够兼容不同模式的脑机接口系统，便于用户调试不同的信号采集和分析方法。开发的 eConHand 手功能康复设备与脑电帽配合使用，可以实现主动康复训练，达到更加理想的康复效果。开发的 iRecorder W16 是一款 16 通道的科研级无线脑电采集系统，可以依据实验方案自由布置电极位置，满足个性化科研需求。开发的 eCon 肌电臂环能够探测肌肉产生的肌电信号，精确预测用户的肢体运动。该设备不受使用环境与场地的限制，交互方式更加自然。

念通智能于 2017 年和 2021 年完成三轮千万级的融资，并于 2022 年进入入围工业和信息化部和国家药品监督管理局发布的"人工智能医疗器械创新任务揭榜"单位名单，承担"方向四：智能康复理疗产品"中脑机接口上肢医用康复训练仪的研究工作。

⑤西安臻泰智能科技有限公司：脑机底层系统和康复机器人研发

西安臻泰智能科技有限公司[①]（简称"臻泰智能"）成立于 2018 年，由国家 863 项目首席专家、西安交通大学、原迈瑞资深医疗器械的专家团队共同创立，致力于康复机器人及脑机接口的研发。

臻泰智能的主要产品为脑控下肢康复机器人和脑机接口技术解决方案。康复机器人通过独创的运动刺激范式构建主被动协同康复训练系统，以达到神经恢复和康复训练的效果。脑机接口技术解决方案研发稳态视觉诱发电位、运动想象、注意力和精神状态监测、脑控虚拟现实游戏、人工智能教育、脑控外骨骼机器人操作等底层技术，为科研机构、脑电设备厂商提供脑电放大器、算法与系统解决方案。

⑥华南脑控（广东）智能科技有限公司：我国多模态脑机接口头部企业

华南脑控（广东）智能科技有限公司（简称"华南脑控"）成立于 2019 年，聚焦于脑机智能技术的研究与应用。华南脑控依托华南理工大学脑机接口与脑信息处理研究中心的诱发式脑机接口技术、高效多模态脑机交互系列技术及系统，联合科大讯飞等公司，在脑信号分析等关键领域拥有专利 59 项，建立了多种脑机接口应用原型

---

① 臻泰智能［EB/OL］.［2023-04-25］. http://www.zhentecbci.com.

系统。

华南脑控的主要产品包括脑机智能鼠标 Isimple-TD03、头戴式脑电交互系统、轮椅控制系统、智能病房呼叫系统、智能家电控制系统、意识检测系统等。其头戴式脑电交互系统采集的脑电信号可在运动障碍、教育、娱乐、游戏、VR 等领域发挥作用。华南脑控的轮椅控制系统能够做到多维度控制，不仅限于上升下降和横向移动，让脑机接口技术得以应用在更为复杂的控制系统中。其意识检测系统能够对严重大脑损伤的患者进行意识检测，通过检查眼睛、言语和运动三方面刺激所引起的反应来进行综合评价。

⑦杭州曼安智能科技有限公司：高性能智能通信和控制器

杭州曼安智能科技有限公司（简称"曼安智能"）成立于 2014 年，聚焦高性能脑机接口通信产品的研发及产业化应用，通过非侵入式脑机接口采集人体脑电、肌电、眼电信号并进行记录和分析，获得智力特征、情绪特征、个性特征、思维特征、注意力集中程度等信息，测量对象涵盖幼儿、成人和老人。

曼安智能已经推出了高性能脑电信号采集仪 U 系列、便携式无线脑电采集设备 W 系列、脑控系列 MindAngel 等产品和服务。高性能脑电信号采集仪 U 系列包含 UBR08、UBR16、UBR32、UBR64 等型号，主要面向神经科学和行为分析，能够实现高速全数字脑电采集及实时脑电数据同步，可以采集极微弱的脑电检测技术，采样精度高（可以实现 24 位采样）、体积小、内置锂电池供电，无须更换主机，可扩展成为 8/16/32/64/128 通道，扩展前后均能实现同步实时采集。便携式无线脑电采集设备 W 系列包含 WBR03、WBR08、WBR10C 等型号，体积小巧轻便，最多支持 255 人同时在线测量，适用于幼儿智力特征、情绪特征、个性特征、思维特征以及注意力集中程度的测量分析。脑控系列 MindAngel 通过接收人体脑电波，将设备内置传感器过滤后的脑波转化为机器设备指标，结合适配的应用程序，用户可以用意念控制轮椅、空调、电视等设备。

⑧北京视友科技有限责任公司：心理健康与脑智评估平台

北京视友科技有限责任公司[①]（简称"视友科技"）成立于 2004 年，位于中关村国家自主创新示范区，是一家从事脑科学领域应用产品研发、生产及销售的国家高新技术企业。

---

① 视友科技［EB/OL］.［2023-04-25］. https://www.cusoft.com.cn/.

视友科技全面布局脑电仪、脑电认知测训、脑电生物反馈、脑电智能外设、素质教育、大健康、脑智大数据、脑科学研究等领域，开发了大量一体化解决方案。例如，"迈思睿"认知能力训练与脑电分析系统能够基于脑机接口技术和神经可塑性原理针对大脑进行认知能力测评和认知能力训练。该设备采用 CUBand 脑波仪进行脑电数据实时采集，全面整合分析实时脑电数据与行为训练数据，提供 50 余种测评训练项目，同步使用思语脑波灯进行脑电反馈训练。用户能够自行确定脑电参数监测和记录功能，并自动生成报告，对训练效果跟踪评价。佰意通脑电生物反馈训练系统能够精确解析并输出专注度和放松度参数，结合游戏、音乐、图像等多种脑电反馈方式进行训练，实现提升注意力、管理情绪、减轻心理压力、轻松学习、高效工作的目标。

视友科技的产品已获得教育部门的高度关注，其面向脑智教育的"认知能力与心理健康脑电测训系统"已经通过教育部学校规划建设发展中心"未来学校研究与实验计划"重大创新成果认证。

三、国内外比较

（一）成果比较

1. 论文比较

基于 Web of Science 数据库，共检索到全球脑机接口领域 2014 年至 2023 年的论文 8127 篇。我国发表了 2377 篇论文，排在第一位；总被引频次为 47266 次、ESI 高水平论文量为 41 篇，均排在第二位；篇均被引频次以 19.88 在论文量前十国家中排名第九位；ESI 高水平论文量占比为 1.72%，排在第四位。

由此，从论文发表角度，我国发表的脑机接口领域论文总量排名比较靠前，但平均水平指标较低，研究质量有待进一步提升。

从研究热点看，我国的研究热点与国际类似，都包括 BCI 技术本身的研究（采集设备的研发、机器学习算法应用于信号解码）和 BCI 的医疗应用（用于神经系统疾病的治疗与康复）。不同点在于，BCI 医疗应用中，国际研究扩展到更多的神经系统疑难病症，如 ALS、ADHD 等，而我国仍聚焦于中风、瘫痪等传统疾病领域。

2. 专利比较

利用 incoPat 数据库检索脑全球机接口领域 2014 年至 2023 年申请的专利，得到 3112 件专利，合并申请号得到 2343 件专利。中国以 1402 件名列首位，高于美国的 428 件，从总量来看表明我国近年来在脑机接口相关技术、工具开发方面发展较迅速。

从专利技术开发重点看，我国也与国际类似，都包括新型电极等采集设备硬件的开发、脑电信号编解码软件的研发，以及脑机接口应用；区别在于，我国应用主要在医疗康复领域，而国际的应用已拓展到消费领域。

3. 临床试验比较

分别检索美国 ClinicalTrials.gov 和中国临床试验注册中心的脑机接口临床试验数据，结果为美国 173 项、中国 54 项。ClinicalTrials.gov 平台中，最早的临床试验由美国德雷塞尔大学申办，测试用于肌萎缩侧索硬化症患者肌肉调控和沟通交流的脑机接口；中国临床试验注册中心最早的脑机接口临床试验由复旦大学附属华山医院申办，评估基于运动想象的脑机接口在肢体功能康复中的有效性。2014 年至 2023 年，ClinicalTrials.gov 平台每年的临床试验数量相对稳定，而我国近年来的临床试验数量迅速增长。脑机接口临床试验涉及的适应证集中在脑卒中和脊髓损伤、肌萎缩性侧索硬化、药物难治性癫痫，另有少量医疗器械适用于治疗阿尔茨海默病、幻肢痛、儿童多动症等。进一步分析发现，针对不同大脑疾病和损伤情况，脑机接口主要发挥以下作用：①监测神经发育疾病和神经退行疾病患者的大脑和行为状态，并提供相应的训练或干预方案；②修复脑卒中和脑外伤导致的神经功能障碍；③替代患者丧失的脑功能 [1]。

（二）研究团队比较

利用 inCites 数据库分析各主要国家 2019 年至 2023 年发表脑机接口论文的通讯作者数量，经去重处理后，结果显示，我国的通讯作者为 900 人，排名第一；美国为 540 人，排名第二；印度为 180 人，排名第三；德国、英国、韩国、意大利、西班牙、日本、法国等也有一定数量的脑机接口研发团队。因此，从通讯作者角度看，我国脑机接口领域已经储备了一定数量的人才。

（三）产业比较

从产值角度看，目前我国的脑机接口产业，无论是非侵入式还是侵入式，规模都较小，但年均复合增长率超过 20%，高于全球的 15%。鉴于人口基数大、人口老龄化高龄化的特点，我国对脑机接口的需求将迅速增长，未来我国脑机接口产业将成为全球脑机接口产业的重要组成部分。近年来，脑机接口国际国内市场投融资活动都很活跃。

---

[1]　陈琪，袁天蔚，张丽雯，等. 脑机接口医学应用的研发现状与趋势［J］. 生物医学工程学杂志，2023，40（3）：566-572.

从企业角度看，国际脑机接口领域的企业既包括大型科技公司如 facebook，也包括大型非侵入式脑机接口公司如 g.tec 公司，以及大量的初创公司。我国的企业，除北京品驰医疗设备有限公司成立相对较早外，其他企业都是近年来新成立的初创公司。

从技术和产品角度看，业内人士认为我国与欧美在脑机接口技术领域有五年至十年的差距。全球脑机接口领域，近年来都缺少技术上的实质性突破，比拼的更多是从实验室成果向工程化和产品化落地的能力。

通过充分迭代产品的使用场景、推动产品的快速工程化，优秀的脑机接口公司将帮助产业解决高额研发投入的变现难题，实现科研端与消费端的有效对接，快速弥补我国与国外在脑机接口技术落地等方面存在的差距。

第四章

发展趋势与需求

第一节 发展趋势

一、技术发展趋势

随着新型材料的发现与应用，深度学习等人工智能算法在 BCI 信号编解码中的应用将快速发展。

从硬件角度看，脑电信号采集设备将小型、微型化，并实现无线传输，使植入式脑机接口的创伤最小化。目前在研的植入式脑机接口，无论是传统的硬性电极，还是柔性电极，大部分已经小型、微型化。例如，Neuralink 公司开发的 Fitbit 产品只有硬币大小，通过手术机器人植入头骨，可以无线连接并通过手机应用控制。中国科学院上海微系统与信息技术研究所与上海脑虎科技有限公司开发的 SilkTrode 柔性深部电极 Tetrode 的大小仅几毫米，可免开颅微创植入颅内，植入创伤小于 0.7 mm，可自动绕过血管、减少创伤[1]。随着微纳加工技术和电极材料不断发展，微电极趋向于柔性、小型化、高通量和集成化发展，形成了以微丝电极、硅基电极和柔性电极为主的多元化发展。随着材料科学的发展，将开发出更加生物相容性的电极，更准确地获取脑信号。

采集的大脑信号将变得多样化，不仅限于脑电信号。此外，非侵入式脑机接口技术还可以结合其他指标和检测手段并行开展，例如电场、超声波、磁场、光遗传学等。光遗传学通过将一种病毒注射到脑细胞上而使其受到光刺激；现有研究也可以通过血氧含量测量判断神经元活动状态，将其作为检测大脑活动的依据。

---

[1] 脑虎科技 SilkTrode & SurfTrode 柔性电极［EB/OL］.［2023–05–20］. https://www.neuroxess. com/nx/product/slik–trode.

在大脑信号处理技术方面，深度学习算法将进一步融合到信号编解码的过程中，有效提高编解码的效率和质量。在编码技术方面，被动式范式中的视觉诱发电位刺激范式 P300 朝向界面布局优化、人脸图像拼写和融合物理刺激方向发展，稳态视觉诱发电位（steady-state visual evoked potentials potentials，SSVEP）刺激范式朝向更高效、更舒适和更自然的方向发展；在主动范式中，运动想象（motor imagery，MI）范式朝向更精细方向发展，运动相关皮层电位范式朝向多肢体运动意图解码和连续运动解码方向发展。在解码技术方面，植入式脑机接口解码中，未来类脑解码器有望成为新一代解码方法，借鉴有效神经元群体反应的机制，可以有效去除不稳定记录以及神经元发放电变化带来的干扰，从而获得更为稳健的脑机接口系统；在非植入式脑机接口解码方面，机器学习算法的应用、迁移学习算法的进步将有力推动脑机接口的应用落地。此外，BCI 的广泛使用将产生海量的脑电数据，迫切需要将相关数据标准化、平台化处理。因此，将出现集中式数据聚合与分析平台，可用于采集、汇聚神经信号记录、脑组织图像、微加工制造数据等多类型数据，并实现数据可视化、数据分析、数据评价，以及协助生成可用于行业监管和审批的报告。

在刺激技术方面，闭环脑深部电刺激技术未来将向自适应方向发展，主要从以下几个角度向自适应方向迈进：①通过优化的信号处理方法实现自适应调控；②通过刺激参数空间拓展改善自适应调控；③依托多样生物标志物实现自适应刺激调控；④通过磁共振相融 DBS 技术实现自适应调控下的脑网络探索。视觉调控技术的研究方向将逐渐从视网膜刺激向皮层刺激转移。如何通过不同模式刺激增强受试者感知连贯形状的能力，并最大限度向其传递视觉信息将是未来研究重点。目前的植入式视觉调控研究多为开环脑机接口系统，无法实现精确刺激，且电刺激难以与真实的视觉刺激保持一致，存在不可控风险，未来将向闭环视觉调控方向发展。

除了各类核心技术自身快速发展外，未来另一重要发展趋势是系统集成，以提升脑机接口的适用性。例如，将电极与芯片、充电装置甚至刺激部件等集成到一起形成的微系统，能够实现信号采集、信号编解码及充电等，极大地提升脑机接口在临床等应用场景中的适用性和便捷性。

从功能来看，脑机接口的作用逐级提升：替代因受伤或疾病而失去的自然大脑输出，如拼写和语言合成；恢复失去的自然大脑输出，如刺激并恢复肌肉功能、膀胱功能等；增强自然大脑输出，如在长时间的严峻任务中监测大脑活动，包括检测驾车期间驾驶员的注意力并作出必要的提醒；补充自然大脑输出，例如为人类提供第三个（机器人）手臂并进行操作；改善自然大脑输出，例如在脑卒中康复中使用脑机接口，改善手臂运动；用作研究工具，观察非日常应用的中枢神经系统功能。目前 BCI 研究主要专注于替换和恢复患者失去的功能，未来将逐步向改善、补充和增强过渡。

从信息流角度，目前的脑电信号主要"从脑到机"，未来，随着脑机接口技术的成熟发展，将经历"由机到脑""由脑到脑"，转变成脑电信号在大脑和机器之间双向流动、双向交互，最终实现脑机融合智能。在脑机融合系统中，大脑与大脑、大脑与机器之间互相传递信息。大脑与机器两者互相适应、协同工作，把生物脑的感认知能力与机器的计算能力完美结合，生物和机器在信息感知、信息处理、决策判断，甚至记忆、意图多个层次相互配合[1]。脑机融合是脑机接口发展的必然趋势。

二、应用与产业发展趋势

脑机接口的最终目标是充分发挥人类大脑乃至生物大脑的全部优势，绕过其他器官，使大脑直接与外界装备进行高效互动。随着科学技术的不断发展，脑机接口将从单向脑机接口（即产生、获取和解析脑信号），到双向人机交互，最后实现人机共融、协同决策的高智能状态。目前，脑机接口的应用特点体现为：市场规模小但增速快；企业规模较小但数量多；产业应用刚起步但发展潜力巨大[2]。随着技术攻坚和相关辅助技术迭代，从纵向角度，脑机接口技术进一步和市场需求、用户需求更契合，市场进一步细分，最终技术应用场景稳步发展，逐步成熟；从横向角度，脑机接口将与机器人、元宇宙相结合，将进一步拓展其应用场景，提高应用效果，而且商业化推广和消费者教育不断加强将促进脑机接口与各类应用场景进一步结合，使其达成数十万级规模的综合市场。从短期而言，脑机接口能够直接修复运动功能和感知功能，帮助高位截瘫、渐冻人、失明病人恢复独立生活和交流能力，回归社会；从长期而言，脑机接口有望成为超越智能手机的智能终端，使人们得以通过意识操控周围的设备，赋予超越人类的耐力、速度、精度和效率。

（一）产业发展趋势

目前，脑机接口产业处于发展初期，尚未形成完整的产业链。脑机接口核心硬件

① 吴朝晖，俞一鹏，潘纲，王跃明. 脑机融合系统综述［J］. 生命科学，2014，26（4）：645-649.
② 周洁，梁栗炎. 科技为翼助飞梦想脑机为伴改变生活［EB/OL］.［2023-01-05］. https://www.cnii.com.cn/rmydb/202301/t20230105_438266.html.

产品的全球市场达到十亿美元规模的级别，未来随着与具体应用的结合，脑机接口有望启动数千亿规模的市场，将形成完整的产业生态，影响神经疾病治疗、功能恢复、睡眠调控、娱乐消费、能力增强等广泛的领域。面向未来，脑机接口作为人工智能、云计算、大数据等颠覆性科技的底层设备，将加速推动"人与物理世界"的二元空间向"人、物理世界、智能设备、信息世界"的四元空间转变[①]。

脑机接口的产品种类将日益丰富。随着智能终端产品的商业化普及，研发公司将开发体积更小、易于携带的新型产品，在测量、分析、解码神经信号的同时连接并控制智能终端。未来，研究人员有望在超柔性神经界面、电极与芯片集成化系统等方面取得突破，进而开发新一代脑活动调控技术、机器学习模型和类脑计算系统、类神经元的芯片、处理器、存储器，以及智能机器人。

由于应用情景的增加和扩展，脑机接口的细分领域和产品形态将更加多样多样化，企业创新更加活跃，促使产业生态繁荣发展。为了开发相关产品，学术界、资本界、企业界将进一步加强跨界合作通过学术研究与商业运营的双轨制度，加速类脑智能、神经编解码、新型材料等组件从实验室到市场的转化。

学术机构和科技公司的发展将带动推动区域创新集群的形成与发展，也增加了对创新中心、检验测评中心、共性技术平台等公共服务和基础设施的需求。为满足科技突破和产业发展的需求，我国在"十四五"规划中提出面向脑科学实施一批国家重大科技项目，建成通用技术平台。例如，国家心理健康和精神卫生防治中心启动实施"基于5G通信网络的国家心理健康和精神卫生服务管理体系构建及应用试点项目"，计划搭建覆盖国家中心、试点地区中心医院及区域医院的高采样率神经生理信号的高精度采集、大容量数据传输、精准判别平台，进而制定基于中国人群的采集标准、范式和指标。

未来，针对脑机接口及相关神经技术的伦理研究和监管框架将进一步细化和完善，来保障脑机接口及相关产品应用的快速和健康发展。

（二）未来应用展望

短期内，脑疾病的治疗和运动康复等医疗领域是最直接、最迫切的应用领域，科研应用也是另一个相对容易的领域；中长期来看，脑机接口将扩展到教育、娱乐、汽车、智能家居、军事与国家安全等各个领域。

---

① 吴朝晖. 脑机接口的未来发展趋势［J］. 智能系统学报，2022，17（1）：1.

1. 医疗领域

医疗健康是脑机接口最初、最直接且最重要的应用领域，也是目前距离商业化应用最近的领域。一方面，脑机接口技术能够跨越常规的大脑信息传输通路，实现大脑与外部设备的直接交互；另一方面，神经科学和现代医学已经对运动、视觉、听觉、语言等大脑功能区域具有较为深入和透彻的研究，通过脑机接口设备能够准确获取并分析不同脑区的信息，进而指导体检诊断、筛查监护、治疗康复。

目前，脑电信号检测已经成为麻醉、睡眠、癫痫评价的金标准。未来，从适应症来看，脑机接口的医疗应用将体现在肢体运动障碍、意识与认知障碍、精神疾病诊疗、感知缺陷诊疗、癫痫与神经发育障碍等疾病的诊疗和管理等各方面。

在肢体运动障碍诊疗中，脑机接口的应用方式主要分为两类：辅助性脑机接口和康复型脑机接口。辅助性脑机接口作为一个双向信息流通的媒介，能够获取患者的运动意图，实现对假肢或外骨骼等外部设备的控制。康复性脑机接口可直接作用于大脑，通过重复性的反馈刺激增强神经元突触之间的联系，改善脑卒中患者或瘫痪人群的运动功能。目前脑机接口已经能够与外部设备有机结合，并具有一定的灵活性和操作便利。例如 Brain Robotics 开发的智能假肢直接与肢体残端相连形成"神经－肌肉－骨骼假体"综合系统，包含十个可自由移动的关节，兼容 iOS 和 Android 平台的应用程序；浙江大学在其"双脑计划"的支持下，联合浙江大学医学院附属第二医院神经外科合作完成国内第一例植入式脑机接口的临床研究，首次在高龄患者脑部植入脑机接口，配合外部设备完成抓、握、移等三维空间的复杂运动。

在意识与认知障碍中，脑机接口已经部分应用于慢性意识障碍的治疗。慢性意识障碍包括持续性植物状态和微意识状态两个层次，由于患者通常处于无法交流的状态，常常被延误治疗甚至误诊，错失了最佳的康复机会。及时获取并分析患者的脑电信号，可以掌握患者的意识状态，实现意识障碍诊断、评定、预后，甚至与意识障碍患者实现交流。目前用于慢性意识障碍治疗的脑机接口主要采用 P300 范式，即使用患者的名字、照片等信息，通过声音、图像、触觉进行靶刺激，刺激模式单一，治疗效果差异较大。脑机接口能够在患者受到靶刺激后根据脑电信号分析患者状态，解析患者对靶刺激的特异性反应，辅助医生判断唤醒概率，并针对性地采取治疗措施，有望提升意识恢复和唤醒治疗的效率。此外，基于脑机接口的脑电检测还有助于发现阿尔茨海默病等认知障碍的早期症状。

在精神疾病中，脑机接口能够大幅提升疑难精神疾病（如强迫症、抑郁症、精神分裂症等）的研究和诊疗水平，满足特定人群对心理健康和精神卫生改善的迫切需求。脑电信号能够提供比其他生理指标更多、更深入、更接近实际情况的情感信息。研究人员和医疗人员能够使用学习算法提取脑电信号特征，识别愉悦、悲伤、平静、愤怒、害怕、惊讶、生气等多种情绪，辅助研究抑郁症、焦虑症等精神疾病的发病机制。此外，基于脑机接口的神经反馈训练可在抑郁症、焦虑症等治疗中发挥积极作用。

在感知缺陷中，脑机接口设备可以解码患者的感觉信息并促进感官功能恢复，有望在听觉、视觉、触觉等功能恢复中发挥积极作用。由于人类大脑皮层中包含了数十亿个神经元，现有技术仅能够刺激有限区域的部分神经元。根据患者需求，电极数量和阵列规模将继续增加，以实现更精确的感官刺激，实现更高效的感觉重建。

癫痫是最早使用脑机接口及相关系统的疾病领域。癫痫的发病表现为典型的电生理异常，呈现状态性特点，脑电信号一直是该疾病临床诊断的金标准。随着硬件设备和神经功能研究的深入，脑机接口在癫痫治疗中的应用逐渐成熟，具体操作包括：通过脑电输出并判断大脑功能和疾病信号；通过颅内电极的电刺激输出"指令"来诱导患者大脑功能；通过手术切除、热凝、激光损毁等技术改变大脑网络。从无创脑电到皮层脑电图（electrocorticography，ECoG）、立体定向脑电图（stereotactic-EEG，sEEG）再到单细胞电极，脑机接口在大脑疾病的临床应用范围不断扩展，例如术前的 sEEG 评估能够帮助临床医生精确地找到致痫灶，提升癫痫手术及治疗的效果。近年来，监测技术和麻醉技术日益提升，术前评估和术中脑功能区定位等操作变得越来越安全、准确，已成为癫痫治疗的常规范式。

脑机接口还可应用于神经发育障碍，我国约有 3000 万儿童存在多动、注意力不集中、学习障碍等问题行为，其中一两千万儿童患有注意缺陷多动障碍，自闭症、语言障碍、睡眠障碍等发病率也居高不下，对我国儿童的脑智健康造成了严重影响。通过脑机设备对孩子状态进行反馈训练具有很大的应用前景。神经反馈是一种应用时间较长的脑机接口交互系统，神经反馈训练（neurofeedback training，NFT）已被证实是一种有效的多动症非药物治疗手段。如何利用并进一步完善现有 NFT 方案成为当前科学家和医疗团体的核心研究方向。考虑到侵入式脑机接口的局限性，非侵入式脑机接口将配合电子游戏等 NFT 方案，更有效地训练和改善儿童神经发育缺陷。

脑机接口已经在医疗健康领域展示出神经调控、信号传递等功能，目前在癫痫治疗、神经反馈训练等领域的应用较为成熟。侵入式脑机接口能够补偿运动障碍，恢复认知功能，促进患者康复。在医疗健康领域，脑机接口的未来发展方向体现为以下几点：①对于侵入式脑机接口而言，产品的实用性和易操作性将成为下一步研发方向，研发人员开始关注无线化、微小化、低创伤的脑机接口设备研发，同时注重其安全性问题；②对于非侵入式脑机接口而言，其在癫痫、神经发育缺陷方面的应用已经成熟，未来将拓宽其他疾病的适用范围，以期改善和治疗阿尔茨海默病、难治性抑郁症等复杂的神经和精神疾病；③脑机接口将与新兴技术紧密结合，例如结合虚拟现实（virtual reality，VR）创建脑机接口的同步闭环康复系统，产生三维虚拟场景，并通过VR 设备向用户进行视觉或听觉反馈；④脑机接口将不仅仅用于运动功能的重建，还将以"改善生活质量"为更高层次的目标，实现辅助运动功能、失能者功能重建、老年机能增强等集成功能；⑤脑机接口有望改善甚至调控记忆的生成、存储和删除过程，但是这类研究目前处于很初级的阶段，相关的技术、临床应用、伦理等都面临巨大挑战。此外，为改善并拓宽脑机接口的应用范围，神经信号的采集标准、操作范式、评估指标、数字资源、技术平台也成为研究人员和医疗人员的关注重点。国家心理健康和精神卫生防治中心正计划搭建基于 5G 通信网络的公共平台，在脑电信号采集与分析、心理与精神疾病的预防与筛查中发挥关键作用。

脑机接口的应用实践将产生显著的社会效益。对于个体而言，脑机接口技术将推动人体增强和替代技术发展，对人类生活和社会活动产生颠覆性影响。对于经济而言，基于脑机接口的多领域人机融合，呈现应用行业广、辐射范围大等特点，可能显著变革教育、娱乐、交通等领域，为数字化城市的建设奠定基础。

2. 教育行业

教育是除医疗健康外，脑机接口最常涉足之处。"十四五"期间，我国教育行业正迈向更高台阶。教育部提出"十四五"时期的教育改革计划，强调以立德树人为根本任务，以加快教育现代化为目标，以高质量发展为主题，以供给侧结构性改革为主线，不断满足经济社会发展和全民终身学习的多样化教育需求。正确并充分利用脑机接口的感知与交互优势，能够弥补传统教学模式中交互和监督的不足，丰富学习认知规律的探索手段，围绕学生提升个性化的时间能力[①]。

脑机接口将助力学生学习、教师教研和教育改善，促进先进技术与教育系统的深

---

① 刘新玉，王东云，师丽. 脑机接口教育应用：原理、潜能与障碍［J］. 开放教育研究，2023，29（1）：18–25.

度融合①。对于学生而言，脑机接口能够及时识别不同个体在认知、情绪、注意力等方面的学习特征和差异，测量和理解不同个体对学习内容、学习方式的反应，提供更加可靠且更具针对性的学习方案。对于教师而言，融合分析脑机接口来源的数据与其他教学过程数据，能够改变传统的主观评价方式，客观比较不同教学策略的实施效果，辅助提高教学水平。对于教育系统而言，脑机接口能够充分并准确地识别学习者的学习和认知过程，根据学习者的注意力发展曲线优化课程内容和授课模式，为合理的教育干预提供支持。

未来，脑机接口的教育应用聚焦于"接口"阶段，即将脑机接口视作描述学习者的方式之一，直接观察学习器官进而揭示教学实践经验背后深藏的客观规律，最终解释、预测和改变学习行为②。脑机接口能够基于群体数据凝练的客观规律，根据动态识别的个体化信息，为个体学习能力的反馈、干预和优化提供更具针对性的证据，从而更好地服务于个性化的教育需求。此外，脑机接口技术将不断发展优化，逐步实现安全、持续、稳定的实时接口系统，衔接人类大脑与云端的数据存储和处理系统，实现"脑—脑"的连接，进而开展基于云思维（cloud mind）的协作学习，实现知识转移和思维汇聚。

3. 娱乐行业

未来，脑机接口主要与虚拟现实（virtual reality，VR）技术相结合，通过非侵入式电极采集脑电信号，经由计算机算法解码将玩家意念转化为游戏控制指令。这种"意念游戏"模式不仅能够提升普通玩家的游戏体验，也增加了特殊人群（如肢体障碍玩家）的界面友好性。

在信号采集方面，脑机接口主要采集并分析脑电图（EEG）、脑磁图（MEG）、功能性磁共振成像（fMRI）和功能性近红外光谱（fNIRS）等信息，考虑到实际应用和消费需求，相关设备将陆续实现非侵入性、高时间分辨率、低成本、便携性等特点，以迎合大众娱乐的需求。

在产品形式方面，脑机接口与虚拟现实（VR）的结合已经成为未来的主要发展趋势。Valve 软件公司已经与神经技术公司 OpenBCI 合作开发 Galea（一款专用于 VR/

---

① 柯清超，王朋利. 脑机接口技术教育应用的研究进展［J］. 中国电化教育，2019，393（10）：14–22.

② 陈菁菁，王非，高小榕，等. 教育领域中的脑 – 机接口应用：动向与挑战［J］. 科技导报，2022，40（12）：90–101.

AR 的头盔式脑机接口），通过与玩家大脑的连接来"编辑"玩家体验。三七互娱已经投资或收购 Archiact、WaveOptics、Raxium、Digilens、宸境科技、影目科技、光舟半导体、万有引力等企业，紧跟元宇宙技术与产业的发展动向，打造了元宇宙游戏艺术馆，不断探索沉浸式互动社交新体验[1]。

未来，游戏企业在脑机接口的布局将成为仿真元宇宙游戏的重要组成部分。Valve 软件公司的联合创始人 Gabe Newell 认为"通过脑机接口技术，传统的视角体验将得到前所未有的进化，未来将绕过传统的体验世界的方式，甚至超越真实世界"[2]。

4. 汽车行业

当前的智能汽车通常配备一些"弱人工智能"装备，发挥计算机视觉、大数据分析、语音识别、云计算、AR/VR 等功能。一方面，脑机接口等人工智能装备能够检测驾驶者的精神状态和疲劳程度，辅助提升驾驶的安全性能；另一方面，脑机接口将使汽车成为人类身体的边界延展部分，实现脑控驾驶的理想状态。

脑机接口通过接触式检测的方式来采集驾驶者的生理信号，以识别并监测者驾驶员的情绪和状态。当前主要采集的生理信号包括：脑电图（疲劳时 8~13 赫兹的 α 波活动减少，4~8 赫兹的 θ 波活动增加）、心电图（疲劳时心率变慢）、肌电图（肌电的频率随疲劳程度的加深呈现下降趋势，肌电的幅值随疲劳程度增加而增大）、眼电图、呼吸、皮肤电传导等[3]。相较于计算机视觉等非接触式方法，接触式检测获得的生理信号可以在驾驶员出现疲劳表现之前就进行提示，提供更充分的预警时间。其中，脑电信号是监测驾驶员状态最直观的指示信号，国内外学术界和工业界已经进行了一些验证性的研究，例如法国昂热大学提出了一种利用单通道脑电信号 α 功率带的在线疲劳检测方法，无须对每个驾驶员进行个性化校准，可以实现 85% 的检测准确率；新加坡南洋理工大学观察到 β 功率带（12~35Hz）在疲劳前后的明显变化；韩国三星公司通过放置于耳道中的脑电电极对疲劳状态进行分类；北京理工大学用脑电图的平均功率谱方法和非线性的关联维数方法对驾驶员疲劳状态进行评价；北京航空航天大学和清华大学基于脑电信号频谱用朴素贝叶斯分类法建立了驾驶员疲劳监测模型，能监测

① 新风口！三七互娱等 13 家上市公司布局脑接口技术［EB/OL］.（2021-10-21）［2023-05-20］. https://new.qq.com/rain/a/20221021A07JUR00.

② XR Era：脑机接口　颠覆现有一切娱乐形式［EB/OL］.（2021-02-03）［2023-05-20］. https://www.sohu.com/a/448396860_485902.

③ 脑机接口应用于驾驶员的疲劳状态检测综述［EB/OL］.（2020-07-23）［2023-05-20］. https://blog.csdn.net/zyb228/article/details/107552015.

出 84% 的疲劳状态；东北大学和华南理工大学将脑电图识别与车辆操纵特性相结合，分类准确率达 94.259%。基于无创脑机接口的疲劳检测方法已经得到初步验证，但其有效性、安全性、易用性和可靠性还需要进一步的研究来支持。

目前的"弱人工智能"擅长完成具体明确的任务，但是缺乏自我意识和常识认知，无法完全改变汽车的属性。当"强人工智能"融入汽车后，汽车将不再是单纯的载具，而成为"可移动载客智能机器人"，实现从"汽车执行人类命令"向"汽车服务于人类并具备独立思考和完成任务的能力"。当脑机接口技术发展到一定高度后并融入驾驶系统后，将形成直接的脑控驾驶，交通工具将成为人类身体的边界延展部分，进而更快速更准确地执行大脑指令，甚至根据用户的需求赋予不同的出行能力，满足不同的使用场景①。

科研人员已经开展若干探索性研究，试图通过想象运动、稳态诱发、P300 等途径，来实现脑控驾驶或开发脑控汽车。2011 年，柏林自由大学启动了 Autonomous 项目，公开展示了基于想象运动的控车实验。2012 年起，清华大学、南开大学、北京理工大学等先后开展了脑控汽车的研究。2019 年，日产汽车在广州车展上展示了"Brain to Vechicle"技术，即通过获取大脑信号并将驾驶信息传输到车辆，提高驾驶过程中的反应速度②。2021 年底，国防科技大学的专利"一种基于脑机交互的车辆控制方法及装置"（CN112356841B）获得授权，新装置能够在仿真环境中完成障碍物规避、超车、会车等功能，车辆速度可达 25~50 km/h。北京理工大学为了提高脑控智能车辆的性能，降低智能车辆对驾驶员的工作负荷，提出了一种全新的脑机协同控制技术，由具有概率输出模型的脑机接口、基于自适应模糊逻辑的接口模型和模型预测控制（model predictive control，MPC）共享控制器组成，具有概率输出模型的 BCI 可以以概率形式输出所有命令，而不是一次输出特定的单个命令③。在 2021 年德国国际汽车展上，梅赛德斯 – 奔驰展示了集成脑机接口的 VISION AVTR 概念车④。VISION AVTR 的

① 赵梓涵. 脑机接口技术赋能后的新族群出行方式研究［D］. 中央美术学院，2020 年.

② 脑机接口技术正在改变未来出行方式［EB/OL］.（2021–07–05）［2023–05–20］. https://caijing.chinadaily.com.cn/a/202107/05/WS60e2997fa3101e7ce97581b1.html.

③ Shi HN，Bi LZ，Yang ZG，et al. A Novel Control Framework of Brain–Controlled Vehicle Based on FuzzyLogic and Model Predictive Control［J］. IEEE Transactions on Intelligent Transportation Systems，2022，23（11）：21777–21789.

④ Mercedes–Benz VISION AVTR：operating the user interface with the power of thought［EB/OL］.（2021–09–06）［2023–05–20］. https://media.mbusa.com/releases/mercedes–benz–vision–avtr–operating–the–user–interface–with–the–power–of–thought.

座椅模型上配有可穿戴电极，可以连接用户后脑并记录大脑活动，经过一分钟校准后就能够与车辆建立直接连接。脑机接口通过分析测量脑电波来识别用户的注意力，使仪表盘对脑电刺激做出反应。

当前，监督驾驶和脑控汽车还处于概念验证和产品开发阶段，面临生理信号干扰多、检测结果准确率低、脑机接口设备用户使用观感差等问题，大幅限制了此类产品的市场应用前景。为了应对相关局限性，越来越多的方案开始采用无线技术把生理信号传输到手机或其他移动设备进行处理，抑或把传感器植入方向盘或者驾驶员座椅以提升用户舒适度。随着脑机接口检测分析的稳定性进一步提升，脑控驾驶将逐渐成为现实。

5. 智能家居

智能家居是脑机接口与物联网（IoT）跨领域结合的想象空间之一，也是除医疗保健外最具发展潜力的应用市场之一。洗衣机、电视、净化器、照明、空调、冰箱、音响等家用电器可能直接应用脑控技术，也可以与虚拟现实和可穿戴设备结合。脑机接口可以扮演"遥控器"的角色，辅助用户操控外部设备，通过意念进行开关灯、开关门、开关窗帘等操作，甚至能够控制家庭服务机器人。江苏博子岛智能产业技术研究院有限公司已经开发了一种基于物联网的脑机接口智能家居脑控系统。该专利（CN113703335A）包含状态检测模块、状态分析模块和智能控制模块，能够监测并分析家庭人员在看电视过程中的观看状态和精神集中程度，并对应的调节电视音量、屏幕亮度、沙发姿态等。

未来，智能家居的实用性和智能化程度将进一步提升，不仅具有传统的通用功能，还能兼顾建筑、网络通信、信息加点、设备自动化、全方位信息交互等功能。脑机接口为智能家居的设计提供了新的交互渠道，在保障便捷性的同时，还能节省开支能源费用。

第二节　发展需求

在新形势下，新一轮科技革命和产业变革突飞猛进，学科之间不断交叉融合，科学研究的范式发生深刻变革，科学技术和经济社会相互渗透，促进国际科技竞争向前沿前移。

脑机接口是国家战略规划的重要领域。面向世界科技前沿，脑机接口作为跨学科范式的成功案例，将推动神经科学等基础研究进展，促成人机交互的技术变革。面向经济主战场，脑机接口将促进医疗健康行业的蓬勃发展，并辐射至娱乐、教育、消费等行业。面向国家重大需求，脑机接口的技术突破有助于贯彻科技强国战略，打破国外技术封锁，争夺全球竞争的科技话语权。面向人民生命健康，脑机接口技术及相关产品将助力大脑疾病治疗，改善神经康复和精神疾病管理，并且助力数字疗法等前沿科技研究。

一、前沿科技发展的需求

大脑结构与功能是最具挑战性的科学问题，相关科学知识既能够解析人类思维的产生和运作方式，也能够与信息通信技术有效融合，催生出人工智能、类脑智能、数字社会等新兴业态。2013 年前后，美国、欧盟、日本、韩国等先后提出脑科学或神经科学研究计划，旨在融合神经科学和信息科学，抢占科技竞争战略高地。我国也提出了"以脑认知的神经基础为主体""以脑疾病及脑机智能为两翼"的中国脑计划布局[①]。2021 年，科技部正式发布科技创新 2030"脑科学与类脑研究"重大项目申报指南，将脑机接口作为"类脑智能计算与脑机智能"的关键技术，支持无创脑机接口、柔性脑机接口、新型纳米器件等技术创新，同时关注脑机交互技术在神经调控、癫痫诊疗、运动和意识障碍康复等领域的应用研究。

作为生物技术和信息技术融合交叉的新兴领域，脑机接口已成为国际科技竞争的主战场。2023 年 2 月，美国商务部工业和安全局召开会议向脑科学研究人员和企业征询意见，意图精准限制获取脑机接口、生物技术、人工智能、先进材料等"新兴与基础技术"。相关政策文件的发布和管制措施的执行，意味着美国对于人工智能相关高端技术和产品的出口管制持续收紧，可能导致该领域的国际竞争更加激烈。

二、医疗健康和社会民生的需求

脑机接口将对日常生活产生变革性影响。在短期内，它能够在残疾人康复、老年人护理等医疗领域发挥巨大优势；在长期发展中，该技术在教育、军事、娱乐、智能家居等方面也拥有广阔的应用前景。

---

① Poo MM，Du JL，Ip NY，Xiong ZQ，Xu B，Tan T. China Brain Project：Basic Neuroscience，Brain Diseases，and Brain-Inspired Computing［J］. Neuron，2016，92（3）：591-596.doi：10.1016/j.neuron.2016.10.050.

医学应用是脑机接口现阶段最为常见的应用领域，具体可分为"恢复"和"强化"两个方向："恢复"方向主要针对多动症、脑卒中、癫痫等疾病及残障人士，以及通过神经反馈训练恢复用户的肢体功能；"强化"方向主要将电极或芯片植入大脑，以增强记忆、推动人脑和计算设备的直接连接。残疾及相关疾病对我国社会造成巨大的经济压力和社会负担。根据中国残联统计数据，我国残障人士达 8500 万人，其中 2472 万人肢体残疾，近 1800 万人患有视觉障碍，2780 万人患有听力残疾。《中国卒中中心报告 2020》显示我国 40 岁以上人群中脑卒中患者约为 1780 万。此外，至少 1250 万人患有老年痴呆症。基于脑机接口的"恢复"和"强化"，用户能够与周围环境交流、控制外部设备、恢复运动功能、重获肢体能力和感知能力。随着老龄化程度加剧，具有神经重塑、神经替代、神经调控的脑机接口技术将拥有巨大的市场发展潜力。

在信息技术和人民生活水平提升的过程中，信息智能化及其自动化、人机融合化的趋势日益明显。脑机接口将拥有更为广阔的应用领域，例如在娱乐方面结合虚拟现实等技术，帮助用户获取更加沉浸式的游戏体验；在教育方面监测并训练学生的实时注意力，及时更正并制订高效的教学计划；在智能社会中帮助用户通过意念控制家用电器和家庭服务机器人等。相关应用将催生规模更大的数字化产业。以教育行业为例，我国 2020 年的教育市场规模已达到 2.9 亿元人民币，其中 5% 属于教育辅助、习惯培养、个性养成领域。目前脑机智能系统已经占据教育学习行业的 1%，随着技术成熟和应用扩展，该领域还将继续增长。

2023 年 2 月 27 日，国务院印发《数字中国建设整体布局规划》，要求按照"2522"的整体框架进行布局，即夯实数字基础设施和数据资源体系"两大基础"，推进数字技术与经济、政治、文化、社会、生态文明建设"五位一体"深度融合，强化数字技术创新体系和数字安全屏障"两大能力"，优化数字化发展国内国际"两个环境"。作为智能化改造和数字化基础网络的重要组件，脑机接口的重要性与日俱增。

三、产业转型升级的需求

脑机接口的主要应用场景包括健康调控与疾病治疗、高级人机交互、辅助科学研究等。相关市场规模取决于使用场景自身的规模以及脑机接口在各类应用场景中的发展程度和市场接受程度。量子位智库测算，当前我国单纯的脑机接口设备市场规模不足百亿人民币，占全球市场总额不到十分之一。然而，脑机接口与使用场景和具体产业的结合形成了综合市场，其中既包含脑机接口设备和平台解决方案，也包含辅助机器人、医疗机器人、虚拟娱乐设备等周边产业。应用场景增加将促使脑机接口的综合市场产生显著的放大效应，有望在 2040 年实现超过 1200 亿规模的新兴市场，复合年均增长约 26%。

"十四五"时期，新一代人工智能、量子信息、集成电路、脑科学与类脑研究等被确定为急需攻关的科技前沿领域。为了抢占未来发展先机，亟须在类脑智能、量子信息等前沿科技和产业变革领域组织实施产业孵化与加速计划，通过加强多路径探索、交叉融合和颠覆性技术供给，打造未来技术应用场景，加速形成未来新兴产业。城市布局中更是将脑机接口列为"十四五"时期的重点任务。北京、上海、浙江、重庆发布的"十四五"相关文件明确提到鼓励支持脑机接口研究。上海将加快推进集成电路、生物医药、人工智能"三大高地"建设，提升关键核心技术竞争力，打造产业高质量发展新动能，通过核心技术攻关支撑引领新材料、新型信息基础设施、基础软件、智能网联汽车与新能源汽车、智能制造与机器人、航空航天、能源装备、海洋科技与工程装备等八大重点产业发展，为未来产业培育和扩增提供支撑。

四、国家安全保障的需求

国家安全及特种应用领域是推动脑机接口产业长期发展的重要驱动力之一。在军事应用中，脑机接口及相关设备能够覆盖训练、指挥、作战、后勤等多个方面。美国兰德公司在《脑机接口军事应用和影响的初步评估》[①] 报告中指出脑机接口有望实现不同程度的认知能力增强、情绪监测与控制、战场通信等功能（表 4-1）。

美国国防部高级研究计划局（DARPA）早在 20 世纪 70 年代就开始组建脑机接口研究团队，2018 年已宣称"战斗机飞行员借助脑机接口技术和辅助决策系统，能够同时操控三架不同类型的飞机"。DARPA 现有的神经技术开发计划包括：下一代非手术神经技术（N3）计划，旨在开发具有读写大脑活动能力的非侵入式脑机接口，供健康的军人使用；神经工程系统设计（NESD）计划，旨在开发 BCI 以恢复受伤服务人员的视力和听力。此外，美国陆军作战能力发展司令部（DEVCOM）强调视觉和听觉增强、具有程序化肌肉控制的可穿戴外骨骼、通过脑机接口直接控制的武器系统以及脑对脑的成员间交流，将是未来作战环境的重要神经应用技术。

---

① RAND Corporation. Brain-Computer Interfaces U. S. Military Applications and Implications，An Initial Assessment［EB/OL］.（2021-10-26）［2023-05-25］. https://www.rand.org/pubs/research_reports/RR2996.html.

表 4-1 美国兰德公司评估军事及特种应用环境中脑机接口能力

BCI 工具	短期能力	长期能力
人机决策	立即转移运营风险 更快的决定部署 更短的准备周期 更快的反馈 提高瞄准速度和准确性	转移风险和威胁 强化人工智能系统
人机直接系统控制	向系统传输基本命令 提高情境意识和反应 折叠 OODA* 循环	复杂操作的转移 抗干扰 更具体的命令和控制
人际交流与管理	在个人之间传递基本命令 减轻（无线电）重量	转移指挥官或总部的复杂战略
监控性能	实时监控个体状态 监控个人和团队的认知负荷、压力、突破点	进行远程跨防区无线评估 监测对手的情绪和认知状态
提高认知能力	调节情绪状态，缓解压力 提高注意力和警觉性	全面调节情绪状态，改善士兵心态
提高体能	增强力量 提高感官能力	通过植入式设备进行自动化的药品给药 中断疼痛感知
培训	提高学习记忆 部署训练设备 适应性个性化培训 直接有效的评估	植入知识集

注：OODA 循环指观察（observation）、判断（orientation）、决策（decision）、执行（action）。

脑科学同样是事关我国国家安全和发展全局的核心领域。《中华人民共和国国民经济和社会发展第十四个五年规划和 2035 年远景目标纲要》提出"瞄准人工智能、量子信息、集成电路、生命健康、脑科学"等前沿领域，实施具有前瞻性和战略性的国家重大科技项目，以支持和满足国家的紧迫需要和长远需求。未来随着国际形势的变化，特种领域的脑机接口产品将成为未来各国争相布局和激烈竞争的重点领域。

第五章

技术体系与核心技术分析

脑机接口技术已有近 50 年的发展历史，其概念最早由美国计算机科学家 Vidal 提出，发展至今已成为神经科学、计算机科学、生物医学工程、通信技术、临床应用等诸多领域关注的焦点，是脑科学与人工智能突破的前提和基础[①]。脑机接口是在脑与外部设备之间创建的信息接口，通过检测（读）或调控（写）神经元网络活动，实现脑－机之间的直接信息通信。脑机接口系统工作包括信号采集、信号处理，以及信号的输出和执行三大步。

第一节　关键问题及挑战

脑机接口作为新兴技术，为大脑与外部直接交互提供了新的解决思路，在新一轮的技术升级中被寄予厚望。脑机接口产业落地有赖于关键技术的突破和革新。目前全球在脑机接口关键技术研究方面蓬勃发展，但依然存在亟须解决的若干问题。对此，业界也正在尝试多种手段予以突破。随着各国相关政策的支持及相关科研人员的不懈努力，植入式脑机接口技术已经取得了重大的进展，但是距离其在临床等领域的广泛使用仍存在着较大的距离及挑战。值得注意的是，脑机接口系统包含复杂的跨学科技术融合，在解析核心技术挑战前，我们系统梳理脑机接口关键技术体系。

一、脑机接口技术体系

大脑的中枢神经元膜电位的变化会产生锋电位（spikes）或动作电位（action potentials），并且神经细胞突触间传递的离子移动会产生场电位（field potentials）。

① Santhanam G, Ryu S I, Yu B M, et al. A high-performance brain-computer interface [J]. Nature, 2006, 442 (7099): 195-198.Liam D. The ethics of brain-computer interfaces [J]. Nature, 2019, 571 (7766): S19-S21.

利用传感器可以采集并放大这些神经电生理信号，例如在不同位置和深度采集场电位，可以收集到头皮脑电信号（electroencephalograpm，EEG）、皮层脑电信号（electrocortico graphy，ECoG）和局部场电位（local field potentials，LFP）。这些电信号包含一系列关于神经元和神经突触活动的重要信息，而这些信息通过一系列解码可以反映意识、思维和记忆等大脑功能，其功能的分区对应于人体不同器官和肢体功能，负责感知觉、运动、注意、记忆、认知、语言、思维、情绪等各种功能。以上这些脑功能可以通过设计适当的实验范式使其编码在神经电生理信号中，脑机接口技术正是通过采集这些不同脑功能区位置与不同深度的电信号，通过预处理、特征提取和模式识别，从而实现对大脑活动状态或意图的解码，并可以把大脑活动状态、解码结果、与外界通信或控制结果反馈给用户，进而调节其大脑活动以获得更好的性能。因此，脑机接口技术体系包括神经信号采集技术、刺激技术、范式开发、算法能力、外设技术和系统集成等。

（一）信号采集技术

在神经科学领域，常用的神经信号检测技术主要包括脑电图（EEG）、功能磁共振成像（fMRI）、功能性近红外光谱（fNIRS）、神经光学技术等。fMRI 和 fNIRS 可以通过测量大脑内血流量的变化来研究大脑活动，而 EEG 则可以直接检测大脑皮层的电信号。神经光学技术则可以通过检测脑内的光学信号来研究大脑活动。在以上采集端常规技术手段中，电采集为主流研发方向，磁和近红外等采集技术因为成本和技术成熟度等制约，限制了它们在脑机接口研究中的广泛应用。同时脑机接口需要的快速信息交互决定了神经信号采集必须拥有较高的时间分辨率，因而进一步突显出脑机接口系统中采集电信号的优势性。

与 fMRI 和 fNIRS 相比，EEG、ECoG 和 Spikes 具有较高的时间分辨率，是目前实现脑机接口神经信号采集的主要方法。ECoG 和 Spikes 是侵入式采集电信号的方法，虽然具有较高的空间分辨率、良好的信噪比和更宽的频带，但目前这类脑机接口仍面临着几个难题：有创带来的安全性问题、难以获得长期稳定的记录、需要相关医护人员长时间连续地观察。与 ECoG 和 Spikes 相比，EEG 是从头皮无创记录的，具有安全、易于采集和价格低廉的特点，但与此同时非侵入式的采集方式也带来了信号信噪比降低的问题。对于脑机接口系统的神经信号采集，除了尽可能采集到高质量（时空分辨率高和信噪比高）的脑信号外，更为重要的是确保脑机接口信号采集传感器的安全性、舒适感、美观性和易使用性。

在神经电信号的采集过程中，需要使用的底层部件主要是电极和芯片。不同的记录方法需要使用不同电极类型，对应的电极放置位置也会在大脑表面或头皮上的不同位置。侵入性方法包括将电极直接植入大脑，通常通过头骨上的一个小孔，使用微电极记录。微电极是可以植入大脑的微小的、头发般细的电线，因为电极与产生信号的神经元很接近，能够提供最直接和高保真的神经活动记录。非侵入性方法包括在头皮上放置电极以检测大脑中的电活动，通常使用干电极或湿电极组成的头皮脑电帽子或直接将单个电极放在头皮上。这些电极接收由大脑神经元产生的电信号，然后由计算机放大和处理，以提取有用的信息。

另一个关键底层部件是芯片或特定应用集成电路（application-specific integrated circuits，ASIC）。记录大脑的神经信号时需要一些电子元件，包括放大器、过滤器和模数转换器（ADC），这些元件组合成的单一集成电路，即芯片。这类芯片执行一个或一组特定的功能，如放大和过滤神经信号，并将这些信号转换为可由计算机处理的数字数据，从而提供高保真和低噪音的神经活动记录，这对脑机接口系统的准确性和可靠性至关重要。除了提供高质量的神经记录外，这些芯片还帮助减少脑机接口系统的尺寸和功耗，从而大幅度提升易用性和安全性。多个电子元件集成到一个芯片上，从而减少系统中元件数量，使系统更加紧凑和便携，这对脑机接口技术的实际应用非常重要。

总体而言，脑机接口中神经信号的记录技术是关键，记录的质量影响系统的准确性和有效性。神经信号被记录下来，需要对其进行分析以提取有用的信息，这就涉及脑机接口系统相关的信号处理技术。

（二）信号处理技术

脑机接口系统的信号处理指的是将从大脑中获取的信号进行处理的过程，主要包括信号的预处理、分离、去噪等。通常需要通过算法提取有用的信号，并进行去噪处理，以减少误差。信号处理功能包括特征提取和转换算法。特征提取指提取用于用户意图编码的信号特征，基于深度学习或人工智能的相关算法或专家知识将脑信号转化为计算机信号。转化算法是指将提取的信号特征转换为通信指令，从而向机器输出指令。信号处理是大脑向机器输出指令的关键环节。

这些用于信息处理的算法也会被称为神经信息解码算法，他们是对大脑内的神经活动的数学变换，进而在神经活动模式与内在或外界的状态之间建立映射关系。在疾病层面中，这一状态可以是疾病症状、病情进展等；在运动控制层面，这一状态可以是运动意图、骨骼肌肉系统的状态等；在感知层面，这一状态可以是视觉、听觉、触觉等外界刺激。作为脑机接口研究中的核心组成部分，神经编解码算法通过神经信号预处理、智能解算、统计建模、深度学习和人工智能等方法，将群体神经元活动信号解码为脑机接口外设能识别的状态控制信号，并将脑机接口外设上传感器采集到的外部信息编码为大脑神经网络可接收的刺激信号。神经编解码算法对构建高精度脑机接口系统具有重要价值，同时也对研究脑认知的神经原理、研发中大脑疾病的诊疗方案以及推动脑机融合有重要意义。随着算力及大型数据集的发展，机器学习及人工智能赋能算法正受到极大的关注，即通过大量数据学习，建立模型并预测脑信号，进而帮助促进分析大脑信号、预测人类意图，并最终控制外部设备。

脑机接口系统采集的大量脑电数据也给数据存储带来了巨大挑战，同时在数据共享的层面又带来了新的机遇。试想全球科研机构、医药及医疗器械公司逐步入局脑机接口、展开相关方向研究的同时，必然将产生海量的脑电数据。因此如何形成全链条的脑电数据采集、存储和分析流程，为脑神经网络基础研究和临床重大脑疾病诊治研究提供一站式的数据服务，也会成为重要议题。随着脑电数据私有云、公有云的出现，建立用于脑电大数据分析的云端超算也会成为信息处理的重要一环。具体来说信息处理的云存储和云计算将通过建立标准脑电采集，对多种实验动物（啮齿类、哺乳类、非人灵长类）以及人类脑电数据，进行统一规划、存储。同时通过将多种常用脑电数据格式（如 Intan、Spikegadgets、Plexon、脑虎科技等）的格式统一化，并实现云端脑电数据可视化、分析、建模、共享等功能，打通脑机接口生态圈中数据采集、存储、分析、显示等关键步骤间的壁垒，形成通畅的脑机接口数据流。

总而言之，脑机接口系统的信号处理的主要目的即通过数学变换将大脑内神经活动的状态映射为可理解的状态，从而提取其中蕴含的信息。最值得关注的技术是人工智能提供的大规模神经信号编码与解码技术，以及在算力和存储力需求不断上升所催生的云存储、云计算技术。

（三）外设控制技术

外设控制技术指的是通过脑信号对外部设备进行控制，如机器人、电子产品等。这一步的目的是将人的意图转化为机器的操作，从而实现人机协同。脑机接口的重要应用之一是使有运动障碍的人（如肌萎缩性侧索僵化患者、严重脊髓损伤或完全瘫痪的人）实现和外界的物理交互。在人机交互系统中，脑电信号采集、处理之后，就要控制接口把逻辑控制信号转换为语义控制信号，并由语义控制信号转化为物理控制信号，驱动脑机接口系统中的外设。

脑机接口对外部设备控制的方式，根据实验范式的不同可以分类为视觉依赖型和非视觉依赖型；根据不同的脑电模式可以分类为 P300、SSVEP、α 波、想象动作电位等多种模式。典型的外设控制场景中，操作者主要通过对操作界面提供的待选项的选择实现对移动外设的控制。待选项可以是直接提供的功能键、操作菜单，甚至是语音形式。近些年有些研究机构把计算机视觉和虚拟现实技术引入脑机接口对移动外设的控制中，可以根据现场情况动态提供目标待选项为移动外设进行运动路径规划和导航，并实现了对移动外设和运动场景的实时监控。对待选项的选择可由特定的脑电模式实现。

总结来说，与脑机接口通信或可控制的外部设备可以是多种多样的，视具体的应用而不同，可以是计算机系统（操作其字符输入、光标移动等），也可以是机器系统（如康复机器人、神经假肢和轮椅等）。脑机接口的外设通常可以应用在神经假体、移动设备、环境控制和交流等领域。

二、核心技术

随着各国相关政策的支持及相关科研人员的不懈努力，植入式脑机接口技术已经取得了重大的进展，但是距离其在临床等领域的广泛使用仍存在着较大的距离及挑战。

（一）安全性是首要问题

植入式脑机接口技术对大脑深部的脑电信号进行读取与编解码。深入脑区的植入与信号采集，一方面所读取的脑活动信号具有更高的三维空间精准性与功能准确性，对脑活动的调节反馈也更加精确。但另一方面，随着脑机接口技术植入深度的增加，使用现有设备技术在植入及术后记录等过程中很难避免开颅手术的使用及脑部血管、组织损伤等情况，并且植入器件的取出会提高二次手术风险。因此，传统的"血淋淋"的脑机接口植入方法伴随的出血、感染、脑损伤等可能情况会大大限制脑机接口技术的运用范围。

（二）脑机接口的有效带宽不足

正常人类大脑通过超过八百亿个神经元，控制人体的基本生理、外部感知、肢体运动、情绪记忆等多种复杂功能活动。对于大脑活动更深入的机理研究、跨脑区协同功能监测等基础及临床研究中，大量的神经信号的编解码有助于提升准确性与可靠性。然而基于目前的脑机接口技术，最多只能同时记录大约一千个神经元的活动及信号发放。目前神经纪录带宽提升缓慢（大约每七十个月翻一番），远低于集成电路等领域的提升速度，未来通过引入集成电路技术将大幅提高神经电极记录通道数。虽然人们对涵盖大脑重要活动或满足特定功能需求的植入电极数目仍未可知，但不可置疑的是目前的神经电极带宽数远远不足以满足基本需求。

（三）海量神经信号处理难度大

高带宽神经电极带来的海量神经信号给神经信号处理、编码和解码、系统功耗、数据传输、软硬件开发、系统集成带来了巨大的挑战。解决这些难题，需要硬件及软件等多方面的协同创新。

（四）编解码算法适用性不足

个体差异性在脑活动信号上更为凸显。同一疾病的不同病人、同一病人在不同情境下的神经信号有较大的差异，很难使用一套固定的神经信号编解码算法覆盖大多数的人群，这也限制了脑机接口技术的应用。

（五）脑机接口安全与伦理有待完善

脑机接口技术作为人与客观世界之间的一种连接方式，其安全性与风险控制需要加以重视。作为并非无懈可击的中介与信号传输方式，对于脑机接口系统的渗入与反向控制具有潜在风险，这也在客观上增加了人的决策的复杂性和不确定性。另外，脑机接口技术在人体上的应用及可能造成的后果涉及重大的伦理问题，其风险尚未可知。

针对上述挑战，目前脑机接口技术正朝着高带宽、微创或无创、双向交互等方向快速发展，极高带宽微创植入式脑机接口技术逐步成为一段时间内的研究重点。

第二节 电极

在脑机接口系统中，电极是记录或刺激神经活动的最重要部分。正如前文所述，电信号能够帮助人们了解大脑中神经元的功能，可以用于研究大脑区域之间的功能连接，是脑机接口最常采集的神经信号。最初 1875 年 Caton 首先在英国医学杂志上以摘要的形式报道了大脑皮层的连续电波[1]，1924 年 Berger 首次发表了人类脑电图（EEG）[2]。1950

---

[1] Caton R.（1875）. Electrical currents of the brain. The Journal of Nervous and Mental Disease，2（4）：610.

[2] Ormerod W.（2006）. Richard Caton（1842–1926）：pioneer electrophysiologist and cardiologist. Journal of medical biography，14（1）：30–35.

年科学家进一步发现可以从大脑皮层表面记录到尖峰活动[1]。随后 1959 年，Hubel 和 Wiesel 利用单神经元信号采集记录并绘制了猫的视觉皮层图，他们通过这项研究获得了 1981 年的诺贝尔生理学或医学奖[2]。对脑机接口领域的发展有最深远影响的工作来自 Marg 和 Adams，两位科学家在 1967 年的实验性癫痫手术的准备工作中在动物体内使用多个留置微电极（indwelling micro-electrodes）[3]。正是这项工作证实了植入微电极阵列（micro-electrode array，MEA）在记录大脑活动的同时可以最小限度地损伤大脑。

在这之后，服务于神经接口的神经电信号采集电极技术不断发展，如脑电图（EEG）、皮层脑电图（ECoG）、局部场电位（LFP）、单神经元记录和多神经元记录，这些电极按照使用方式可以分为非侵入性电极和植入式电极。非侵入性电极用于从颅骨外部捕获脑电图（EEG），而植入式电极则用于测量脑电图（ECoG）、局部场电位（LFP）或尖峰活动[4]。非侵入性电极也被称为头皮脑电极，因为它主要被应用于探测头皮脑电；而植入式电极也被称为侵入式电极，因为需要通过手术植入硬脑膜或皮层表面，或刺入大脑中，以测量和记录来自单个细胞或细胞组的脑电信号。侵入式电极可以简单分为穿透性（或深部脑电极）和非穿透性（皮层脑电极）两大类。头皮脑电极、皮层脑电极、深部脑电极三大类电极放置在大脑的不同位置，他们所采集到的大脑电信号呈现不同的精准度。

这三类电极又可细分为常见的五类，即头皮电极、皮层电极、刚性电极、血管支架电极、柔性电极。

一、五大电极分类

（一）头皮电极

头皮电极直接放置于头皮上采集脑电信号，是应用场景广泛的非侵入式电极。在实际使用中通常会采用集合多个电极的电极帽。其安全无创特性更易被使用者接受，

① Woldring S，Dirken M. N J.（1950）. Spontaneous unit-activity in the superficial cortical layers. Acta physiologica et pharmacologica Neerlandica，1（3）：369-379.

② Hubel D. H，Wiesel T N.（1959）. Receptive fields of single neurones in the cat's striate cortex. The Journal of physiology，148（3）：574.

③ Marg E，Adams J E.（1967）. Indwelling multiple micro-electrodes in the brain. Electroencephalography and clinical neurophysiology，23（3）：277-280.

④ Im C，Seo，J M.（2016）. A review of electrodes for the electrical brain signal recording. Biomedical Engineering Letters，6：104-112.

因此在非临床脑疾病诊疗、消费级脑科学应用等场景中得到了广泛的应用。按照使用方式的不同，非侵入式电极可以被简单分为湿电极和干电极两类[①]。

湿电极顾名思义需要溶解在电极基底和头皮接触的表面，需要一些导电膏（conductivepaste）来降低阻抗，以便电极和皮肤之间有更好的接触。导电膏通常由水、离子盐、表面活性剂、增稠剂和杀菌剂组成[②]，能够降低阻抗，通常认为湿电极在使用导电胶后可以达到低于 $10\,k\Omega$ 的电阻。此外，湿电极对运动伪影不敏感。也是因为这些优势，湿电极被称为非侵入式电极中的"黄金标准"。为了达到可用性、低阻抗、稳定的接触电位，湿电极最常用的材料是银或者氯化银[③]，亦有研究人员采用金杯电极[④]。对比其他金属，这两种材料均能够在与电解质接触时产生更好的噪声。湿电极也有许多缺点，最显著的一点就是使用不方便。通常使用湿电极需要较长期及烦琐的准备工作，包括预处理步骤中对头皮进行研磨角质层，甚至脱毛，清洁皮肤表面，用户会有不适感。此外，如果电极之间的距离太近，导电膏也许会接触并导致短路；或者由于水分蒸发以及皮肤组织的自固化能力，导电膏的导电性将随着时间的推移而下降，进而影响信号质量。在很多应用场景下，使用湿电极进行神经信号采集都需要受过专业训练的技术人员来操作。尽管如此，湿电极因其良好的信号质量和低侵入性而被广泛用于临床和科学研究。

随着便携性、快速应用及舒适度等需求的增长，头皮脑电极亟须改进。传统的湿电极尽管信号质量好，但其专业的操作需求，耗时长，用后清洗等固有缺点无法规避。为了克服湿电极在日常使用中的以上问题，干电极应运而生[⑤]。干电极是指在皮肤和电极表面之间不使用任何液体导电介质的电极，但在实际操作中，干电极也不一定是完全干燥的，使用过程中会有一些汗水作为电解质[⑥]。干电极实现了脑机接口系统

①　Yuan H，Li Y，Yang J，et al.（2021）. State of the Art of Non-Invasive Electrode Materials for Brain-Computer Interface. Micromachines，12（12）：1521.

②　Huigen E，Peper A，Grimbergen C A.（2002）. Investigation into the origin of the noise of surface electrodes. Medical and biological engineering and computing，40：332-338.

③　Merletti R（2010）. The electrode-skin interface and optimal detection of bioelectric signals. Physiological measurement，31（10）：E01.

④　Ku Y，Ahn J W，Kwon C，et al.（2018）. Electro-deposited nanoporous platinum electrode for EEG monitoring. Journal of Korean Medical Science，33（21）.

⑤　Chi Y. M，Wang Y. T，Wang Y，et al.（2011）. Dry and noncontact EEG sensors for mobile brain-computer interfaces. IEEE Transactions on Neural Systems and Rehabilitation Engineering，20（2）：228-235.

⑥　Lopez-Gordo M. A，Sanchez-Morillo D，Valle F P.（2014）. Dry EEG electrodes. Sensors，14（7）：12847-12870.

的便捷应用，但其与头皮的电连接仅靠微量的汗液，接触阻抗较高，且强烈依赖于压力，因此舒适度和信号质量及稳定性成为该项技术需要突破的技术难题。改进的干电极是电极产业落地的主流选项，各类材料制作的干电极技术逐渐发展起来以适应新的应用场景和需求。基于金属材料或导电聚合物材料的多脚柱式／爪式干电极、基于导电纤维的刷毛式干电极、基于三维打印的干电极等，在提高使用便捷性的同时，也通过材料改进和结构设计优化不断地降低电极与皮肤的接触阻抗，提高使用舒适度和应用性。

总体来说，无论是在医疗领域还是在脑机接口领域，非侵入电极中湿电极目前都是信号质量和安全性方面最平衡的选择。尽管已经做出了许多努力来提高干电极的性能，但与干电极收集的信号质量相比，湿电极记录的信号质量要好得多[1]。头皮电极受限于使用位置，采集到的主要是头皮表面大脑神经突触后电位总和。为了获得更高质量的神经信号采集，需要考虑采用以下几类植入人体的侵入式电极。

（二）皮层电极

大脑信号根据记录电极的大小和位置捕获神经网络的不同属性。皮层脑电图（ECoG）是指从直接放置在癫痫患者皮质表面的大电极（通常直径为两三毫米）获得的信号，用于定位癫痫发作焦点[2]，这也越来越多地用于研究大脑认知、进而服务于脑机接口。在定位癫痫发作焦点的临床应用中，完成定位后神经外科医生通过手术切除导致癫痫发作的大脑区域。致痫皮层的准确估计及其切除需要依赖皮层电极的空间分布。因此通常皮层电极是一类扁平形状的非穿透性电极，用于侵入性较小的方法，例如颅脑电图、硬膜外皮层脑电或皮质层脑电记录。亦有科学家使用皮层电极打造出一个集成的脑机接口系统服务以为中风病人，该系统使用 ECoG 信号在患者手的运动过程中实现特征提取，并通过模仿运动来控制假手完成病人的手部动作[3]。虽然皮层电极的网格和条带形态能够大面积覆盖在大脑皮层的裸露表面，但它们通常被植入皮层而不会到达更深的大脑结构。

————————————

① Hinrichs H, Scholz M, Baum A K, et al.（2020）. Comparison between a wireless dry electrode EEG system with a conventional wired wet electrode EEG system for clinical applications. Scientific reports, 10（1）: 1–14.

② Buzsáki G, Anastassiou C A, Koch C.（2012）. The origin of extracellular fields and currents——EEG, ECoG, LFP and spikes. Nature reviews neuroscience, 13（6）: 407–420.

③ Yanagisawa T, Hirata M, Saitoh Y, et al.（2011）. Real–time control of a prosthetic hand using human electrocorticography signals. Journal of neurosurgery, 114（6）: 1715–1722.

从大脑信号原理来说，大脑也许存在一些互相独立的功能分区，这些不同分区在信息处理过程中会相互作用[1]。因此，神经科学研究的一大主要目标便是确定负责几个神经元群体之间神经元相互作用的机制[2]。在这个前提下，科学家通常会进行大脑大面积神经元通信研究，其中值得探究的一个有趣的大脑信号叫局部场电位（LFP），其度量的主要是一定体积神经元组织内突触前和突触后活动（或者说同步化的突触后电位）[3]。研究表明，局部场电位与感觉处理，运动计划，视觉运动相互作用和更高的认知功能（如注意力，记忆和决策）有关[4]；同时局部场电位能够传达神经元尖峰活动（spike activity）中不存在的相关信息[5]。因此，作为一种能够记录来自大脑大部分的 LFP 信号的技术，皮层脑电可能有助于理解允许神经元群体相互作用的潜在机制。

在过去的几十年里，材料科学领域的进步也产生了具有生物相容性和灵活性的新材料，特别是利用微机电系统技术（MEMS）实现了毫米级，甚至微米级精度的高密度平面多电极阵列。更为精密的制造是为了从皮层获得更高的大脑信号空间分辨率，同时减小电极阵列的尺寸。在制造工艺层面，扁平形状的柔性多电极阵列的研制也进展颇多，近年来各国的研究团队都基于聚合物材料开发出了制造工艺，例如英国剑桥大学的研究团队通过将金属薄膜直接图案化到聚二甲基硅氧烷（polydimethylsiloxane，PDMS）弹性基板上，为 MEMS 工艺制备微电极开辟了新方向[6]。另一个来自欧洲的团队开发了一款 252 通道的微加工皮层脑电极阵列，它由薄聚酰亚胺箔基板制成，包围溅射铂电极位点和导体路径；该阵列为 35 毫米乘 60 毫米，旨在覆盖一大块猕猴脑皮

① Varela F, Lachaux J P, Rodriguez E, et al.（2001）. The brainweb: phase synchronization and large-scale integration. Nature reviews neuroscience, 2（4）: 229-239.

② Fries P（2005）. A mechanism for cognitive dynamics: neuronal communication through neuronal coherence. Trends in cognitive sciences, 9（10）: 474-480.

③ Herreras O（2016）. Local field potentials: myths and misunderstandings. Frontiers in neural circuits, 10: 101.

④ Obien M E J, Deligkaris K, Bullmann, et al.（2015）. Revealing neuronal function through microelectrode array recordings. Frontiers in neuroscience, 8: 423.

⑤ Womelsdorf T, Schoffelen J M, Oostenveld, et al.（2007）. Modulation of neuronal interactions through neuronal synchronization. science, 316（5831）: 1609-1612.Wang, X. J.（2010）. Neurophysiological and computational principles of cortical rhythms in cognition. Physiological reviews, 90（3）: 1195-1268.

⑥ Adrega T, Lacour S P.（2010）. Stretchable gold conductors embedded in PDMS and patterned by photolithography: fabrication and electromechanical characterization. Journal of Micromechanics and Microengineering, 20（5）, 055025.

层，这套皮层电极在植入四五个月后依旧能保持信号质量[①]。

　　除了基于聚合物材料的制备方式，中科院上海微系统所通过蚕丝工艺打造的皮层电极，其生物相容性更为优异。蚕丝绸支持的柔性电极集成了多种对可定制的颅内应用有价值的功能和特性（例如，与皮质表面的生物相容性和自发共形耦合、时空 ECoG 检测 / 监测、电神经生理学神经刺激 / 解码、治疗分子的可控装载 / 递送以及操作状态的并行光学读出），展现出了更强的临床应用友好性。与现有工作相比，丝不仅具有最初支撑和共形输送这些薄金属装置的功能，而且还用作可控原位药物输送的载体、监视器（通过制造衍射光学元件图案）用于电极的保形附着和药物释放，展示了蚕丝材料的"一体化"能力[②]。这些 MEMS 制备工艺能够打造出柔软、薄且灵活的皮层电极，使得电极能包裹直接放置电极的大脑弯曲或起皱部位。

　　皮层电极记录提供了有用的信息，但不可否认也存在一系列限制因素。最显著的一点就在于受制于其形态，皮层电极只能采集大脑皮层表面 2mm 深部的电信号，也就是说皮层电极采集的信号是一个相对大数量的神经元的活动总合，这不可避免地给神经信号解码带来了一定阻碍[③]。

（三）刚性电极

　　刚性电极是侵入式电极的代表，其技术较成熟，稳定性好、电极密度高、耐体液腐蚀，密歇根电极和犹他电极是最具代表性的两种刚性电极。典型的如基于硅基的类密歇根电极式的神经像素[④]（neuropixels）探针结合了光学和电学记录技术的优点，即经典微电极探针的高时间分辨率和光学记录的高神经元覆盖率密[⑤]。包括犹他电极阵列则由另一种硅基结构定义[⑥]，该结构由聚酰亚胺绝缘的梳状多个锐针组成[⑦]，从每个电

　　① Rubehn B, Bosman C, Oostenveld R, et al.（2009）. A MEMS-based flexible multichannel ECoG-electrode array. Journal of neural engineering, 6（3）：036003.

　　② Shi Z, Zheng F, Zhou Z, et al.（2019）. Silk - enabled conformal multifunctional bioelectronics for investigation of spatiotemporal epileptiform activities and multimodal neural encoding/decoding. Advanced Science, 6（9）：1801617.

　　③ Parvizi J, Kastner S.（2018）. Promises and limitations of human intracranial electroencephalography. Nature neuroscience, 21（4）：474-483.

　　④ Steinmetz N A, Aydin C, Lebedeva, et al.（2021）. Neuropixels 2.0: A miniaturized high-density probe for stable, long-term brain recordings. Science, 372（6539）：eabf4588.

　　⑤ Wise K D, Angell J B, Starr A.（1970）. An integrated-circuit approach to extracellular microelectrodes. IEEE transactions on biomedical engineering,（3）：238-247.

　　⑥ Campbell P K, Jones K E, Normann R A.（1990）. A 100 electrode intracortical array: structural variability. Biomed. Sci. Instrum, 26：161-165.

　　⑦ Jones K E, Campbell P K, Normann R A.（1992）. A glass/silicon composite intracortical electrode array. Annals of biomedical engineering, 20：423-437.

极尖端（shank）传递脑电信号，这些尖端偶尔有不同的长度以针对大脑的不同区域。这些用于细胞外记录的金属电极，除了与组织接触的微小尖端，均是使用绝缘的导电金属制造的，它们在测量细胞外动作电位方面具有关键优势，因为它们具有较低的高频阻抗和高信噪比，以及更好地渗透到大脑中的机械性能。

早期科学家使用犹他电极植入猫咪大脑视觉皮层来探索犹他电极的长期稳定性，研究人员发现六成以上的电极在半年的植入时间后还能保持一定程度正常工作[①]。2004年，Cyberkinetics 公司生产的犹他植入式电极获美国食品药品监督管理局（FDA）批准，成为世界上首个可用于临床的植入式电极，也是目前世界上唯一一款。犹他电极也是通过 MEMS 技术制作而成，电极的长度、数目、大小均可根据实际需求定制，具有高密度，高通量，小尺寸等特点，它可以同时采集数十个甚至上百个神经元的放电情况，从而可以满足大部分神经电生理实验的需求。通常犹他电极长度为1.0~1.5 mm，微针尖端电镀上金属材料（铂，氧化铱）用于信号采集，其余部分和底托均被聚酰亚胺包裹，用于保证相互靠近的两个电极之间不会因短路造成信号丢失，并且聚酰亚胺和神经细胞的生物相容性好，适合长期植入。

犹他电极于 2004 年通过美国食品和药物管理局（FDA）认证，该电极在颅内植入时间的最长记录为一千余天，有效记录时间一般在三个月到一年半。犹他电极的阻抗小，结构强度较高，因此既可以用于信号记录电极，也可以用作电刺激电极。2005年，FDA 首次批准 Cyberkinetics 公司对九位病人进行第一期运动皮层脑机接口临床试验。高位截瘫患者 Matt Nagle 成为第一位利用植入式脑机接口来控制机械臂的病人，利用植入运动皮层的电极完成了机械臂控制、移动电脑光标等任务。随后，基于犹他电极开展的临床研究相继展开，科研成果不断出现在 *Nature* 及 *Science* 等顶级期刊上。2006 年 Donoghue 团队实现瘫痪病人利用皮层脑电控制鼠标收发邮件和看电视等操作[②]；2008 年 Schwartz 团队实现猴子用皮层脑电控制五个自由度的机械手，完成自我喂食的任务[③]；2012 年 Donoghue 团队在瘫痪病人身上实现皮层脑电控制八个自由度的机械手，完成自主喝咖啡的任务[④]。

① Rousche P J, Normann R A.（1998）. Chronic recording capability of the Utah Intracortical Electrode Array in cat sensory cortex. Journal of neuroscience methods, 82（1）: 1–15.

② Hochberg L R, Serruya M D, Friehs G M, et al.（2006）. Neuronal ensemble control of prosthetic devices by a human with tetraplegia. Nature, 442（7099）: 164–171.

③ Velliste M, Perel S, Spalding M C, et al.（2008）. Cortical control of a prosthetic arm for self-feeding. Nature, 453（7198）: 1098–1101.

④ Hochberg L R, Bacher D, Jarosiewicz B, et al.（2012）. Reach and grasp by people with tetraplegia using a neurally controlled robotic arm. Nature, 485（7398）: 372–375.

然而，构成长期神经记录电极的金属必须考虑慢性反应，包括被组织液溶解和引起胶质纤维组织包封的炎症反应。换言之，由于这类刚性电极硬度远高于脑组织，难以随大脑运动，容易形成愈伤组织从而减弱信号。以上介绍的皮层电极刚性电极阵列需要通过开颅手术直接植入大脑，这会导致炎症组织反应。

（四）血管支架电极

在神经信号采集的过程中，无论是皮层电极还是硬质电极，要完成脑电信号的采集都需要采用开颅手术来完成电极的植入，而血管内治疗的发展技术提供了一种从深部脑结构记录脑电图的微创途径。与血管支架相似，这一系统不会导致长期炎症或者对大脑产生损伤。血管内脑电记录技术最早由墨尔本大学科学家 Oxley 等人发表在 *Nature Biotechnology* 期刊上[①]，其基本形态如下图所示，在设备设计、设备部署位置方面类似可伸缩的血管支架。Oxley 等人通过 MRI 确定 50 例患者浅层皮层分析腔内直径为 2 至 8 毫米的静脉，随后透过血管将电极导入，用于测量来自感觉运动皮层的神经活动。由于绵羊大脑中有与人类的中央沟静脉相当的静脉，因此绵羊被该研究团队用来作为模式动物。该团队使用自膨胀支架通过植入皮质浅静脉的电极阵列导管，对来自绵羊运动皮层的神经活动完成了长达 190 天的长期记录。与硬膜下以及硬膜外表面阵列记录进行比较可以发现，血管支架电极能够与硬膜外电极阵列的性能相当，但对比硬膜下电极阵列的性能略有差距。研究人员于 2018 年发表会议文章阐述将血管支架电极用于刺激大脑神经活动的可能性[②]。

这种植入血管的电极矩阵，即使用被动支架电极记录阵列从静脉内长期记录大脑活动，目前被商业脑机接口公司 Synchron 注册商标为 Stentrode。作为血管支架电极的创新技术发明人，Oxley 出任了 Synchron 首席执行官。作为一套植入系统，Stentrode 由脑血管支架、植入式传输单元和外部终端组成。其中脑血管支架与电极融合，通过微创介入手术置入脑静脉。通过电极采集大脑电信号，从而作为脑机接口。致力于将尝试相关动作的想法转换成无线蓝牙命令，从而帮助患者与护理者沟通，改善他们的日常功能。该系统的目标是让瘫痪患者能够使用数字设备。在向美国食品和药物

① Oxley T J, Opie N L, John S E, et al.（2016）. Minimally invasive endovascular stent-electrode array for high-fidelity, chronic recordings of cortical neural activity. Nature biotechnology, 34（3）: 320-327.

② Opie N L, John S E, Rind, G S, et al.（2018）. Focal stimulation of the sheep motor cortex with a chronically implanted minimally invasive electrode array mounted on an endovascular stent. Nature Biomedical Engineering, 2（12）: 907-914.

监督和管理局（FDA）申请五年后，Synchron 于 2021 年 7 月获得美国人体试验批准。Stentrodes 作为治疗一系列神经系统疾病的神经接口可能具有广泛的应用。目前这一系统通过颈静脉植入大脑的运动皮层，植入后可以将采集到的大脑活动信号转化成标准化的数字化语言。这套进入人类临床阶段的 brain.io 系统已经实现了让瘫痪患者能够在不用手的情况下，完成日常活动，包括发短信、写电子邮件、上网购物和获得远程医疗服务。

血管支架电极的将血管支架和电极巧妙结合，能够难避免脑组织损伤和炎症发生，大大增加了脑机接口植入安全性及系统长期在体稳定性。2022 年底，我国一家脑机接口企业应脉医疗首款突破性经血管脑机接口系统于上海完成一例动物实验，术中研究团队在绵羊颅内靶静脉植入一款自主研发的血管内支架电极，并通过该电极成功记录到特定脑区 ECoG 信号。据介绍，应脉医疗自主研发的血管介入式脑机接口，同样基于血管植入的技术路径，但采用和 Synchron 公司不同的设计工艺，拥有自主知识产权，在实现相同信号采集精度的同时，具有更低的阻抗和更低的成本等优势。应脉医疗研究团队利用不同记录系统对全麻状态下绵羊特定脑区电位进行记录，研究团队将血管支架电极与传统电极收集的脑电进行对比，验证了应脉医疗自主研发的血管内支架电极良好的信号记录能力，为后续开展信息解码、外部设备交互、神经调控提供了高质量的脑电信息源和可靠途径。

经血管介入的血管支架电极，可以避免侵入性植入手术造成的脑组织损伤，因此也是目前备受关注的脑机接口技术路径。

（五）柔性电极

传统的植入式微电极由金属和硅等硬质材料制备而成，形成了以密西根电极和犹他电极为主的硬质电极。然而越来越多的证据表明，由于机械性质不匹配，硬性神经接口装置在神经组织中的长期存在会引起强烈的免疫反应，导致逐渐被神经胶质包裹，直至电极失效。为了降低神经组织的免疫反应程度并延长神经电极的使用寿命，已经开发出了多种柔性神经电极。随着微纳加工技术和电极材料不断发展，微电极趋向于柔性、小型化、高通量和集成化发展，形成了以微丝电极、硅基电极和柔性电极为主的多元化发展局面。柔性电极的弹性模量和剪切模量与脑组织类似，可以适应大脑的弯曲拓扑结构，柔性材料应具备良好的生物相容性、柔韧性和微加工工艺兼容性，聚二甲基硅氧烷（PDMS）、聚酰亚胺（PI）、聚对二甲苯（Parylene）等是常用材料。

高性能柔性微电极对长期稳定慢性记录具有重要意义。当前，最为典型的马斯克投资的 Neuralink 正发展基于柔性神经的脑机接口技术，并持续推动其应用。2019年7月，马斯克（Elon Musk）创办的脑机接口公司 Neuralink 基于柔性聚酰亚胺材料，使用半导体集成工艺，实现了高通量柔性神经电极，引领了脑机接口第二次技术创新。2021年2月，Neuralink 继上一年8月在猪颅内植入脑机接口微系统后再次发布最新进展，一只名为 Pager 的9岁猕猴在脑内植入了无线脑机接口设备。经过训练后，它可以通过"意念"直接精确控制光标在屏幕上的移动。该展示成果在信号采集、数据处理和系统集成等三个方面均代表着当前脑机接口核心技术的最高水平和发展趋势。Neuralink 技术路线被认为是植入式脑机接口未来五到十年的发展方向，产品发布后掀起了植入式柔性脑机接口在大众生活、学术研究、市场投资多方面的热潮。

与此同时，其他研究团队也在柔性电极、高通量电生理检测方面做了相关研究。2015年，哈佛大学的 Charles Lieber 教授团队[1]制造出厘米宽度的二维网状集成电极，能用100微米直径的针头将该电极注射到大脑组织内。这种网状电极能填充在组织间隙，在计算机辅助下，纳米级电线能将神经活动电信号传递出来，也可以作为刺激电极提供电流。16个电子元件的集成电极植入麻醉的小鼠大脑内，可以实现同时对不同神经元进行刺激和记录的目的。经过连续五周的记录，信号仍然稳定，没有发生明显免疫排斥反应。2017年，项目团队魏晓玲等人[2]通过减小加工的神经电极尺寸，选用柔性的高分子 SU8 材料，制成了超小超柔性的神经电极，并通过穿针引线的方式进行植入活体记录。该类神经电极在微创植入方面具有无可比拟的优势，其植入时所造成的占空比最小，同时可以达到长期记录无瘢痕的目的，为目前更加安全的侵入式脑机接口提供了新的有益的尝试，给植入式神经探针提供了新的思路。2019年，方英等人[3]利用超薄的柔性聚酰亚胺材料制作了柔性的神经电极，并通过在热的聚乙二醇聚合物中成型后植入活体，聚乙二醇可在脑组织内降解代谢，释放后的超细柔性神经纤维电极能够原位、精准测量清醒大脑内侧前额叶皮层中多个神经元电活动。该种电极常被称为神经流苏。

————————

[1]　Xie C, Liu J, Fu T M, et al.（2015）. Three-dimensional macroporous nanoelectronic networks as minimally invasive brain probes. Nature materials, 14（12）: 1286-1292.

[2]　Luan L, Wei X, Zhao Z, et al.（2017）. Ultraflexible nanoelectronic probes form reliable, glial scar-free neural integration. Science advances, 3（2）: e1601966.

[3]　Guan S, Wang J, Gu X, et al.（2019）. Elastocapillary self-assembled neurotassels for stable neural activity recordings. Science advances, 5（3）: eaav2842.

以上柔性电极研究都集中在神经电生理检测，存在信息缺失问题。神经细胞通过电生理和电化学信号完成各种复杂的信息传递与整合功能。因此柔性电极在多模态检测（电生理和电化学双模神经信号）方向的研究，有利于理解神经传导通路的作用机制，对神经系统功能的全面了解是为脑部疾病的神经调控提供更加准确依据的前提和基础。比如2014年，德国弗莱堡大学的Urban团队[①]开发出一种基于聚合物衬底的柔性微传感器，用于监测体内神经递质和能量代谢。该脑电极以聚酰亚胺为基底材料，聚合物材料SU-8作为绝缘层，采用修饰有渗透选择性膜和酶膜的铂微电极。将其植入大鼠的大脑皮层，实现谷氨酸和乳酸浓度的活体检测。实验表明，该柔性电极可在磷酸缓冲盐（PBS）溶液中存储四周，其采用的固定化酶的方法可使传感器具有较长时间的稳定性。2015年，梅努斯大学的John P. Lowry团队[②]介绍了用于胆碱的实时敏感性和选择性检测的聚合物酶复合生物传感器。电极选用铂-铱合金（90%铂/10%铱）材料，修饰有胆碱氧化酶、PPD和稳定剂（MMA、醋酸纤维素、BSA、戊二醛和PEI），直径达到175μm。将该电极植入大鼠的纹状体，虽然其对行为激活有快速反应，但对体内基线数据的分析表明，植入后至少十四天内存在较为稳定的信号。2017年，该团队[③]使用相同材料的电极开发了一种基于过氧化氢的微电化学生物传感器，在自由运动大鼠体内对过氧化氢进行实时神经化学监测。利用叠氮化钠（SA）和巯基丁二酸盐（MCS）这两种过氧化氢酶降解抑制剂，可实现酶活性十二天的连续稳定监测，该研究对柔性神经电极在电化学信号的长期在体检测应用方面具有重要的启示作用。

以上研究表明，基于超薄柔性电极的神经电极在动物体中显示出了极好的生物相容性，以及长期植入的信号稳定性。考虑大脑的复杂性和脆弱性，基于柔性电极的高可靠脑机接口可以成为解决多种神经相关疾病的潜在方法。硬质微电极和脑组织之间存在机械失配问题，会对生物体的正常活动造成继发性脑损伤，不适用于长时间的慢性实验。具有高生物相容性的柔性微电极器件有利于缓解免疫反应，提高信号质量，

① Weltin A, Kieninger J, Enderle B, et al.（2014）. Polymer-based, flexible glutamate and lactate microsensors for in vivo applications. Biosensors and Bioelectronics, 61: 192-199.

② Baker K L, Bolger F B, Lowry J P.（2015）. A microelectrochemical biosensor for real-time in vivo monitoring of brain extracellular choline. Analyst, 140（11）: 3738-3745.

③ O'Riordan S L, Lowry J P.（2017）. In vivo characterisation of a catalase-based biosensor for real-time electrochemical monitoring of brain hydrogen peroxide in freely-moving animals. Analytical Methods, 9（8）: 1253-1264.

对实现大脑活动长期稳定的慢性记录具有重要意义。

二、核心性能需求分析

人类大脑有超过 800 亿个神经元，控制人体的基本生理、外部感知、肢体运动、情绪记忆等多种复杂功能活动。对于大脑活动机理更深入的研究、跨脑区协同功能监测等基础及临床研究中，大量的神经信号的编解码有助于提升准确性与可靠性。脑机接口在电极层面主要有两条技术路线，一条是直接贴附在头皮上的非植入式头皮脑电极，另一条是植入颅内的植入式电极（包括非穿透性皮层电极、穿透性刚性血管、柔性电极），两条技术路线对电极核心性能的需求有所不同。

非植入式脑机接口不依赖于外科手术、且所有设备置于人体外部，因此具有良好的生物安全性。对于非植入式脑机接口，脑部电极需要消除头发阻抗造成的干扰。角质层是皮肤的顶层，具有高阻抗。为了降低头皮阻抗，通常要在电极和头皮之间加入导电介质。然而，这种方法虽然在短期内能获得质量较好的信号，但是往往由于导电介质易失水导致信号质量失真，脱水率会影响灵敏度，因此适合做一次性电极，不适合长时间使用，成本极高。同时测试环境受限，微弱的滑动和偏移均会带来运动伪影，并且操作过程复杂、舒适度体验感极差，甚至有可能会触发皮肤刺激性和过敏性反应。非植入式脑机接口电极的核心需求将依旧围绕易用性以及信号精度展开，推动居家消费场景的不断发展。但因为脑膜、脑脊液、颅骨等对神经元放电信号的衰减和散射，它检测到的脑电只能携带非常有限的信息，空间分辨率和时间分辨率非常低，有其不可逾越的极限。

相比无创的非植入式脑机接口，植入式脑机接口将探测电极直接置于在大脑内部，尽管具有较高的安全风险和技术挑战，但是由于电极直接与神经元紧密接触，该方式在信号质量、空间分辨率和神经调控精度等关键性能上有着天然的优势。以下核心性能需求分析将主要围绕侵入式脑机接口电极展开。

首先，高通量电生理是探索复杂神经网络的底层硬件基础，根据神经科学理论推测，万道是达到流畅运动控制、高分辨视觉重建等实用性应用的必要条件之一。因此，高通量电生理是脑机接口未来发展的关键技术。半导技术的发展，给神经科学带来了巨大的推动作用。例如利用 CMOS 技术，可以在硅上制造更多的更小更多的神经电极，同时有更小的输入 / 输出端口。典型的如基于硅基的类密歇根电极式的神经像素（neuropixels）探针结合了光学和电学记录技术的优点，即经典微电极探针的高时间分辨率和光学记录的高神经元覆盖率。全脑正常工作需要多个脑区协同，更高通量的脑机接口可以监测到更多神经元的活动，从而能够更加精细地解析大脑。高通量微电极将为拓展全脑神经科学研究奠定重要基础。为了获取更丰富的神经元动态，神经微电极被要求同时记录尽可能多的单个神经元的电活动。现有植入式微电极通量远小于大脑神经元数目，发展新型高通量微电极，实现批量化的高时空分辨率脑电信号采集，对于追踪神经环路活动以及解析全脑尺度的神经网络功能等基础神经科学研究至关重要。

其次，由于高通量神经电生理电极面临通道数多、采集密度高和工艺精度高等挑战，因此需要通过有效合理的电极结构设计，结合多种不同的图案化工艺技术，实现在有限面积上高带宽金属走线设计，满足小尺寸、高通量需求。因此与高通量平行的另一大核心性能需求便是高集成度。为了达成高集成度电极，目前生产工艺多基于生物相容性良好和机械性能极佳的柔性聚合物材料，结合与半导体加工工艺兼容的柔性精准微纳加工技术构建合适厚度、力学性能、柔韧度等可调节的超柔性电极基底封装层。面对不同的研究及临床应用需求，柔性电极植入端单束电极宽度小于 100 μm，厚度小于 2 μm，介于神经元大小的结构尺寸与器件厚度，可以在保证电极与脑部组织良好的结构贴覆性同时减少由于局部微运动造成的组织损伤，减少胶质瘢痕的生成，提升长期在体稳定性。

总结来说，目前脑机接口对于电极部件，特别是侵入式电极的核心技术需求在于，如何在有限尺寸内大幅提高单器件电极位点集成度并减小后端面积，实现小尺寸、高通量的柔性神经电极。换言之，大规模、高时空精度、高工作稳定性的电极将会是未来脑机接口技术的重要组成部分。

第三节　芯片

芯片即集成电路（IC），是由半导体材料（通常是硅）制成的微型电路板组成的小型电子电路。电路板包含多个电子元件，例如晶体管、二极管、电容器和电阻器，它们相互连接以执行特定功能。芯片制作过程涉及使用光刻技术在一小块半导体材料（称为晶圆）上创建电路元件图案，将数千甚至数百万个电路元件放置在单个芯片上，从而可以创建体积小、重量轻且节能的复杂电子系统。芯片广泛用于各种电子设备，例如计算机、智能手机、电视和医疗设备。它们使电子行业发生了革命性的变化，使生产价格适中且广泛使用的高度复杂的电子系统成为可能。芯片作为高度集成的半导体电路，在不同的应用场景中具有一定的特殊功能如数据采集、逻辑控制、信息存储、通信、供电等。在脑机接口系统中芯片是重要的环节，其核心作用是实现模拟信号转化为数字信号的过程，其中包括数据读取、刺激控制、无线通信等。

在芯片设计中，有几个关键指标需要考虑，包括功耗、尺寸、性能等。功耗是指电路运行所需的功率，功耗越高，芯片耗电量大，发热也随之升高，而最大限度地降低功耗对于减少电路产生的热量、延长便携式设备的电池寿命以及降低运营成本至关重要。芯片的尺寸也是一个重要的考虑因素，它会影响电路在印刷电路板（PCB）或电子设备中占据的物理空间，同时也和芯片制造的成本息息相关，尺寸越大成本越高，因而芯片尺寸也会直接影响后续大规模生产制造的商业可行性。最后性能是指电路运行的速度和精度，通常考虑的性能指标包括速度、频率响应、信噪比和失真等。总的来说，在这些关键指标之间取得平衡对于集成电路的成功设计和生产至关重要，不同指标之间也存在有一定的相互制约。在脑机接口系统中，特别是侵入式脑机接口系统中，对芯片设计的要求尤其强调功耗低、高通道数，以及高集成度。功耗低可以延长脑机接口设备的持续工作时间；高通道数能最大限度地实现全面了解大脑活动；而高集成度可以减小脑机接口植入体内设备的大小。

脑信号采集芯片是将脑信号直接转化为数字信号的核心硬件，也是脑信号读取与解码，脑部疾病诊断与调控所依赖的工具。总的来说，随着集成电路技术的快速发展以及电路与神经科学融合研究的持续探索，脑信号采集技术朝着微型化、轻量化、高通量、分布式采集等方向不断前进。针对脑机接口的应用、算法、硬件以及范式的研究内容也逐渐丰富，植入式与非植入式脑机接口系统通过电极与采集硬件对脑信号进行采集、处理和解码，从而实现对脑科学基础理论、脑疾病以及脑控外设的探索与研究。植入式脑电芯片系统的技术挑战包括高灵敏度神经信号检测，抗工频、神经刺激干扰，高通量、高密度，超低功耗以及高能效的无线数据传输与供能。

脑机接口系统对于芯片技术有四大主要需求，包括低功耗高集成度、无线化数据传输及充电、采集刺激双向功能、片内脑电信号处理。

一、低功耗高集成度

作为电极和后端神经信号采集系统中间最重要的一环，神经信号处理芯片的性能提升直接决定着高通量的脑机接口技术能否在高通量脑机交互领域带来实际的应用价值。近年来，脑机交互技术逐渐从大型医用设备向便携、穿戴以及植入式方向发展。神经性症状，例如癫痫，检验设备通过精确量化神经信号，可以帮助医生调整用药剂量和研究发病机理，但由于癫痫具有突发性，需要医护人员对患者进行长期监护，每个患者单独使用价格高昂的医疗设备，且长期保持静止，这使得患者不能正常生活，同时也降低了神经信号的真实性。无线便携式 EEG 监测设备的发明，缓解了上述问题，但仍需要在患者头皮上布满电极，患者不能大幅度运动，采集到的脑电信号微弱，受外界干扰较大。随着高密集微电极或微电线阵列的出现，近几年提出的植入式脑电监测芯片，与微电极工艺兼容，能监测多个神经元的电信号，受外界干扰小，显著提高了分辨率，为医学和神经科学的研究提供更精准的数据。因此芯片成为实现高效脑机交互的重要载体。

目前脑电芯片前端的设计有多种方法。常规方法是将脑电微弱信号经过仪表放大器放大后，再通过精密模数转换器（ADC）进行量化，该方法设计自由度高，可以很好满足要求，各通道采用矫正模式能进行很好的匹配。仪表放大器（IA）作为决定输入噪声的首要模块，占据了前端电路的大部分功耗。目前 IA 的主要类型是交流耦合型 IA 和直流耦合型 IA。针对 $100\sim300\text{mV}$ 的电极直流失调和 $0.1\sim0.5\text{Hz}$ 的高通截止频率，交流耦合型 IA 的主要特点是电容隔直输入和伪电阻或占空比电阻偏置，直流耦合型 IA 的主要特点是采用了积分器反馈。伪电阻的提出，用于交流耦合型 IA 时，其隔直电容由片外 nF 级电容变为片内 pF 级电容，实现了全集成和 $G\Omega$ 级的输入阻抗；用于直流耦合型 IA 时，积分器采用 pF 级积分电容就能使 IA 的高通截止频率为 0.1Hz。由于伪电阻精度低，占空比电阻可以作为大电阻，显著提高 IA 高通截止频率的 PVT 特性。另外为了提高直流耦合型 IA 的高通截止频率的精度，选用开关电容积分器或者数字滤波器与数模转换器（DAC）结合的方案，可以有效减低芯片面积。

针对 IA 的低功耗与低噪声特性，研究近况如下。交流耦合型 IA 有闭环结构和开环结构。闭环结构中常出现的是伪电阻反馈，要满足 $0.1\text{Hz}\sim7\text{kHz}$ 内的等效输入噪声在 $3\mu\text{V}$ 以下，功耗一般为 $10\mu\text{W}$ 以上。开环结构采用伪电阻或占空比电阻偏置，由于其结构简单，$4.3\mu\text{W}$ 下能实现 $2.4\mu\text{V}$（AP）和 $3.6\mu\text{V}$（LFP）的输入噪声，但开环结构线性度差。斩波结构引入交流耦合型 IA 中，降低了功耗和噪声，但是斩波开关放到输入管栅极之前会引入额外的噪声，放在输入管漏极之后，输入管仍决定着功耗和噪声拐角频率，$3.8\mu\text{W}$ 下有 $4.7\mu\text{V}$（AP）和 $3.7\mu\text{V}$（LFP）的输入噪声。直流耦合型 IA 使用斩波结构可以降低功耗和噪声，高通截止频率在 $0.1\sim0.5\text{Hz}$ 内可调且精度高，同时提升了放大器共模抑制比（CMRR）和电源抑制比（PSRR），2.8μW下有5.2μV（AP）和1.8μV（LFP）的输入噪声，CMRR和PSRR在100dB以上。但该结构输入阻抗较低，采用正反馈或者输入预充电技术可以提高输入阻抗。采用数字自适应滤波器设计技术能够实现大于60dB的伪影消除能力，使得高压刺激可以和高性能神经信号记录集成在一颗芯片上。

植入式脑电监测，需要超低功耗，中等采样率和中等分辨率的ADC，电容型特定吸收比率（SAR）ADC是研究热点。针对低功耗，一方面降低电源电压（0.3V–0.5V），适用电池与无线能量采集；另一方面改进DAC开关方案与比较器结构。对于DAC，有Monotonic、vcm–Based、Tri–Level、sub–ranging、reset energy技术，目的是减小重分配时电荷移动造成的能量损耗。对于比较器，低压下多采用动态比较器，有majority voting、Hybrid SAR with TDC、Edge–Pursuit等。针对医疗应用，在几千赫兹的采样率下，开关漏电严重，保持比较时出现两三个LSB的误差，为此串联开关MOS管、在栅极提供负压减小漏电，或者相对增大采样时间和减小保持比较时间，采样时关闭DAC后续模块以降低功耗。

为了提高SAR ADC的精度，一方面减小DAC电容阵列的失配效应，另一方面优化后续放大器和比较器的速度和失调。针对DAC中电容的失配，可以适当增大电容面积并在版图中采用部分共中心排布；可以采用数字校正、过采样以及失配误差整形等技术。针对放大器和比较器，较常见的是前置放大器和锁存比较器级联，并采用自归零技术，增大比较速度和减小失调。

为了继续降低功耗，有研究人员提出脑电信号直接输入模数转换器进行量化的方法，使得单个通道的功耗在630nW，等效输入噪声小于1.2μV，有效位数为12bit。该种方法采用过采样和噪声整形技术，适用于LFP和ECoG信号，但其输入阻抗低，在1MΩ左右，对于具有10kHz带宽的AP信号，其输入电阻降到100KΩ以下，会严重衰减输入信号，长时间500pA以上的输入电流加剧了组织的损伤。还有研究人员提出基于压控振荡器（VCO）的前端结构，根据输入电压调制成相应频率，通过特定的时间窗口量化LFP信号，其功耗为7μW，有效位数为12bit。该方法有很大的输入动态范围，特别适用于带有神经刺激功能的脑电芯片，因为人为神经刺激会产生几十毫伏以上的差分信号与几百毫伏以上的共模信号。但该结构的等效输入噪声为5.2μV，CMRR较低，为66dB，对AP信号的采集存在限制，每个通道通过数字矫正进行匹配的过程较烦琐。

前沿芯片技术目前来说很大程度还是一个欧美主导的技术领域，目前最具代表性之一的项目是由美国国防部高级研究计划局（DARPA）资助的 Paradromics 公司。2020 年，该公司研发团队已发表了其 65536 个通道脑机接口系统的动物实验结果（基于老鼠及绵羊），采用了微线 CMOS 技术定制的专用集成电路（ASIC）以实现连接不同长度、数量、和间距的植入电极，创建适用于不同实验模型的高度通用的系统[①]。据该文章介绍，Argo 系统中的芯片设计旨在放大和过滤来自高密度微线阵列的神经信号，由 Paradromics 和 Caeleste、CVBA（比利时）共同设计，采用 180 纳米 CMOS 工艺技术节点由 X-FAB Silicon Foundries 制造。传感器由 256 像素 × 256 像素的像素阵列组成，像素间距和尺寸为 50 μm × 50 μm，读出阵列的有效区域总计为 12.8 mm × 12.8 mm。外围电路用于控制和读出的元件将 ASIC 的总尺寸增加到 14.5 mm × 16 mm。该芯片每个像素都有一个 40 μm × 40 μm 的顶部金属焊盘，用作微丝电极。这个顶部金属焊盘交流耦合到低噪声放大器（LNA）链，LNA 链由三个主要模块组成：输入放大器、抗混叠低通滤波器和输出列缓冲区。输入信号交流耦合到 A 类配置偏置的两个源极跟随器（A1、A2，以蓝色显示），它们共同构成前端低噪声放大器（LNA）链，每级增益为 10 V/V；下一阶段（绿色）是一个三阶可调谐低通滤波器，用作抗混叠滤波器；最终阶段（灰色）用于像素选择以读出存储的值。Paradromics 团队在另一篇发表中展示了如何将硅基芯片与三维微线阵列连接起来，从而使得快速发展的电子设备与高密度神经接口能够有机融合[②]。

目前的侵入式脑机接口芯片国内市场基本处于空白状态，但在非侵入式脑机接口芯片领域，已经涌现了一些令人惊喜的成果。例如，在 2019 年 5 月的世界智能大会上，中电云脑公司联合天津大学共同发布了合作研发的脑机编解码集成芯片"脑语者"。中电云脑团队基于国产 CMOS 工艺研制了完全自主知识产权的脑电采集芯片和脑机专用编解码计算芯片，通过对集成工艺进行适应性的标准化、模块化的开发和设计，实现了非侵入式脑电信号采集计算系统的国产化，加速脑机接口集成产品的产业化和市场化进程。该团队研制了自主知识产权的多通道高精度脑电采集芯片和脑机专用计算芯片。脑电采集芯片集成了多个采样通道，实现全脑区覆盖，预留心电、血

① Sahasrabuddhe K, Khan A A, Singh A P, et al.（2020）. The Argo：A 65, 536 channel recording system for high density neural recording in vivo. bioRxiv, 2020, 07.

② Obaid A, Hanna M E, Wu Y W, et al.（2020）. Massively parallel microwire arrays integrated with CMOS chips for neural recording. Science Advances, 6（12）：eaay2789.

压、血氧等多源生理数据采集通路，数据更精准更完善；计算芯片设计了专用智能处理器芯片架构，支持脑机交互训练和推理的计算指令集，开发了高效基础算法库和接口标准，不仅加载了脑机编解码算法，而且在功能上支持大数据分析、多通道并行计算。

另外一个国内芯片技术领导者是 SynSense 时识科技，一家拥有基于类脑算法、芯片技术、市场应用落地等全方位优势的类脑芯片开发企业。资料显示，SynSense 时识科技是一家世界领先的类脑智能芯片设计及研发公司。基于苏黎世大学及苏黎世联邦理工二十多年的类脑技术研究成果，公司于 2017 年 2 月成立于瑞士苏黎世，并于 2020 年 4 月将总部迁至中国。这也是世界知名高校苏黎世大学唯一孵化并境外持股的一家类脑芯片公司。SynSense 时识科技提供全球领先的超低功耗、超低延时的类脑技术解决方案，其解决方案多次获得 CES 等产业创新奖，可广泛用于万亿级边缘计算智能应用场景。2021 年 7 月，SynSense 时识科技发布颠覆式边缘视觉智能解决方案 Speck。Speck 为全球首款基于类脑感知及类脑计算的全仿生、动态视觉智能 SoC。Speck 单芯片集成了动态视觉感知 DVS 模组，以及 SynSense 时识科技独创的 DYNAP–CNN 动态视觉运算内核，为世界上第一款完全事件驱动、亚毫瓦超低功耗、毫秒级超低延迟、无隐私，专注于端上的完整智能视觉解决方案。该设计一经发布就获得业界广泛关注，不但产品获得世界人工智能大会 WAIC 卓越人工智能引领者奖（SAIL），公司也成功与全球知名手机模组厂商深入开发合作，推出轻量级智能视觉模组。

综上所述，随着高密集微电极或微电线阵列的出现，近几年提出的植入式脑电监测芯片，与微电极工艺兼容，能监测多个神经元的电信号，受外界干扰小，显著提高了分辨率，为医学和神经科学的研究提供更精准的数据。因此芯片成为实现高效脑机交互的重要载体。植入式脑电芯片作为下一代健康电子的研究热点，脑机接口芯片未来将会朝着提供更高的保真度、时空分辨率和通量，以及更加小型化、低功耗的方向发展。虽然近十年来在神经科学以及高通量微电极神经界面等领域科学家们已经取得了很大的突破，但在脑机接口芯片方面特别是基于硅基工艺的高通量、高密度神经信号处理芯片的研制上仍然面临精度提高、功耗降低和尺寸缩小等多方面的挑战。同时产业界与日俱增的需求，需要不断思考如何利用新型科技（比如类脑技术）在芯片设计以及应用层的落实。

二、无线化

对于非侵入式的设备来说，通过有线传输的方式可以保证数据的传输速度，但是会限制使用场景。但对于侵入式的设备，使用线缆进行数据传输的方式不但约束了使用者的活动范围、限制了应用场景，更是增大了使用风险，因此不需要受线缆限制的无线通信功能在植入式的设备中具有十分重要的地位。无线通信的形式相比与有线传输具有更高的灵活性，使用者的活动范围无须收到线缆的约束，可以适配更多的应用场景。另外，植入式脑机接口系统在脑疾病的治疗和预防领域发挥了十分重要的作用，由于其特殊的工作环境，对其供电技术提出了更高的要求。针对传统的有线或电池供能方式存在安全性、稳定性的弊端，提出应用于植入式脑机接口的无线能量传输技术，是具有挑战的研究课题与热点。本项目采用基于人体信道通信的无线传输技术，解决植入式脑机接口在传输损耗高、传输速率低等方面的问题，建立精确的人体信道传输模型，研究信道增强技术，进而研发适用于植入式脑机接口应用的高效能人体信道通信芯片，为植入式脑机接口系统的无线能量传输提供充足的理论支撑，为工程应用提供解决方案。

（一）无线数据传输

典型的脑机接口系统实时记录神经信号，并将收集到的数据传输到颅骨外进行处理或转化为行动。因此，对生物体神经体系的研究需要依靠对大量神经元电行为的实时监测或记录来完成。现阶段，生物医学方面多利用中短距离的有线方式，将采集的生物电信号传输到成熟的商用生物电信号监测与记录设备中，进行信号处理及医学成像显示。这种有线传输方式不仅导致生物体的检测创口因长期保持开放而易受细菌感染，而且无法对生物体在无束缚、无麻醉的日常条件下的生物电信号进行监测与研究。

因此在对生物体神经体系的科学研究中，迫切需要一种可植入式的低功耗无线通信技术，实现对生物体神经体系的生物电信号的实时无线传输与监测。目前的解决方案主要有三大类，窄带无线通信技术、超宽带无线通信技术和人体通信技术。国际上对生物电信号进行实时无线监测与记录的系统多以窄带通信技术来实现对生物电信号的无线传输。窄带通信技术应用于植入式生物医学领域，存在以下不足：①工作频率低，需要尺寸大的感性容性器件以及天线，不利于小型化集成；②信道带宽小，不能满足对大量生物体神经元电信号的实时监测的高速无线通信业务需求；③电路功耗较大，信号辐射功率较高、共存性差，易与其他共存信号形成互扰，并且需要生物体外部的无线功能设备向植入式体内电路辐射较大功率的无线能量，易对生物体造成电磁辐射伤害。此外，窄带、超宽带均属于射频通信的方式，而人体通信作为一项新兴的通信技术，近年来受到了越来越多的学者及研究机构的重视，是一种非射频的通信方式。与射频通信方式相比，人体通信避免了人体对信号遮挡时产生的阴影效应，且将通信限制于人体表面十分有限的空间区域内，将不同网络之间干扰的可能性降至最低。由于在通信过程中不需要天线，人体通信设备的体积也相对较小，方便进行小型化、集成化设计，同时其低功耗的特点也使之十分适合在植入式脑机接口中应用。

2008 年清华大学研究团队发表了文章[①]，提出了一项无线 BCI 系统的集成电路（IC）设计。该系统由电极、刺激器、天线和集成电路组成，包括前置放大器、模数转换器（ADC）、电流模式数模转换器（DAC）、收发器和微控制单元（MCU）。该系统是闭环的，可以检测和记录脑电图（EEG）信号，将信号无线发送到计算机，并根据计算机的分析结果产生刺激信号。设计了一个 16 位 ADC，并给出了一些非理想参数（例如 kT/C 噪声、1/f 噪声等），采用亚阈值电路技术实现超低功耗 MCU。ADC 和 MUC 都通过仿真结果进行了验证。研究团队指出，接下来的科研工作重心将包括前置放大器、IDAC 的设计，以及集成所有电路的单芯片设计。该团队芯片系统的构架中，来自电极的 EEG 信号首先由前置放大器放大。然后，放大的信号由 ADC 转换为数字数据。MCU 模块暂时保存数据，并使用收发器将数据无线发送到远程计算机。

2019 年在 IEEE 国际电路与系统年会上，复旦团队发表的无线脑机接口芯片设计论文荣获"生物医疗方向最佳论文奖"[②]。次年，该团队将这套无线植入脑机接口芯片设计发表在 *IEEE Transaction On Biomedical Circuits And Systems* 期刊[③]，提出了一种用于神经记录的八通道节能模拟前端（AFE），改进了电源抑制比（PSRR）和动态范围。低噪声放大器（LNA）中的输入级采用低压电源（0.35 V）和电流再利用以实现超低

① Liu M，Chen H，Chen R，et al.（2008）. Low-power IC design for a wireless BCI system //2008 IEEE International Symposium on Circuits and Systems（ISCAS）. IEEE：1560-1563.

② Lyu L，Ye D，Shi C J R（2019）. A 340nW/channel neural recording analog front-end using replica-biasing LNAs to tolerate 200mVpp interfere from 350mV power supply //2019 IEEE International Symposium on Circuits and Systems（ISCAS）. IEEE：1-4.

③ Lyu L，Ye D，Shi C J R.（2020）. A 340 nW/channel 110 dB PSRR neural recording analog front-end using replica-biasing LNA，level-shifter assisted PGA，and averaged LFP servo loop in 65 nm CMOS. IEEE Transactions on Biomedical Circuits and Systems，14（4）：811-824.

功耗。为了在使用这种低电压电源的同时保持高 PSRR 性能，提出了一种复制偏置方案来为 LNA 的输入级生成稳定的偏置电流，尽管电源干扰很大。通过利用四极记录中的信号特性，引入平均局部场电位（ALFP）伺服环路以扩展动态范围，而不会消耗太多额外的功率和芯片面积。A–LFP 信号是通过集成来自同一四极管的四通道 PGA 输出生成的。此外，可编程增益放大器（PGA）的输出经过电平转换，通过大伪电阻偏置放大器的输入节点，从而在低压电源下增加最大输出范围而不失真。概念验证原型采用 65 nm CMOS 工艺制造。包括 LNA 和 PGA 在内的每个记录通道占用 0.04mm²，并从 0.35 V 和 0.7 V 电源消耗 340 nW。由四个记录通道共享的每个 A–LFP 伺服回路占用 0.04mm² 并消耗 190 nW。AFE 的最大增益为 54 dB，输入参考噪声在 0.5 Hz 至 6.5 kHz 通带内为 6.7 μV。测量结果还表明，0.35 V 复制偏置输入级可以承受高达 200 mVpp 的大干扰，PSRR 为 74 dB，通过硅旋转屏蔽布局中的关键导线，PSRR 已提高到 110 dB。该芯片已经完成了动物体内试验，但鉴于其低功耗的系统设计，能够实现由电池供能长期运作。

2021 年，BrainGate 研究团队发表了一套家庭使用经皮无线皮质内脑机接口系统[1]，首次展示了配备无线发射器的大脑皮层脑机接口的效果，可传输并识别单个神经元产生的信号，并且支持高带宽信号传输。这套系统被一位四肢瘫痪者应用于居家场景。传统的脑机接口外部电缆被一个最大尺寸约为 2 英寸、重量略高于 1.5 盎司的小型发射器所取代，即布朗无线设备（BWD）。BWD 的组成部分分别有：① BWD 发射器（52mm×44mm），旋转螺钉盘用于连接到经皮基座上；② BWD 连接到 T10 的后部基座；③为 T10 部署的四天双频无线接收器系统；④ T5 在家中安装两个发射机。

综上，无线通信的形式相比与有线传输具有更高的灵活性，使用者的活动范围无线缆的约束，可以适配更多的应用场景。除了无线数据传输，通过无线方式完成芯片供能同样是一个重要的技术方向。特别是植入式脑机接口系统在脑疾病的治疗和预防领域发挥了十分重要的作用，但由于其特殊的工作环境，对其供电技术提出了更高的要求。针对传统的有线或电池供能方式存在安全性、稳定性的弊端，提出应用于植入式脑机接口的无线能量传输技术，是具有挑战的研究课题与热点。

---

　　① Simeral J D, Hosman T, Saab J, et al.（2021）. Home use of a percutaneous wireless intracortical brain–computer interface by individuals with tetraplegia. IEEE Transactions on Biomedical Engineering，68（7）：2313–2325.

（二）无线充电

正如无线传输一样，无线充电能够提高整体脑机接口系统的灵活性，增强用户体验的同时拓展更广阔的应用场景。特别是在植入式脑机接口设备的设计中，通常为了使植入式设备最小化，在系统设计的过程中会考虑不加装电池。比如传统用于治疗外围神经疼痛的植入神经刺激器，通常都必须在患处放置一个如信用卡大小的充电器，为设备功能，以产生脉冲以减轻疼痛或完成嵌入式传感器的数据读取。如果脑机接口芯片的用户也必须经由外部设备为植入式设备进行有线充电，不难想象这会造成许多不必要的行动受限，进而影响产品的实用性能。科学家们在不断推进芯片研究，希望芯片能对电极上的电压进行数字化处理的同时，集成接收电源并通过颅骨无线传输记录的信号的电路，由此避免脑机接口系统使用经皮插头和电缆。

早在 2014 年，加利福尼亚大学伯克利分校研究团队就在 *IEEE Journal of Solid-State Circuits* 期刊上发表了支持 64 通道皮层电极脑机接口的无线供能芯片技术研究成果[①]。考虑到脑机接口系统的新兴应用需要高分辨率、慢性多地点的皮质记录，而现有的技术由于高功耗、高侵入性或无法无线传输数据而无法获得。该研究团队发布了一个基于皮层脑电图（ECoG）的微型系统，该系统核心有四个部件，包括皮层电极、芯片、天线，以及外部阅读器。另外该系统还有一个与 ECoG 传感器网格单片集成的天线，用于耦合无线电源并通过颅骨无线传输数据；以及一个外部阅读器，为植入物提供电源，并接收背向散射的信号，将其解码为数据流。该装置由一个高度灵活的、高密度的、基于聚合物的 64 通道电极阵列和一个灵活的天线组成，与 2.4 毫米 × 2.4 毫米的 CMOS 芯片结合，执行 64 通道的采集、无线供电和数据传输。该芯片能够以 1 kS/s 的速度对每个电极的信号进行数字化，输入参考噪声为 1.2 μV，并使用 1 Mb/s 的反向散射调制器传输串行数据。一个双模电源接收整流器减少了依赖于数据的电源纹波，使小型去耦电容集成在芯片上并消除了对外部元件的需求。

该芯片无线和基带电路的设计技术使芯片面积减少到十六分之一以下，同时功率效率比现有技术水平提高了三倍。这款芯片的功耗为 225 μW，可由一个在 300 MHz 下发射 12 mW 的外部阅读器供电，功耗非常低。基带信号的采集由一个 64 通道的前端阵列组成。1 kS/s、16 位的数字输出被序列化为 1 Mbps 的数据流。无线传输是通过调制片上匹配网络的阻抗来进行的，以便将入射的射频反散射到外部阅读器上。数据流在反向散

① Muller R，Le H P，Li W，et al.（2014）. A minimally invasive 64-channel wireless μECoG implant. IEEE Journal of Solid-State Circuits，50（1）：344-359.

射之前被米勒编码，以尽量减少载波泄漏对询问器中误码率（BER）的影响。电源管理单元（PMU）由射频－直流转换、低压差线性稳压器（LDO）和直流－直流转换器组成，分别为芯片提供 0.5V 和 1.0V 电压。时钟恢复和分割也作为无线子系统的一部分来实现。前端信号采集电路的设计技术和电源管理／通信子单元的代码设计是小型化的关键。该芯片是用 STMicroelectronics 公司的 65 纳米低功耗 CMOS 工艺制造的，有一个多晶硅和七个金属层。芯片的总面积被限制在 2.4 毫米 ×2.4 毫米，而电路的有效面积为 1.72 平方毫米。IC 的面积和功耗由 64 个前端模块决定，每个前端模块消耗 2.3 微瓦和 0.025 平方毫米。

2021 年韩国科学技术院（KAIST）研究人员和延世大学（Yonsei University）的研究人员在 *Nature communications* 期刊发表文章[①]，该团队联合设计了一种微型大脑植入物，该植入物可以从体外无线充电，以长时间控制大脑电路，而无须频繁更换电池。这一设计采用光遗传学技术，能允许对神经元活动进行目标特定的时空操作，以解剖神经回路和进行治疗干预。无线光遗传学技术的最新进展使得能够通过将动物从拴系的光纤中释放出来，在更自然的条件下研究大脑回路。然而，目前主要基于电池供电或无电池设计的无线植入物仍然限制了体内光遗传学在自由移动动物中的全部潜力，因为需要间歇性更换电池或用于连续设备的特殊、笨重的无线电力传输系统操作。为了解决这些限制，该研究团队提出了一种可无线充电、完全植入的软光电系统，可以使用智能手机进行远程和选择性控制。它配备了微米级 LED（相当于一粒盐的大小），并安装在超薄探针（人的头发厚度）上，它可以使用光无线控制大脑深处的目标神经元。用于体内光遗传学的全可植入、无线可充电、软光电系统的设计和工作原理。

该设备系统结合了电池供电和无电池设计的优点，可实现无缝完全植入动物体内、可靠的无处不在操作和无干预无线充电，所有这些都是慢性体内光遗传学所需要的。为了实现与组织的长期兼容性，该设备由超柔软和生物兼容的聚合物制成。无线光电系统在两种不同场景下有不同工作原理，无线植入物可以在配备闭环射频自动充电系统的笼子中运行，用于长期体内研究，或任何传统的实验装置，无须特殊的射频功率发射器，使用集成电池。在所有情况下，定制设计的智能手机应用程序都可以让用户友好地控制无线植入物。这一无线充电芯片设备目前已经完成了在大鼠自由行为

---

① Kim C Y, Ku M J, Qazi R, et al.（2021）. Soft subdermal implant capable of wireless battery charging and programmable controls for applications in optogenetics. Nature communications，12（1）：535.

中的动物实验，预示着其在各种神经科学研究和临床应用中的广泛实用性[①]。

近年来，脑机接口领域不断涌现出神经植入体，作为治疗神经系统功能障碍和紊乱的高效解决方案。这些植入物与神经系统建立直接的、通常是双向的接口，既能感知神经信号又能提供治疗。由于技术进步和成功的临床演示，完全可植入的解决方案已成为现实，现在可用于治疗各种功能障碍。这一发展的核心是无线电力传输，它使侵入式脑机接口设备能够在移动对象中长时间发挥作用。植入芯片的无线电力传输技术发展迅速，从传统近场谐振电感耦合、电容耦合短程无线电力传输，到最近开发的超声波、中场和远距离电力传输的解决方案[②]。无论是国外[③]还是国内[④]，科学家们都在不断研发无线供能的芯片系统，随着这一技术不断成熟，植入芯片的灵活和长期使用实用性将大大增强，无疑将会进一步推进脑机接口实现更为广泛的落地应用。

三、实现采集、刺激双向功能

脑机接口刺激技术正朝着刺激种类多元化、刺激信号高精度与高通量的方向发展，如何解决在兼顾面积和功耗的同时，提供更多元的刺激信号形式、更精确的刺激信号强度与更高的通量成为学术研究的重点。高通量神经信号刺激芯片面临面积、精度、功耗等共性技术挑战。特别值得关注的是多元刺激信号形式、高精度刺激信号强度、高通量刺激阵列的电路设计方法，从而提升脑神经刺激精度和通量，探索神经信号刺激性能和脑机系统整体性能优化方案，研制高通量高精度神经信号刺激芯片，并通过接口电路进行刺激编程控制。

国外从 20 世纪 90 年代起开始进行脑机接口芯片研究，在刺激方面起步早研究深入。在学术研究方面：2010 年，瑞士科学家 Andreas Hierlemann 团队发布了他们研究的双模脑神经刺激驱动芯片[⑤]，该驱动实现了电压电流驱动，并通过运用 LCMFB 放大

---

① Kim C Y, Ku M J, Qazi R, et al.（2021）. Soft subdermal implant capable of wireless battery charging and programmable controls for applications in optogenetics. Nature communications，12（1）：535.

② Agarwal K, Jegadeesan R, Guo Y X, et al.（2017）. Wireless power transfer strategies for implantable bioelectronics. IEEE reviews in biomedical engineering，10：136–161.

③ Shah J V, Quinkert C J, et al.（2022）. A Highly Miniaturized, Chronically Implanted ASIC for Electrical Nerve Stimulation. IEEE Transactions on Biomedical Circuits and Systems，16（2）：233–243.

④ Jia L, Li L, Yang J, et al.（2022, July）. A Novel Wireless Power Transfer System Based On ECR Coil For BCI Application //2022 Wireless Power Week（WPW）. IEEE：751–755.

⑤ Hierlemann A, Frey U, Hafizovic S, et al.（2010）. Growing cells atop microelectronic chips：interfacing electrogenic cells in vitro with CMOS–based microelectrode arrays. Proceedings of the IEEE，99（2）：252–284.

器实现了不同模式时的增益调节，但是由于总增益偏低，刺激精度上还有待提高。该团队又于 2014 年发布了 1024 通道、26400 探针的脑神经采集与刺激芯片[①]，在该成果中，改进了脑神经刺激电路架构，并进行了动物实验，测试了刺激后采集效果，在刺激之后约 8ms 后细胞做出应激反应。2017 年，加拿大多伦多大学发布了一款超小型 64 通道的脑神经刺激芯片[②]，该芯片采用基于 D–S ADC 的轨到轨 DC 漂移消除技术，大大提升了刺激的精确程度。2018 年，约翰斯·霍普金斯大学学者发表了一种完全集成的小型化无线供电神经装置，称为"微珠"，可以在空间上选择性地激活神经组织；该原型芯片采用 130 纳米 CMOS 技术制造，通过用 195 μs 电流脉冲刺激坐骨神经在大鼠身上进行了实验验证[③]。2021 年，美国华盛顿大学的研究团队发布了一款 46 通道低功耗闭环脑神经刺激芯片[④]，该芯片通过基于电流舵型 DAC 架构的刺激驱动电路实现了正负电流刺激控制，但是由于电流舵型架构的固有失配问题，存在长时间使用漏电流问题。同年，一组美国及韩国学者在 *Nature Electronics* 期刊发表文章[⑤]，文章声称通过理论计算和实验测量提出，使用定制的时分多址协议，他们建设的无线双向植入系统链路配置可能可以扩展到同时采集和刺激 770 个神经元。在商业芯片方面：马斯克的 Neurallink 公司 2020 年推出了商用脑神经采集与刺激一体芯片 N1，其可实现精度为 200nA 的脑神经刺激。

国内在脑神经采集与刺激方面起步较晚，但是近年来的成果颇丰。在学术方面：复旦大学 2016 年开始研究脑机接口芯片，2020 推出了全无线侵入式 64 通道脑机接口芯片模组，并成功进行了小鼠脑神经采集与刺激实验，实现了 4 米范围内 64 通道全带宽神经信号的 24 小时不间断记录，与国外同类产品相比，功耗降低了 10 倍，重量不足 3 克。西安交通大学于 2020 年在国际固态电路大会上发表了他们闭环神经调制

---

① Ballini M, Müller, J, Livi P, et al.（2014）. A 1024–channel CMOS microelectrode array with 26，400 electrodes for recording and stimulation of electrogenic cells in vitro. IEEE journal of solid–state circuits, 49（11）: 2705–2719.

② Kassiri H, Salam M T, Pazhouhandeh M R, et al.（2017）. Rail–to–rail–input dual–radio 64–channel closed–loop neurostimulator. IEEE Journal of Solid–State Circuits, 52（11）: 2793–2810.

③ Khalifa A, Karimi Y, Wang Q, et al.（2018）. The microbead: A highly miniaturized wirelessly powered implantable neural stimulating system. IEEE transactions on biomedical circuits and systems, 12（3）: 521–531.

④ Mandal A, Peña D, Pamula R, et al.（2021）. A 46–channel vector stimulator with 50mV worst–case common–mode artifact for low–latency adaptive closed–loop neuromodulation //2021 IEEE Custom Integrated Circuits Conference（CICC）. IEEE: 1–2.

⑤ Lee J, Leung V, Lee A H, et al.（2021）. Neural recording and stimulation using wireless networks of microimplants. Nature Electronics, 4（8）: 604–614.

芯片，在刺激电路方面实现了 0.5ms 内的 SA 抑制，达到了国际先进水平。此外，上海交通大学、清华大学、中国科学院微电子所均有团队在脑神经采集与刺激方面取得了不错的成果。在工业界：我国越来越多的科技创业公司投身于脑科学芯片的研发中。2019 年，江西脑虎科技成立。2021 年，上海脑虎科技成立。脑虎科技（NeuroXess）主要研发柔性脑机接口技术，它旗下珠海横琴脑虎半导体有限公司专注于脑机接口芯片设计。脑虎半导体与广东智能科学与技术研究院建立了脑机接口与人机交互联合实验室，为市场提供产品及解决方案。此外，宁矩科技、酷成长、布润科技、蓝色传感等一系列初创公司都在进行脑机接口芯片的研发。

总体来看，芯片在采集功能以外集成刺激功能是技术发展的必然趋势。国内外的脑神经刺激芯片正向着更高通量、更高精度、更小功耗与面积的方向迈进。未来神经采集刺激双向芯片将是核心的技术发展发向之一，其意义在于实现对外信息的双向交互，从而助力脑机接口更多应用落地。

四、片内脑电信号处理

片上系统（SoC）是指将计算机或其他电子系统的所有必要组件集成到单个芯片上的集成电路（IC）。这包括中央处理器（CPU）、内存、输入 / 输出（I/O）接口以及系统运行所需的各种其他组件。通常用于智能手机和平板电脑等移动设备，以及汽车电子和工业控制等嵌入式系统。使用 SoC 的优势在于它降低了设计和制造电子设备的复杂性和成本，同时还提高了它们的性能和能效。片上系统可以由半导体公司或专门设计和生产电子设备的原始设备制造商（OEM）设计和制造。设计过程通常涉及使用专门的软件工具和仿真技术，以确保片上系统满足所需的性能、功耗和功能规范。片上系统芯片技术可用于构建脑机接口的电子设备组件，包括处理单元、存储器和输入 / 输出接口。通过芯片设计定制以满足脑机接口的特定要求，例如低功耗、高速数据传输和高信噪比。SoC 因其高度集成的特点，成为实现高性能和低功耗的脑机接口系统的理想平台。与传统的脑机接口系统不同，SoC 可以同时实现数据采集、信号处理和数据压缩功能，从而大大提高了系统的效率和可靠性。此外，使用 SoC 还可以将压缩算法和其他处理器核心分离，避免了数据传输和处理时的延迟和数据丢失。

脑机接口系统的开发过程中，外形尺寸稳步下降，系统的实用性不断增强。随着电极、神经记录和神经刺激电路的进步，疾病生物标志物和机器学习算法的集成使神经活动的实时和现场处理成为可能。最近将人工智能和机器学习与现代神经接口相结合的趋势将导致新一代低功耗、智能和小型化治疗设备用于广泛的神经和精神疾病[①]。针对脑部信号的生理特性以及应用场景，在定制化脑信号采集芯片设计过程中存在诸多技术挑战。精密放大器是脑信号采集芯片中的核心模块，在脑机接口应用场景中需要满足多重技术参数要求。对于脑信号来说，其幅值微弱（几十微伏到几毫伏）、频率低（0.5赫兹到数千赫兹），因此易受外界噪声干扰，从而导致信号质量不佳。为了保持最佳的信号质量，脑信号采集模块的部分关键参数，例如信号噪声、共模抑制比（CMRR）、电源抑制比（PSRR）、增益匹配、运动伪影等需要优化。多个脑信号采集参数之间存在相互制约的关系，多参数的统筹优化是当前片内脑电信号处理芯片设计在片内脑电信号处理的核心问题。片内机器学习和神经形态架构是设计下一代临床可行神经接口系统的关键难题，本段中我们将梳理片内脑电信号处理这一领域的一些最新发展。

（一）数据压缩

大脑信号压缩是一种用于减少需要从脑机接口设备传输到计算机或其他电子系统进行处理的数据量的技术。这很重要，因为大脑信号生成的数据量可能非常大，传输和存储起来既困难又昂贵。大脑信号压缩技术通常涉及分析信号的统计特性，然后应用数学算法来减小其大小，同时保留其重要特征。一种常见的技术是基于小波的压缩，它涉及将信号分解为不同的频率分量，然后有选择地丢弃包含很少或没有有用信息的分量。用于大脑信号压缩的其他技术包括主成分分析（PCA），它通过找到最重要的成分来降低信号的维度，以及熵编码，它通过将较短的代码分配给更频繁出现的模式来压缩信号。在脑机接口系统中使用压缩技术有助于减少需要传输的数据量，从而更轻松、更高效地实时传输和处理大脑信号。传输大量脑信号数据需要大量的带宽和存储空间，这限制了脑机接口系统的应用和可靠性，因此数据压缩成为脑机接口系统中的一项重要技术，它可以减少数据传输和存储所需的带宽和存储空间，进而有助于提高系统的性能和可靠性。

2016年，一项由美国国家科学基金会资助的研究，提出了一个脑机接口系统，

---

① Yoo J, Shoaran M.（2021）. Neural interface systems with on-device computing：Machine learning and neuromorphic architectures. Current opinion in biotechnology，72：95-101.

能够用于长期记录，且拥有全集成无线压缩传感神经信号采集系统[①]。这个系统包括植入式无线片上系统（SoC）和外部无线中继。该SoC集成了16通道低噪声神经放大器、可编程滤波器和增益级、SAR ADC、实时压缩传感模块以及近场无线电力和数据传输链路。外部继电器集成了一个带蓝牙4.0无线模块的32位低功耗微控制器、一个编程接口和一个感应充电单元。研究团队所提出的压缩传感模块是高度可配置的，具有9.78dB的信噪比和失真比和8倍的压缩比。SoC采用180nm标准CMOS工艺制造，硅片面积为2.1mm×0.6mm。已经组装了一个预植入系统来演示所提出的范例。所开发的系统已成功用于自由行为的恒河猴的长期无线神经记录。

使用片上系统进行数据压缩是脑机接口系统中一种具有吸引力的选项，它具有多个关键特点。首先，数据压缩减少了从脑机接口设备传输到计算机的数据量，这降低了功耗并提高了效率。其次，基于SoC的压缩技术可以实现对脑信号的实时压缩，这对于例如脑控义肢等应用至关重要。此外，压缩算法可以被设计用于保留脑信号的重要特征同时去除不相关信息，提高信号质量并减少噪声和伪像。SoC的压缩算法也可以被定制用于特定类型的脑信号，使它们适用于各种应用。最后，这些系统可以被设计用于扩展以适应大量电极和高数据速率，并可以优化低功耗，使其非常适合可穿戴和便携式脑机接口系统。

（二）脑电信号筛选

在脑机接口系统中，脑电信号筛选是指分析和过滤原始脑电信号以识别与任务相关的特定神经模式或特征的过程，其目标是从可用于控制计算机或其他设备的原始脑电信号中提取相关特征。筛选过程通常涉及数字信号处理技术的组合，例如过滤、伪影去除和特征提取，以提高脑电信号的质量和相关性。脑机接口控制假肢设备、拼写消息或在虚拟环境中导航的多种应用都需要对脑电信号做帅选。例如，在基于运动想象的脑机接口系统中，筛选过程可能涉及识别与特定运动（左手运动或右手运动）相对应的特定频带或时间间隔，然后可用于控制光标或机械臂的移动。脑电信号筛查的一个关键挑战是需要收集和处理大量数据。EEG信号通常以高速率采样以捕捉大脑活动的细微差别，从而产生大量难以实时处理的原始数据。片上系统除了通过数据压缩来帮助应对这一挑战，还可以实现实时信号处理，这对于脑机接口系统至关重要。实

---

① Liu X, Zhang M, Xiong T, et al.（2016）. A fully integrated wireless compressed sensing neural signal acquisition system for chronic recording and brain machine interface. IEEE Transactions on biomedical circuits and systems, 10（4）: 874–883.

时处理允许即时反馈和控制，这对于许多应用场景来说是必不可少的。

　　信号筛选技术的选择取决于具体应用和所采集的脑电信号类型，以下有几种常用技术用于筛选从非侵入性和侵入性脑电信号中获取的信号。首先对于非侵入性技术，最常用的方法是脑电图（EEG），它通过放置在头皮上的电极测量大脑的电活动。筛选非侵脑电信号的一些常用技术，首先是过滤，这涉及从信号中去除不需要的频率，例如环境中的电噪声，以提高信号质量；其次有伪影去除，指的是从信号中去除伪影，例如眨眼、肌肉运动或心脏活动，这些会干扰信号的分析；再次有时频分析，也就是在时域和频域中分析 EEG 信号，以确定可能与手头任务相关的活动模式；最后源定位，通常定义为使用数学算法来识别大脑中生成信号的位置。而对于侵入性技术，如脑电图（ECoG）或颅内脑电图（iEEG），其中电极直接放置在大脑表面，一些常用的信号筛选技术包括：

　　尖峰排序，也就是将单个神经元与原始信号分开，以识别特定神经元的活动；共模抑制，即消除所有通道中存在的常见噪声源，例如来自环境的电噪声，以提高信号质量；功率谱密度估计，涉及分析信号的频率内容，以确定可能与手头任务相关的活动模式。

　　2018 年，一组美国研究人员发表文章[①]，报告了一种完全微型化的脑脊髓接口系统，用于闭环皮质控制的脊髓内微刺激（ISMS）。采用 AMS 0.35 lm 双多晶四金属互补金属氧化物半导体制造技术，该片上系统尺寸约为 3.46 mm × 3.46 mm 并包含两个相同的 4 通道模块，每个都包含尖峰记录前端、嵌入式数字信号处理（DSP）单元和可编程刺激后端。DSP 单元能够为各种 ISMS 触发生成多通道触发信号。基于在预先指定的范围内对可编程数量的皮层内神经尖峰进行实时区分的模式，通过阈值和用户可调的时间－振幅窗口的时间仓持续时间。该系统通过实验验证使用 T8 水平脊髓挫伤损伤的麻醉大鼠模型。从大脑皮层记录多通道神经尖峰，并实时转换成电刺激传递到损伤水平以下的腰椎脊髓，从而导致后肢肌肉激活的不同模式。该文章展示的芯片采用 AMS 0.35 lm 2P/4M CMOS 制造，涵盖了不同片上脑电信号筛选技术。

　　总体而言，片上系统对脑电信号筛查方面显示出巨大潜力，能够将多种功能集成到单个芯片上，减少数据传输和处理要求，并实现实时信号处理。这些功能有助于为

---

　　① Shahdoost S, Frost S B, Guggenmos, et al.（2018）. A brain-spinal interface（BSI）system-on-chip（SoC）for closed-loop cortically-controlled intraspinal microstimulation. Analog integrated circuits and signal processing, 95：1-16.

各种应用开发更高效、更有效的脑机接口系统。

（三）集成预处理算法

片上系统集成预处理算法也是脑机接口系统中重要的一部分，因为它可以更有效地处理数据并更快地向用户反馈。脑机接口系统的传统方法通常涉及将数据发送到外部计算机进行处理，这会引入延迟并降低系统的可移植性，并且可能会引起隐私和安全问题，因为它们将患者的私人数据无线传输到外部系统进行后续处理[①]。片上系统集成上算法能够大幅优化系统的隐私性、实时工作效率，以及可移植性，对于未来高通量的脑机接口系统构建尤为重要。但是这类片上系统依旧面临挑战，最核心的依旧在功耗和硬件限制。

2011年，华盛顿大学一组科学家开发并发表了Neurochip-2系统[②]，这是第二代电池供电的神经记录和刺激设备，它小到可以放在猴子头上的腔室中，能够同时完成三个记录通道、三个独立的刺激通道。该设备具有用户可调的增益（G）、滤波器（LF）和采样率，可以针对记录单个单元活动、局部场电位、皮层电图、肌电图、手臂加速度等进行优化。记录的数据存储在可移动的闪存中存储卡。该设备具备可编程片上系统（PSoC）集成预处理算法，其中两个控制数据采集和激励输出。该PSoC允许对记录的数据进行灵活的实时处理，例如数字滤波和时间幅度窗口鉴别。通过预处理算法编程，以提供视神经事件而定的刺激或提供预编程的刺激。微控制器的访问引脚也可用于连接外部设备，例如加速度计。Neurochip-2可以在自由行为的猴子中自主记录和刺激长达数天，从而实现范围广泛的新型神经生理学和神经工程实验。

2015年，美国宾夕法尼亚大学的一组研究人员发表了PennBMBI系统[③]，一套具有4通道的通用电池供电无线系统，具备可编程传感、特征/峰值检测、压缩和8通道刺激能力。该系统的神经信号分析仪（Neural Signal Analyzer，NSA）尺寸为56mm×36mm×13mm，可用于进行一般的神经信号记录和分析。NSA集成了一个四通道模拟前端，一个中央处理单元（CPU）、2.4GHz无线收发器、可移动MicroSD卡、

① Yoo J, Shoaran M.（2021）. Neural interface systems with on-device computing: Machine learning and neuromorphic architectures. Current opinion in biotechnology，72：95-101.

② Zanos S, Richardson A G, Shupe L, et al.（2011）. The Neurochip-2: an autonomous head-fixed computer for recording and stimulating in freely behaving monkeys. IEEE Transactions on Neural Systems and Rehabilitation Engineering，19（4）：427-435.

③ Liu X, Zhang M, Subei B, et al.（2015）. The PennBMBI: Design of a general purpose wireless brain-machine-brain interface system. IEEE transactions on biomedical circuits and systems，9（2）：248-258.

电源管理单元和其他外围电路。必要时，可以通过前视图和后视图所示的连接器插入带有 MicroSD 插槽的扩展板。该系统中的微控制器（microcontrollers，MCU）芯片集成了一个带多路复用器、S/H 电路和可编程增益级的 12 位流水线 ADC。NSA 在片上系统中实现了总计 46dB 至 102dB 的可编程增益。在信号采集中，外设直接内存访问（DMA）控制器用于数字数据采集、数据缓冲和串行外设接口（SPI）访问。捕获的信号可以通过无线模块发送出去，也可以通过 SPI 发送到 MicroSD 卡。DMA 直接与外设接口握手，而中央处理器内核处于休眠模式以节省电源在线神经信号处理在 MCU 中的 32 位浮点数字信号处理（digital signal processing，DSP）内核中进行。该系统芯片也在一定意义上拥有了片上系统集成预处理算法的能力。

2018 年，瑞士联邦理工学院研究团队发表论文，描述了一种设计用于癫痫患者癫痫发作检测和信号采集的片上系统（SoC）[1]。文章提出了一种精确的 16 通道癫痫检测片上系统，它基于使用多通道压缩传感（MCS）从压缩记录数据中提取特征。MCS 用于降低稀疏生物信号的传输数据速率，并降低资源受限记录和检测系统的功耗。该片上系统设计为低功耗，每个通道的功耗低于 1 μW。这种低功耗对于需要长时间运行而无须充电的便携式和可穿戴设备非常重要。文章发表的 16 个信号采集通道，足以监测癫痫患者的大脑活动。同时文中描述的片上系统集成了内置的癫痫发作检测算法，可以实时检测癫痫发作，为患者或医疗保健提供者提供即时反馈。该系统采用 UMC 0.18-μm CMOS 技术实现。在模拟和真实癫痫患者身上的测试结果证明了该片上系统在高精度检测癫痫发作方面的有效性，癫痫发作检测系统测试了超过 420 小时的临床脑电数据，包括 23 次癫痫发作，并达到了完美灵敏度。总体而言，本文展示了使用基于压缩传感技术的 SoC 为癫痫患者开发低功耗、高性能癫痫发作检测和信号采集系统的潜力。

总体而言，上述内容展示了片上系统集成预处理算法在提高脑机接口系统的性能和可用性方面的潜力。开发低功耗闭环系统和边缘人工智能以及机器学习算法的脑机接口是实现脑部疾病有效治疗设备的最有希望的方法，其中开发具有片上集成算法的脑机接口系统是重中之重。

---

[1]　Ranjandish R，Schmid A.（2018）. A Sub-μW/Channel，16-Channel Seizure Detection and Signal Acquisition SoC Based on Multichannel Compressive Sensing. IEEE Transactions on Circuits and Systems Ⅱ：Express Briefs，65（10）：1400-1404.

第四节　算法

脑机接口是一个复杂的多学科交叉体系，由硬件设备部分和软件算法部分紧密结合构成的。近年来，脑机接口研究中的硬件部分迅猛发展，电极通道数不断攀升，而软件专业人才缺乏，逐渐成为脑科学与脑机接口领域的。由于国外在神经编解码领域的研究开展较早，且随着西方各国脑计划的实施开展，正不断提高对神经编解码领域的资助，以期率先取得关键的技术突破，抢占治脑权。脑机接口系统的工作高度依赖脑电信号的准确识别，由于脑电信号极易受到外界噪声的干扰，且现有的脑电信号处理方法经常存在信道选择依靠经验、特征工程耗时耗力、特征提取不全面等多种问题，为正确而快速地提取和分类脑电信号带来了挑战。

2017 年 9 月 19 日，在美国和欧盟政府的资助下，来自欧美五个国家的 22 位知名计算与理论神经科学家组建了神经信号编解码学术联盟 International Brain Laboratory（IBL）[1]。科学家们意识到，做出决定需要处理感官信息、评估和预测奖励、整合过去的经验、选择行动并执行它们。这些过程的神经基础一直难以捉摸，可能是因为它们是由多个共同工作的大脑结构介导的，因而相关信号分布在遍布大脑的大量神经元群中。为了克服这些挑战，IBL 寻求在小鼠中标准化和重现一项决策任务，并进行多项神经测量，以在神经元水平上实现对小鼠大脑的密集覆盖。在此合作框架下，成功开发了一系列神经信号编解码技术，如斯坦福大学 Surya Ganguli 教授提出的 Tensor Component Analysis 算法[2]和 Time Warping 技术[3]、MIT 的 Ila Fiete 教授的吸引子模型[4]等。此外，人工智能和深度学习技术也被应用于神经信号编解码领域并取得可喜成果，如纽约大学 Xiao-Jing Wang 教授团队使用深度神经

① Abbott L F, Angelaki D E, Carandini M, et al.（2017）. An international laboratory for systems and computational neuroscience. Neuron, 96（6）: 1213-1218.

② Williams A H, Kim T H, Wang F, et al.（2018）. Unsupervised discovery of demixed, low-dimensional neural dynamics across multiple timescales through tensor component analysis. Neuron, 98（6）: 1099-1115.

③ Williams A H, Poole B, Maheswaranathan N, et al.（2020）. Discovering precise temporal patterns in large-scale neural recordings through robust and interpretable time warping. Neuron, 105（2）: 246-259.

④ Das A, Fiete I R.（2020）. Systematic errors in connectivity inferred from activity in strongly recurrent networks. Nature Neuroscience, 23（10）: 1286-1296.

网络模拟大脑的决策过程等[①]。

脑机接口领域算法的重要性不言而喻，决定了如何有效地提取能够代表大脑活动特征的信息、如何有效地训练出泛化能力良好的分类器等核心议题。以下部分将围绕脑机接口算法层面的四大关键领域展开，包括脑电数据预处理、人工智能算法赋能神经编解码、脑电数据库、云计算。

一、脑电信号预处理

脑电信号是来自大脑这一复杂系统的生理电信号，具有极强的随机性、多样的节律种类，各种不同的情绪、心态都会影响脑电波的变化。从传统的目视观察数据处理方式发展到如今时域、频域分析，以及更为现代的动力学特性研究，甚至人工智能及机器学习赋能的数据处理等，随着对脑电的研究方法的不断拓展，对其数据分析的认识也越来越深刻。脑电信号分析已经在脑科学研究中占据了越来越重要的地位，这是一门研究如何有效提取和分神经些信号中潜在信息的学科。特别在脑机接口系统中，最为核心的议题便是脑电信号的特征提取，尤其是快速有效并且精准地提取出与作业任务相关的特征，这也是目前科学家们面临的最为核心的课题。

由于采集到的信号通常十分微弱，因而获取后必须通过放大器、滤波器和模 / 数（A / D）转换后才能转换为计算机识别的脑电信号。因此在脑电采集中脑电信号的放大是至关重要的一个环节。头皮脑电 EEG 信号的带宽是 0.5 至 100 赫兹，幅度范围通常是 10 至 100 微伏，对于放大器能力的要求显而易见，因此一台脑电图仪的性能优劣很大程度上取决于该系统的放大器的性能。经过放大的信号还必须经过滤波器的处理，滤波的目的在于对该信号作数字处理前尽可能降低噪声背景对信号的污染，改善信噪比，保留原始信号的真实性。除了放大和滤波外，信号预处理还需要防止 A / D 变换后产生频率混叠，消除基线漂移及趋势项，滤除非研究电生理信号产生的伪迹，改善信噪比等。由于脑电是一种随机性很强的生理信号，尤其在非侵入式头皮脑电的采集过程中，脑电信号极易被无关噪声污染，从而形成了各种伪迹。常见的伪迹包括来自仪器和被检人体的，前者可以通过精心设计记录系统和严格遵守记录程序来尽可能地避免，而来自被检体的一些生理活动，如眼电伪迹、舌电伪迹、肌电伪迹、脉搏

---

① Yang G R, Joglekar M R, Song H F.（2019）. Task representations in neural networks trained to perform many cognitive tasks. Nature neuroscience，22（2）：297–306.

伪迹和出汗伪迹等[①]，则比较难以去除。在分析脑电图时，必须注意来自脑电活动以外的各种伪迹，这给脑电信号的分析、解释带来了很大的困难。

预处理技术如滤波（包括带通滤波、低通滤波等）和降采样等常被应用于脑电信号处理。随后的滤波包括对信号进行频率筛选以消除噪声。主要有带通滤波（保留特定频段的信号）、低通滤波（保留低于特定频率的信号）和高通滤波（保留高于特定频率的信号）等。另外脑电信号还需要通过减少信号的采样率，降低数据量和计算复杂度，同时减小高频噪声的影响。

随后脑电信号才可以用于信号分析，主要包括时域、频域和时频域分析算法。时域分析指的是通过观察信号的波形、幅值和持续时间等特征进行分析。常用的时域特征有均值、方差、峰值等。而频域分析指的是通过傅立叶变换（FT）或离散傅立叶变换（DFT）将信号转换到频域，提取信号的频率特征。功率谱密度（PSD）可用于估计信号在各个频率的功率分布。时频域分析结合了时域和频域信息，适用于非平稳信号分析。短时傅立叶变换（STFT）和连续小波变换（CWT）是两种常用的时频域分析方法。

在更复杂的分析算法中，还会对脑电信号进行特征提取与分类，常用特征提取方法包括自回归模型（AR）、主成分分析（PCA）、独立成分分析（ICA）等。分类算法如支持向量机（SVM）、$K-$ 近邻（KNN）和决策树（DT）等广泛应用于神经电信号分类问题。特征提取指的是通过自回归模型、主成分分析、独立成分分析（ICA）等方法将信号转换为具有代表性的特征向量。分类指的是利用支持向量机（SVM）、$K-$ 近邻（KNN）、决策树等分类算法，基于提取的特征对信号进行分类或识别。结合深度学习的算法也是近期常见的进阶领域，包括卷积神经网络（CNN）和循环神经网络（RNN）。其中卷积神经网络（CNN）指的是通过卷积层、池化层和全连接层自动提取信号的局部特征和全局特征，适用于处理具有空间结构的神经电信号。循环神经网络（RNN）包括长短时记忆网络（LSTM）和门控循环单元（GRU），适用于处理具有时序关联的神经电信号。最后个性化信号处理也是脑机接口系统实现运作重要的一环，即基于深度学习和大数据技术，可以根据个体的生理特征和行为习惯，定制个性化的神经电信号处理算法。个性化信号处理算法有助于提高神经电信号识别和预测的准确性，为精准医疗和个性化康复提供技术支持。

---

① 魏琳，沈模卫，张光强，等.（2004）.EEG 波形伪迹去除方法. 应用心理学, 10（3）：47-52.

　　无论是侵入还是非侵入式脑机接口系统，要有效使用大脑信号来控制外部设备或传递信息，其中脑电信号的预处理是必不可少的重要步骤。而未来算法能力在神经信号预处理方面核心有待加强的课题在于多通道信号预处理。针对高通量神经信号处理、分析、传输中带来的高带宽、高能耗、数据冗余等问题，研发多通道神经信号预处理算法，将神经信号的滤波、神经脉冲信号分波（spike sorting）、特征提取及数据压缩等操作在系统前端实现，将预处理算法部署在芯片硬件中，实现在保留有效信息的基础上极大压缩冗余信息、降低数据传输量的目的，从而降低数据传输带宽及系统功耗。

二、人工智能算法赋能神经编解码

　　作为脑机接口研究中的核心组成部分，神经编解码算法通过神经信号预处理、智能解算、统计建模、深度学习和人工智能等方法，将群体神经元活动信号解码为脑机接口外设能识别的状态控制信号，并将脑机接口外设上传感器采集到的外部信息编码为大脑神经网络可接收的刺激信号。神经编解码算法的研究不仅对于构建高精度脑机接口系统具有重要价值，同时也对研究脑认知的神经原理、研发中大脑疾病的诊疗方案以及推动脑机融合有重要意义。

　　正如美国卫生研究院大脑倡议（The NIH brain initiative）中所指出，神经信号编解码是信号处理的特别分支领域，旨在提取、解码生物神经系统中神经信号的信息与意向，对脑科学与神经工程科学有重要应用意义，对人工智能研究有重要借鉴指导意义[①]。可以说人工智算法赋能的神经编解码是脑机接口研究的关键组成部分，属国际领先、国内急需的研究领域。近年来，随着神经信号采集技术的快速发展，记录神经信号的维度和通量呈爆炸性增长态势，这也倒逼神经信号编解码方法的进步。针对海量神经信号处理的需求，构建高通量神经信号编解码通用框架，实现高精度、实时"无卡顿感"、快速可移植的高效神经信号编解码算法尤为重要。

　　针对现有神经信号编解码算法框架无法有效处理超高通量神经电极采集的海量神经信号这一技术瓶颈，结合信号滤波、人工智能和大数据统计分析方法，开展高效神经信号编解码算法研究，将多通道神经信号预处理操作前移以减少系统功耗和传输带宽压力，实现海量神经数据的高精度、多自由度、低延时、高鲁棒性的分析建模及特

---

　　① Insel T R，Landis S C，Collins F S.（2013）. The NIH brain initiative. Science，340（6133）：687-688.

征提取，为高通量脑机接口系统提供算法保障。神经解码算法模型的核心目的是从一个人的神经活动记录中识别他们当前的精神状态。近年来，已经开发出神经解码器来从许多神经成像模式中识别许多不同类型的大脑活动。

神经编解码在视觉领域的应用对算法的突破有极高要求。使用卷积神经网络的深度学习算法通过端到端学习（end-to-end learning，即从原始数据中学习）彻底改变了计算机视觉。人们对使用卷积网络（ConvNet）进行端到端 EEG 分析越来越感兴趣，但是仍然需要更好地了解如何设计和训练 ConvNet 进行端到端 EEG 解码，以及如何可视化 ConvNet 学习到的信息性脑电信号特征。2017 年，德国弗莱堡大学的研究人员发表了具有一系列不同架构的深度卷积神经网络，旨在解码原始 EEG 中想象或执行的任务[①]。该团队的研究结果表明，机器学习领域的最新进展，包括批量归一化和指数线性单元，以及裁剪训练策略，提高了深度 ConvNets 解码性能，至少达到了与广泛使用的滤波器组常见空间模式一样好的性能。将学习到的特征可视化的新方法表明 ConvNets 确实学会了在 alpha、beta 和高伽马频率中使用光谱功率调制，并证明通过揭示不同区域特征因果贡献的地形图，对空间映射学习到的特征很有用。该研究展示了如何设计和训练 ConvNets 以解码来自原始 EEG 的任务相关信息而无须手工制作的特征，并强调了深度 ConvNets 算法与先进的可视化技术相结合用于基于 EEG 的大脑映射的潜力。

在视觉领域的算法搭建方面，我国亦在该领域有一些最新成果。2020 年，中国电子科技大学的研究人员发表了一套基于 fMRI 信号的解码器，利用深度学习算法用于解码视觉[②]。视觉感知解码是认知神经科学中重要且具有挑战性的课题之一，在视觉响应信号和视觉内容之间建立映射模型是该领域神经信号解码的关键。大多数以前的研究使用峰值响应信号来解码对象类别。然而 fMRI 测量的大脑活动是一个具有时间依赖性的动态过程，因此峰值信号不能完全代表整个过程，这可能会影响解码性能。出于此方面的考虑，该团队提出了基于长短期记忆（LSTM）网络的解码模型，以从自然图像诱发的多时间响应信号中解码五个对象类别。

此外，语义概念是我们头脑中连贯的实体，它们支撑着我们的思维过程，是我们理解世界的基础的一部分，神经编码器结构语言也是算法层面重要的课题之一。现代

---

① Schirrmeister R T, Springenberg J T, Fiederer L D J, et al.（2017）. Deep learning with convolutional neural networks for EEG decoding and visualization. Human brain mapping, 38（11）：5391-5420.

② Huang W, Yan H, Wang C, et al.（2020）. Long short - term memory - based neural decoding of object categories evoked by natural images. Human Brain Mapping, 41（15）：4442-4453.

神经科学研究越来越多地探索个体语义概念如何在我们的大脑中编码，并且许多研究开始揭示支持特定概念的神经活动的关键模式。基于对语义神经编码过程的这种基本理解，神经工程师开始探索语义解码的工具和方法，也就是从神经活动的记录中及时识别个体在给定时刻关注的语义概念[①]。例如，2019 年美国科学家 Edward Chang 团队在 *Nature* 期刊发表了语言解码的工作，该团队设计了一种神经解码器，它明确利用人类皮层活动中编码的运动学和声音表征来合成可听语音[②]。

未来高效神经信号编解码算法方面的研究目标核心是解决现有神经编解码算法框架无法有效处理超高通道神经信号的问题，研发可并行处理超高通道的高效神经信号变解码算法，实现高精度（不小于 6 个自由度）、实时（解码延时小于 200 ms，接近人类眼动速度）的系统性能要求。首先构建基于深度神经网络的神经信号解码算法框架，该框架的前端输入数据为经过预处理后的多通道神经脉冲放电序列，后端输出为多自由度解码结果。将对不同深度神经网络构建进行性能测试（如 ResNet、LSTM、Transformer 网络等），在满足高精度解码要求的前提下，测试选择整体运行速度最快的网络构架作为系统核心解码网络。以运动控制应用为例，编解码网络的输入为经过预处理的多通道大脑运动区域神经活动信号，网络输出为用来控制单个机械臂运动的 6 个自由度的控制信号（上下、左右、前后以及三个维度的旋转）。在成功构建上述算法的基础上，通过分布计算、并行计算等技术优化算法性能，逐步提升算法运行速度，最终达到实时"无卡顿感"的效果。

综上所述，人工智能算法赋能神经编解码将是一个持续加强的技术趋势，从而提高脑机接口系统的性能和可靠性。神经编解码是将神经信号转换成控制信息或输出信息的过程，它是脑机接口系统的核心部分。人工智能算法可以用于神经编解码的各个环节，常见的人工智能算法包括卷积神经网络（CNN）和递归神经网络（RNN）等。这些算法可以通过学习神经信号的复杂特征，提取出与任务相关的信号信息，以应用于视觉、语言等各类复杂的脑机接口系统应用中。在未来，随着人工智能算法的不断发展和应用，脑机接口系统的性能和应用范围将会不断拓展。

[①] Rybář M，Daly I.（2022）. Neural decoding of semantic concepts：A systematic literature review. Journal of Neural Engineering.

[②] Anumanchipalli G K，Chartier J，Chang E F.（2019）. Speech synthesis from neural decoding of spoken sentences. Nature，568（7753）：493–498.

三、脑电数据库

脑机接口已成为全球关注的热点，发展脑机接口技术与产业对我国科技创新发展和战略新兴产业布局带来颠覆性意义。随着对脑机理的不断认知，源源不断采集的脑电数据成了脑机接口创新发展的核心资源，海量脑电数据的存储与识别分析成为提高脑机接口系统可靠性与性能的关键要素，为脑科学和新一代通用人工智能的研究提供数据支持。加快脑机交互的创新研发，建设数字脑库成为我国脑机接口领域最具规模、最标准、最开放的产业技术研发基础设施，不断为我国脑科学相关产业的创新发展和壮大持续助力，并通过脑电数据解码分析以获取脑电"指纹"具有国家战略安全意义。2020 年以来，美国已经启动针对 ECoG 和 SEEG 脑电数据库构建的专项任务，更多的北美脑机接口企业和科研机构已率先合作布局脑电数据库建设，如加州理工大学、斯坦福大学等，获得了政府和财团的大量资金投入，不断更新其软硬件产品，势必要保持全球脑机接口的科技创新和产业发展引领地位，从而加速推动科研成果到产品应用的实现。

随着国家和地方的高度重视，国内脑机接口行业参与者越来越多，但更多地想用合作、开放而非竞争的方式，共同扩大脑机接口行业的产业影响力，从而解决行业目前首要的生存问题。脑机接口属于多学科交叉、高度体系化的行业，需要产业间的整体协调，需要建设统一标准的脑电数据平台和开发更优化的处理分析软硬件。通过脑机接口标准化模组、开放生态体系将底层数据的算法能力逐步对外开放，将有助于降低脑机接口领域的准入门槛，形成脑机接口的开放生态和建设数字脑库基础设施，让更多公司加入脑机接口行业的产业链建设。

设计、制造和应用脑机接口将产生海量有价值数据，通过建设集中式数据聚合和在线分析的脑电数据平台，实现数据可视化、数据分析、数据评价、模型构建，以及协助产生用于行业监管和审批的报告、调查结果，改善数据处理方法使之系统化、通用化、合规化，从而快速、精确、有效地设计出实用脑机接口系统，将进一步推动脑机接口产品优化迭代并走向市场化，使高级人机交互有望成为现实，脑机接口行业将会迎来新的巨量增长。

集中式数据聚合和分析的脑电数据平台将成为脑机接口领域发展的新竞争点。纵观美国虽已提前布局该方向，已有多个多中心数据集，覆盖侵入式、非侵入式的脑电数据，典型代表为 2019 年美国卫生研究院资助 Gerwin Schalk 600 万美元旨在 BCI2000

平台在多中心的应用及推广（目前由 Peter Brunner 承担）。还有加州理工大学、斯坦福大学都建有各自的脑电数据库，但数据标准存在不能统一，难以实现多中心数据的有效共享，无法提升其国家脑机接口的整体研发能力和水平。

脑机接口应用产生的海量脑电数据亦不可能让每家科研机构或企业都有自己的平台和数据库。国内目前有极少数单位初步尝试了植入式脑电数据库，但数据格式和质量参差不齐，业内认可度不高，无法推广。国内数据集建设处于起步阶段，一是缺少关键单位牵头，调度不同医疗中心发挥特色专科优势，整合多中心数据资源；二是缺少神经科学、生物工程跨学科关键人物制定标准。多中心的通力合作离不开好用易用的实验平台，国内虽已存在多家以算法为主要内容的分析平台，如电子科技大学的WeBrain 和天津大学的 MetaBCI，但至今仍未有数据集的发布。

综上所述，脑机接口领域的脑电数据库是对大量脑电信号数据的收集、存储和共享。脑电数据库为研究人员提供了大量的脑电信号数据资源，这些数据可以用于开发和评估不同的神经编解码算法，比如分类、回归、特征提取等算法。脑电数据库还可以为研究人员提供用于探索脑电信号的新特征和新模型的数据资源。此外，脑电数据库可以为不同的神经编解码算法提供一个标准的评估平台，使得研究人员可以比较不同算法的性能和优缺点。这种标准化的评估可以促进算法的改进和发展，从而提高神经编解码的准确性和鲁棒性。同时，脑电数据库可以促进不同研究团队之间的合作和共享，从而加速脑机接口技术的发展和应用。通过共享数据和算法，不同研究团队可以共同探索脑机接口技术的新应用和新领域，从而推动脑机接口技术的发展和应用。最后，脑电数据库可以为脑机接口领域的教育和培训提供一个丰富的数据资源，使得学生和研究人员可以学习和探索不同的神经编解码算法和应用，从而促进人才培养和发展，从而推动脑机接口技术的发展和应用。

四、云计算

云计算是一种基于互联网的计算模式，它通过网络将大量的计算资源、数据存储资源和应用程序服务提供给用户。简单来说，云计算就是将计算资源（包括硬件、软件、存储等）通过网络按需分配给用户，用户只需要按照自己的需求使用这些资源，而无须购买和维护自己的硬件和软件设施。作为一种灵活、高效、可靠的计算模式，它可以为用户提供按需计算资源和服务，并且可以随着用户需求的变化而自动扩容或缩减资源规模，因此受到越来越多企业和个人用户的青睐。在脑机接口中，云计算可以用于数据处理、计算、存储和分析等方面，为脑机接口技术提供强大的计算、存储和分析能力，从而提高脑机接口应用程序的性能和智能化程度。

云计算通常被分为三种服务模式：基础设施即服务（infrastructure as a service，IaaS）、平台即服务（platform as a service，PaaS）和软件即服务（software as a service，SaaS）。其中，IaaS 提供的是基础设施服务，比如虚拟服务器、存储空间和网络带宽等；PaaS 提供的是开发和部署应用所需的平台，比如操作系统、数据库和开发工具等；SaaS 则提供的是应用程序服务，用户可以通过浏览器或者特定的客户端访问应用程序，比如电子邮件、在线办公套件和企业资源规划（ERP）等。

在脑机接口系统中，通过将神经电信号处理任务分布在云端服务器和边缘设备上，可以实现更高效的计算和存储。云计算使得大量神经电信号数据能够在远程服务器上进行处理和分析，边缘计算则可以在本地设备上快速完成实时任务，降低对云端资源的依赖。首先脑机接口技术涉及大量的数据采集和处理，云计算可以提供强大的数据处理能力，帮助处理海量数据，提高数据处理效率和准确性。其次，云计算可以提供强大的计算和存储能力，帮助实现高性能、高可靠的计算和存储，从而提高脑机接口技术的性能和可靠性。此外，云计算可以将多个计算机系统连接在一起，形成分布式计算系统，为脑机接口的海量数据处理提供更高的计算性能和更好的数据处理能力。同时，云计算可以让不同的脑机接口应用程序共享相同的计算和存储资源，从而节省成本和提高效率。另外，云计算可以提供实时计算和分析能力，帮助实现实时的脑机接口应用程序，例如，实时的脑电波信号分析和识别等。最后，云计算可以提供强大的数据分析和机器学习能力，帮助实现脑机接口数据的分析和挖掘，从而提高应用程序的性能和智能化程度。

越来越多的研究人员开始将脑机接口技术与云计算相结合，以实现更高效、更精确、更实用的应用程序。比如 2016 年，一组美国研究人员发表论文提出了一种基于云计算和深度学习的方法，用于预测癫痫发作[①]。该方法利用云计算平台对大量脑电图（EEG）数据进行处理和分析，并结合深度学习算法进行模型训练和预测，以实现对癫痫发作的准确预测。该团队首先开发了一种降维技术来提高分类精度并减少通信带

---

① Hosseini M P, Soltanian-Zadeh H, Elisevich K, et al.（2016, December）. Cloud-based deep learning of big EEG data for epileptic seizure prediction //2016 IEEE global conference on signal and information processing（GlobalSIP）. IEEE：1151-1155.

宽和计算时间。随后研究人员采用深度学习方法，分两步训练堆叠式自动编码器进行无监督特征提取和分类。最终文章提出了一种用于脑电大数据实时分析的云计算解决方案。实验结果表明，该方法在癫痫发作预测方面具有很高的准确性和稳定性，可以有效地预测癫痫发作的发生，并且在不同的数据集上都表现出了优异的性能。该方法的成功应用表明，结合云计算和深度学习技术可以有效地预测癫痫发作，并为相关领域的研究和临床应用提供了有力的支持和推动。

云计算在欧洲人类大脑计划（HBP）中也扮演了很重要的角色，在这项旨在解码人类大脑的宏大科学计划中，云计算提供更好的计算、存储、数据共享的能力得到了充分体现[①]。HBP 计划旨在推动人类大脑的研究，通过整合和分析来自不同来源的大规模数据，如脑影像数据、神经元的形态和功能数据等，来揭示大脑的基本原理和功能。为了实现这一目标，该计划建立了一个名为 "the Collaboratory"（COLLAB）的云计算平台，旨在为研究人员提供一个统一的、安全的、可访问的计算环境，以便他们可以共享数据、代码和工具，并进行协同研究。该平台还提供了云存储和计算资源，以支持复杂的模拟和分析任务。这个基于互联网的协作云系统，一方面，提供对 HBP 的研究、社区和管理活动及其六个信息和通信技术平台的访问；另一方面，它也能提供 SaaS（软件即服务）。换言之，COLLAB 是流入和流出 HBP 的所有数据的元数据目录的大门，允许进行全面的来源跟踪并支持深度集成的搜索功能。除了云计算，该计划还利用了其他技术手段，如高性能计算、机器学习等，来处理和分析大规模的脑科学数据，并开发出新的模型和算法，以帮助解码人类大脑的功能和机制。

综上，云计算在脑机接口领域具有重要的意义，优势包括大规模数据处理、分布式计算、资源共享、灵活和高效的数据处理等。脑机接口系统的发展必然会面临各种挑战，包括大规模海量数据、多个计算机系统协同工作、在线实时神经编解码等。随着云计算技术不断发展，它将可以为脑机接口系统提供更好的计算和存储能力，从而解决目前行业面临的算力挑战，最终成为促进脑机接口技术的发展和应用的中坚力量。

---

① Amunts K，Ebell C，Muller J，et al.（2016）. The human brain project：creating a European research infrastructure to decode the human brain. Neuron，92（3）：574–581.

第五节　外设

一、植入机器人

神经外科手术机器人历经三十余年的发展，从单一的立体定向手术，扩展至各个领域发展中，同人工智能、机械技术以及计算机控制技术等高度融合，让其紧跟时代发展，深刻改变传统外科手术模式。神经外科手术机器人大致可分为三类：自主控制型机器人、例如 PUMA 和 ROSA 等机器人，辅助医生完成精细的脑深部电刺激（deep brain stimulation）手术；主从控制型机器人，由医生完全控制；共享控制型机器人，医生和机器人系统可以共同控制。

侵入式脑机接口技术创新，同时也推动神经外科手术机器人技术不断迭代，在未来，植入机器人也将更适用于大规模群体并快速实施手术。并且，植入机器人的电气系统需达到微米级的自动化控制，使手术不断向精准化、创伤最小化、排异低风险的目标发展。

美国著名脑机接口公司 Neuralink 开发了一种用于植入柔性探针的神经外科手术机器人，该机器人每分钟可以植入六根探针，并且 Neuralink 专门引入双光子显微镜实时观测开颅区域中的血管位置，从而在电极植入时选择性避开这些区域，并从分散的大脑区域进行记录。该机器人包含装有针状物的针筒、低力接触脑位置传感器、具有多个独立波长的光模块、针头马达、在插针过程中对准针头的四个摄像头之一、具有手术区域广角视角的摄像机、立体摄像机等部件。[①]

Argo 作为使用历史最悠久的微线电极，本身具备细且坚韧的特点。2020 年文章表明，在切开大鼠头皮后，团队将采用来自美国的著名公司 World Precision Instruments 的产品"OmniDrill 35"进行开颅手术，利用合适骨隆起器切除边缘，最终采用微型机械手向大鼠脑中植入直径 10 毫米的微线阵列。该 Argo 系统被安装在一个三轴平台上，平台可以从纵向、横向以及垂直平移，方便定位以及将阵列插入头部固定的动物之中[②]。

其中，该试验中使用到的 OmniDrill 夹头配有一个空白轴和相关工具，可以容纳

①　Musk E.（2019）. An integrated brain–machine interface platform with thousands of channels. Journal of medical Internet research，21（10）：e16194.

②　Sahasrabuddhe K，Khan A A，Singh A P，et al.（2021）. The Argo：a high channel count recording system for neural recording in vivo. Journal of neural engineering，18（1）：015002.

2.25mm 的钻头或毛刺。上方配备一个夹头卡盘盖，可以使用夹头卡盘扳手卸下盖子，在网上为一个主轴组件，主轴包含电机轴和夹头卡盘等组件。夹头锁在主轴组件上方，可以通过旋转夹头锁固定、释放、拆除以及更换毛刺。最后为炭刷室，需要每年一次或者每使用 1000 小时进行一次更换。

二、仿生机械臂

1999 年，美国杜克大学 Miguel Nicolelis 首次通过脑机接口技术让猴子操控机械臂。实验表明，灵长类动物能够采用闭环脑机接口控制机械臂进行物体抓取等行为。该实验控制回路，由数据采集系统、实时运行多个线性模型的计算机、配备抓取器的机器人手臂和视觉显示器组成。其中，实验采用了一个六自由度的机械臂，并配备了一个一自由度的抓手，该抓手采用的压力传感器，该器件的压力范围为 2.2 千克。由 CAN 总线连接客户电脑和机器人，机器人的位置被转换为屏幕上的光标，通过改变光标的大小提供抓取力的反馈[①]。

2006 年，Leigh Hochberg 等人成功通过脑机接口技术让一位瘫痪患者控制机械臂。该实验为 BrainGate 的多中心试验中的第一项，一直持续至今。该患者坐在轮椅上，通过气管插管进行机械通气。一个包含放大器和信号条件硬件的灰色盒子连接到经皮基座上，电缆再将放大的神经信号传输至计算机内，由此实现只靠思维在电脑屏幕上移动光标以及控制机械臂[②]。

2015 年，来自加州理工学院神经科学家 Richard Andersen 在一位患者大脑中植入芯片，帮助其喝下冰啤。外科医生在四肢瘫痪患者的后顶叶皮层的两部分植入一对小电极阵列。每个阵列包含 96 个有源电极，记录 PPC 中单个神经元的活动，通过电缆连接计算机系统处理信号，解码受试者的意图。该实验中采用的机械臂为模块化假肢，由约翰霍普金斯大学应用物理实验室开发。该机械臂设备在 2014 年被安装在一名来自科罗拉多州的男子身上，他成为第一个佩戴并同时控制两个模块化假肢的双侧肩部截肢者。其中，美国卓越的综合上肢假肢康复提供商 Advanced Arm Dynamics 为该患者定制假肢插座，该公司设计和装配义肢、义手和义指，包括仿生手等。

---

① Carmena J M, Lebedev M A, Crist R E, et al.（2003）. Learning to control a brain–machine interface for reaching and grasping by primates. PLoS biology，1（2）：e42.

② Hochberg L R, Serruya M D, Friehs G M, et al.（2006）. Neuronal ensemble control of prosthetic devices by a human with tetraplegia. Nature，442（7099）：164–171.

三、灵巧手

机械手作为一种通用灵巧的末端操作工具，也被称为"多指灵巧手"。随着科技进步，机器人研究逐步深入，市场的需求逐步增长，机器人应用领域也不断扩展，但在机器人手爪中，多指灵巧手仍是研究重点。从驱动源而言，机器人手可以分为电机、液压、气动等；从传动系统而言，机器人手可以分为腱传动方式、连杆传动方式、其他传动方式、人工肌肉的驱动方式、形状记忆合金驱动方式、欠驱动方式等。目前多指灵巧手主要是基于腱和滑轮（或是软管）的传动方式，存在出力小、控制复杂等问题，制约其应用。

灵巧手的历史可以追溯到 1962 年，用于伤寒病患的 Belgrade 手诞生，这被认为是世界上最早的灵巧手；1974 年，日本成功研制的 Okada 手作为早期灵巧手典型代表，拥有三根手指和一个手掌，其中两根手指有四个自由度，而拇指有三个自由度。该灵巧手关节由电机驱动，钢丝与滑轮结构能够完成拧螺母等操作。1982 年，美国犹他大学工程设计中心与麻省理工学院人工智能实验室的 S. Jacobsen 等人研制了拥有四根完全相同手指以及各有四个自由度的 UTAH/MIT 机械手。该机械手采用模块化结构设计，选用伺服电动缸作为驱动元件，手指类似人类的拇指、无名指、中指与食指，并相对于手掌进行运动。

国内通用手爪的研究始于 80 年代末，最早由张启先院士主持，北京航空航天大学机器人研究所的研究人员共同参与研究开发，最初研究出的 BH–1 灵巧手功能相对单一，却弥补了国内空白。随后，在研发团队不断改进后，开发出 BH–3 型灵巧手。该灵巧手拥有三个手指，每个手指具有三个关节一共九个自由度。微电机被置于内部，手爪关节中放置关节角度传感器，指端配有采用两级分布式计算机实时控制系统的三维力传感器。该灵巧手可以抓取和操作更多动作，适用于更多场景。

随着材料升级和工艺技术的发展，驱动器的尺寸逐步减小，灵巧手的驱动模式逐渐走向驱动器内置式。此类灵巧手不仅提升各关节刚性，更能使传感器直接测量和方便后续维护，但却增加了灵巧手的尺寸导致灵活度下降。其中最典型的代表为 DLR–HIT Hand II 多指灵巧手，具备多种感知功能、集成的五指灵巧手，每只手指配备四个关节，各有三自由度。该灵活手具备较高的集成度、较小的体积、较强的质量，并且拥有更丰富的感知功能和多种电气接口，大大扩展了灵巧手的操作能力和应用场景。

2019 年，Brainco 强脑科技依托脑机接口技术打造了智能仿生手产品 Brain Robotics

亮相，该机械手基于 2015 年在哈佛创新实验室的研究不断发展而成，作为世界上第一款脑机接口 AI 假肢，先进的传感器和神经反馈技术能够及时收集和处理用户的手部运动数据，同时使用方式非常简单，将手套戴上后连接 BrainCo 的移动应用程序，便可以进行训练，通过人工智能算法让用户操作无限种手势。该假肢手使用了多达八个通道的肌电信号传感器，帮助用户仅仅通过残肢肌肉做出操控指令。2022 年，该智能仿生手宣布获得美国 FDA 批准，Brainco 发言人表示，该假肢手拥有十个灵活关节和六个驱动自由度，单指弯曲到伸展最快仅需要 0.8s，可以实现五根手指的独立运动和协同操作，仿佛控制自己的手同样灵活，该灵巧手不仅可以应用于科研领域，还能够帮助音乐家、运动员等训练手部的灵活性、协调性，BrainCo 的这项发明同时也标志依靠脑机接口技术的"灵巧手"迈入新征程。

四、虚拟现实

作为新一代信息技术融合创新的关键领域，随着核心技术不断成熟，虚拟现实技术在消费市场和垂直领域中不断拓展。虚拟现实的产业链条较长，关键器件主要包括芯片、显示屏、光学器件等。在芯片方面，当前虚拟现实终端主流选择为高通 XR2，采用 7 纳米制程工艺，能够支持 8k60 帧的视频编解码，配备七路并行摄像头；在显示方面，京东方推出响应时间低于 5ms 的高分辨液晶面板；在光学器件方面，华为 VR Glass 采用的 pancake 目镜能够促使显示系统更加轻薄，利用 3M 高透过率、大视场角等特点，实现整机设计更加轻薄的目标。

随着虚拟现实核心技术不断完善、技术产业链不断发展，虚拟现实的应用服务呈现出"VR+"的特点，进入产业化和场景应用融合阶段。由于其具备高沉浸性、高可重复性、高定制化性等特点，可以成为传统医疗健康领域的有效补充与医疗行业辅助技术之一。在医疗健康领域的应用涵盖学习培训、模拟手术、精神康复治疗等方面。尤其在康复治疗方面，VR 技术和脑机接口相结合，可以帮助患者在虚拟环境中扮演角色，再通过多感官训练引起各功能恢复。虚拟环境及时的评估反馈，能调动患者的积极性，帮助患者成为治疗中的主体，因此更主动地配合治疗过程。

美国谷歌公司在 2020 年 9 月在巴西举办线上发布会，宣布谷歌与 BrainCo、Somos 成为战略合作伙伴，共同深耕教育医疗领域，并推出一套通过脑机接口技术推动课堂教学与注意力训练的软件。瑞士公司 MindMaze 为改善中风患者地治疗过程，将虚拟现实与运动捕捉技术和脑机接口界面相结合，切入医疗健康和游戏领域。针对冥想、游戏等需求，加拿大 InteraXon 公司打造移动可穿戴式地 EEG 设备。包括谷歌、微软等国外科技巨头也逐步将虚拟现实和脑机接口技术放在重要战略地位。

国内的天津大学、首都医科大学宣武医院等知名科研、医疗机构也对虚拟现实和脑机接口技术结合领域进行深度研究。国内企业臻泰智能依托于西安交通大学机械工程学院医工交叉研究所孵化，推动脑机接口与虚拟现实技术融合，结合 VR 运动场景刺激患者运动感知神经，从而形成"视觉诱发运动意念"，帮助患者加快恢复。2021 年，臻泰智能联合西安交大一附院开展的脑机接口康复机器人临床研究成果发表在顶级医学期刊中，文中提到团队设计的 BCI-PT（由基于 EEG 的脑机接口控制的注意力诱导双人务训练系统），该系统由 EEG 收集系统、虚拟现实训练系统、踏板式训练机器人组成[①]。

2016 年发表在《自然》子刊《科学报告》一篇文章中提到采用虚拟现实技术脊髓损伤患者用脑机接口控制仿生外骨骼，诱导部分神经恢复。患者头部佩戴头戴式显示器（Oculus Rift，Oculus VR），从第一人称视角进行可视化训练，八名年龄范围在三至十三岁的慢性脊髓损伤患者通过长达十二个月的训练，最终在多个皮节的躯体感觉，例如疼痛定位、精细粗略触觉、本体感觉等方面都有一定改善[②]。

第六节　系统集成及使用方式

当前，脑机接口系统主要分为侵入式系统和非侵入式系统。侵入式接口可以进一步根据创伤大小细分为深入大脑皮层中收集信号的完全侵入式和基于 ECoG 的脑机接口微创式脑机接口系统。而非侵入式脑机接口系统，无须手术便可以从大脑外部直接采集信号，常用信号包括头皮脑电（EEG）、功能核磁共振成像（fMRI）和功能近红外光谱（fNIRS）等。非侵入式系统具备高安全性，低成本等特点，面向广大消费市场，可接受的程度更高。侵入式脑机接口技术与之相比手术风险更大，但是能够收集高质量和高信噪比的信号，是面向科研和医疗的前瞻性研究。

---

① Yuan Z，Peng Y，Wang L，et al.（2021）. Effect of BCI-controlled pedaling training system with multiple modalities of feedback on motor and cognitive function rehabilitation of early subacute stroke patients. IEEE Transactions on Neural Systems and Rehabilitation Engineering，29：2569-2577.

② Donati A. R，Shokur S，Morya E，et al.（2016）. Long-term training with a brain-machine interface-based gait protocol induces partial neurological recovery in paraplegic patients. Scientific reports，6（1）：30383.

一、非侵入式系统及实验范式

2019 年顶级学术期刊 *Science* 旗下的 *Science Robotics* 刊登了一期有关于脑机接口系统的重大突破性成果非侵入式的意念控制机械臂。该项目由美国卡内基梅隆大学的贺斌教授带领，并与明尼苏达大学合作开展。非侵入式脑机接口系统中，外部传感器接收到的信号往往因为更嘈杂而分辨率低，导致无法精准控制机械臂连续、稳定的活动。团队特意采用新型传感和机器学习技术，通过连续追踪的方法对机器和用户进行训练，从而改善脑电图（EEG）源的神经解码。采用无创的脑电图源神经成像技术，辅以实时平台提高时间和空间的分辨率，使得此新型脑机接口系统在精确控制外设上展现出巨大进步[①]。以下将简要概述非侵入式脑机接口通常采用的范式。

（一）P300 基于事件相关电位

当人类大脑受到小概率的事件刺激后，一个正向波峰将在刺激后 300ms 左右出现。该现象会出现是由于大脑认知过程中的一些心理因素导致的。P300 实验范式可以通过视觉、听觉或者体感进行，基于 P300 信号特征的脑机接口需要长时间的多次重复闪烁，影响患者的使用体验。此类别脑机接口系统无须训练，但十分依赖于场景设计。最经典的 P300 实验范式出现在 1988 年，Farwell 等人设计的一个 6×6 字符矩阵，其中包含 36 个字符，其中某行或列将按照随机的次序闪烁[②]。

（二）SSVEP 基于稳态视觉的诱发电位

当人眼视网膜受到恒定概率闪光或图形刺激时，将会诱发大脑视觉皮层可以被记录到的电位变化。该范式具备节奏同化、周期性以及信噪比高等特征。该类系统与P300 系统都适合于多指令选择的离散控制型应用场景，例如打字命令或者操作界面等。2002 年 Cheng 等人设计一个电话键盘，将 12 个按键分布至计算机屏幕的 3×4 矩阵中。按键在 6~14Hz 的频率中闪烁[③]。

（三）MI 基于运动想象

MI-BCI 和前两者不同，无须外界刺激，无须发生实际运动，仅仅需要患者感觉一

---

①　Edelman B. J, Meng J, Suma D, et al.（2019）. Noninvasive neuroimaging enhances continuous neural tracking for robotic device control. Science robotics，4（31）：eaaw6844.

②　Donchin E, Spencer K. M, Wijesinghe, R.（2000）. The mental prosthesis：assessing the speed of a P300-based brain-computer interface. IEEE transactions on rehabilitation engineering，8（2）：174-179.

③　Cheng M, Gao X, Gao S, et al.（2002）. Design and implementation of a brain-computer interface with high transfer rates. IEEE transactions on biomedical engineering，49（10）：1181-1186.

个运动过程，实现动觉运动想象。运动想象和实际运动具备类似的神经机制，激发大脑运动皮层电节律变化，通过脑电信号输入后进行信号处理，判断运动想想种类，再由计算机翻译成控制命令。患者进行运动想象时，大脑皮层对侧运动感觉区的脑电节律能量会变小，相对应同侧运动感觉区的脑电节律能量增大，该现象为事件相关去同步（ERD）/事件相关同步（ERS）。想象左右手运动产生的ERD/ERS现象[1]。

二、侵入式系统及植入术式

在侵入式脑机接口系统方面，国内外针对不同应用场景也有重大突破。

2015年，Andersen领导加州理工学院研究人员和南加州大学凯克医学中心的成员研发的植入式脑机接口系统，成功使一位四肢瘫痪患者做出流畅的握手姿势。当一对拥有96个电极的电极阵列被植入四肢瘫痪患者的后顶叶皮层（PPC）中的两个部分，单个神经元活动便被它们记录下来。记录的信息通过电极阵列输送到计算机系统，计算机系统处理并解码患者意图，再输出和控制设备，其中包含计算机光标和约翰斯·普金斯大学合作开发的机械臂。该神经假体不是直接控制运动行为，而是通过控制运动意图，完成更流畅和自然的运动动作，也是植入式脑机接口系统在临床上实现运动康复的成功范例[2]。

2020年，浙江大学医学院附属第二医院神经外科与求是高等研究院脑机接口团队通力合作，发表重要科研成果：国内首例植入式脑机接口临床研究。研究团队摒弃传统手工植入的方式，而选择步进为0.1mm的手术机器人，将两个4mm×4mm大小的电极阵列植入大脑皮层神经元的第五层，再通过非线性、神经网络算法完成对高龄患者神经电信号的解码。相较于2014年临床应用，从开颅但不插入皮层的半入式转变为植入式操作，可以直接检测单个神经元细胞放电情况。最终，受试者张先生通过不断地模拟和练习，完成了握手、饮水等动作。该侵入式脑机接口系统成功帮助患者实现运动康复，也推动我国脑机接口系统的临床应用步伐加速。

2021年，Chang等人提出能够帮助瘫痪患者恢复语言表达的植入式脑机接口系统，通过在一位因脑卒中导致构音不全（丧失清晰讲话能力）的患者感觉运动皮质

① Maeder C L, Sannelli C, Haufe S, et al.（2012）. Pre–stimulus sensorimotor rhythms influence brain–computer interface classification performance. IEEE Transactions on neural systems and rehabilitation engineering，20（5）：653–662.

② Aflalo T, Kellis S, Klaes C, et al.（2015）. Decoding motor imagery from the posterior parietal cortex of a tetraplegic human. Science，348（6237）：906–910.

层上植入 EcoG 皮层电极，该矩形电极阵列为 16×8 的晶格结构，包含 128 个电极。植入装置后，陈述或者问题会通过视觉提示展示给患者，患者而后使用词汇表（包含 50 个单词）进行回答，团队利用数字信号处理系统（NeuroPort system，Blackrock Microsystems），将电极采集到的信号传输到计算机中，并且进行实时分析。分类器从检测到的每个相关神经活动窗口计算选择单词的概率，并通过解码，得出最有可能的句子，反馈给受试者[①]。

同年，西班牙米格尔·埃尔南德斯·德埃尔切大学［Miguel Hernández University（UMH）］细胞生物学教授 Fernandez 带领团队研究出一种脑机接口系统，可以将信息传输到盲人的视觉皮层，从而帮助患者恢复基本的视力。团队向患者颅内植入一个 4×4 的犹他电极阵列，该阵列包含单个长度为 1.5mm，共 96 个电极。而后，再帮助患者佩戴装有"人工视网膜"（即安装在眼镜上的摄像机，并能够将光信号转变为电信号），外接的前置"人工视网膜"在检测出光线变化且转换为电信号后，通过微电极阵列传入患者的大脑，植入的电极同时刺激诱发可辨别的磷光感知，从而帮助患者识别字母和物体的轮廓。实验最后，特殊眼镜上的摄像机扫描出物体，然后通过假体刺激大脑中的电极，患者的脑中产生视觉图像，甚至可以在电脑左右两部分中找到白色方块的位置[②]。

侵入式脑机接口采集信号的电极主要分为刚性和柔性电极。其中，密歇根电极和犹他电极是非常具有代表性的刚性电极，一般采用传统的人工植入方式，在开颅手术之后直接被植入目标大脑区域。然而，如何能将组织水平的柔性大脑探针精确地植入成为具有挑战性的问题。目前，脑机接口前沿领域提出了以下几种术式解决该问题。

首先是采用神经外科机器人缝纫机，该术式可以自动将数千根柔性电极线植入大脑，将超细聚合物探针、神经外科机器人和定制的高密度电子器件组合成为高效的系统。机器人插入头被安装在 400mm×400mm×150mm 行程，10μm 的三轴平台上方，并持有可快速更换的"针钳（needle-pincher）"。其中，针是由钨铼合金丝铸成的，由一个线性马达驱动，能够实现插入速度的变化以及促使快速回缩加速度可以高达 30000mm/s，而钳子为一根顶端弯曲的 50μm 钨丝，被作为确保线头准确插入的向导。

①　Moses D A，Metzger S L，Liu J R，et al.（2021）. Neuroprosthesis for decoding speech in a paralyzed person with anarthria. New England Journal of Medicine，385（3）：217-227.

②　Fernández E，Alfaro A，Soto-Sánchez C，et al.（2021）. Visual percepts evoked with an intracortical 96-channel microelectrode array inserted in human occipital cortex. The Journal of clinical investigation，131（23）.

此外，由于该机器人具备自动插入模式，每分钟最多可以插入六条线，高达192个电极，使得外科医生在此过程中仍然有完全的控制权，能够手动微调。神经外科机器人缝纫机系统可以快速、可靠地插入大量的聚合物探针，以躲避开血管，从分散的脑区进行记录[1]。

或者采用注射器注射术式，利用直径小至100μm的针头进行注射大孔网状电子器件。实验证明，通过刚性的外壳运输柔性的电子器件的方式，小鼠大脑中的网状电子器件几乎没有慢性免疫反应，并且与神经元的相互作用具有吸引力。同时，可以将其他材料同时注射进入宿主结构中，开辟更多有关于柔性电子器件的应用[2]。

另一种成熟且流行的术式为神经血管技术，该植入方式以微创和无线闻名，为脑机接口领域提供新思路。其中美国加州大学伯克利分校的Synchron开发的Stentrode脑机接口装置无须开颅手术，可以安全通过弯曲的血管，使用导管手术而输送进患者脑内和脊柱中。该技术灵活性强，能够在大脑多个位置捕捉各种类型的信号[3]。同时，接收装置BrainPort连接传感器，通过无线的方式进行供电和数据传输。2018年8月，美国食品药品监督管理局（FDA）通过了Sychron公司开发的微创脑机接口的人体试验的申请。此种术式也是脑动脉瘤和大血管中风的不二之选，仅仅耗费两小时便可以在无需全麻、开路、机器人的情况下，将脑机接口植入患者的大脑，患者思考活动产生的大脑信号便可以转换成电子设备所用的信息，从而进一步操控电子设备，实现发短信、发邮件甚至购物等行为。

由于柔性电极对大脑的适应度更好，柔性材料具备更好的生物相容性和微加工工艺兼容性，柔性脑机接口会成为脑机接口领域的前沿技术和研发热点，将为长期稳定、大规模的神经电信号记录的实现提供可靠工具。尽管已经有多家科研机构和企业布局研究，但是关于安全、可靠以及高效的植入术式的探索仍道阻且长。

---

① Musk E.（2019）. An integrated brain-machine interface platform with thousands of channels. Journal of medical Internet research, 21（10）：e16194.

② Liu J, Fu T M, Cheng Z, et al.（2015）. Syringe-injectable electronics. Nature nanotechnology, 10（7）：629-636.

③ Opie N L, Van Der Nagel N R, et al.（2016）. Micro-CT and histological evaluation of an neural interface implanted within a blood vessel. IEEE Transactions on Biomedical Engineering, 64（4）：928-934.

第六章

三大应用场景研究前沿及趋势分析

第一节　医疗领域

医疗是目前脑机产业商业应用前景最广阔的行业，尤其在疾病诊断和治疗相关领域，脑机接口技术的突破将来很可能发生在医疗领域。因为脑机接口设备可以直接从大脑采集信号，与外界交互，打突破了常规的大脑信号传递模式，可以突破传统医疗手段的瓶颈，有着广阔的想象空间。目前，神经、精神类疾病是脑机接口医疗应用最大的市场和增长最快的领域。已经普及的应用包括癫痫、中风等脑科疾病的诊疗，在精神疾病的诊疗和心理健康测评方面也颇具潜力，日后也可能进一步推广到情绪管理、记忆增强等方面。

一、运动障碍

肢体残疾病人往往饱受多种不便与苦痛的困扰，除了最基本的肢体运动障碍外，长期瘫痪会引起一系列并发症，如膀胱功能障碍、肠道系统异常、呼吸系统异常、慢性痛、自主神经反射异常、痉挛等。因此针对肢体残疾人的医疗与康复服务有着更加深入的需求与极为广泛的市场，帮助其改善生活状态、提升生活质量的技术发展迫在眉睫。

传统的肢体残疾人常使用的器具有三大类：第一类是矫形器、支架等，可以帮助患者增加肢体的活动能力、预防畸形、减轻疼痛，但这类器具往往仅能有效帮助症状较轻者；第二类是移动辅助器，比如轮椅、拐杖、义肢等，可以有效提高肢体残疾者独立活动能力，其缺点一方面是只能有效缓解下肢残疾带来的不便，另一方面其效果也取决于患者病情的严重程度；第三类是辅助类器具，比如尿液收集器、坐垫，这类产品可以从不同方面有效防止二次并发症，提高患者生活质量，使用后效果与感受有时会存在较大的个体差异。

现有的康复和治疗手段主要有三种：第一种是重力支持下的步态训练，可以在训练过程中逐步锻炼患者平衡、协调和力量，提高整体功能；第二种是全肌肉转移术，可以将患者运动功能完好部位的肌肉通过外科手术转移到患处，这种手术技术复杂、难度高，且术后需要的恢复期较长，恢复效果与患者年龄、健康等多种因素相关；第三种是功能电刺激，通过向肌肉或神经系统施加电刺激来促进运动能力的恢复。

传统的肢体运动辅助器具与现有的康复治疗手段，往往只能帮助肢体障碍较轻的患者。严重的肢体缺失、功能丧失者可能没有办法使用辅助器具，比如神经性肌肉萎缩症患者、骨质疏松的骨骼疾病患者、高位截瘫患者。根据比例估计，我国这部分患者人数在至少 100 万以上。所以，将脑机接口技术运用在肢体残疾者的康复治疗中，有重大意义与广阔前景。

（一）非侵入式脑机接口代表成果及应用

1. 与机器人技术相结合

非侵入式脑机接口目前在运动障碍中常用的模式仍是 SSVEP、P300、运动想象等几种。2016 年，明尼苏达大学的贺斌教授研究组[①]用非侵入式脑机接口控制机械手实现了二维自由运动。该研究采用了运动想象的模式，虽然仍然不能像侵入式的那样实现快速且鲁棒性好的控制，但是将非侵入脑机接口领域的运动控制从"判断题"的模式变成了"选择题"，已经是非常明显的进步。

非侵入脑机接口的外设控制设备除了常见的机械臂及外骨骼外。还有研究组将其与轮椅结合来切实提高瘫痪患者的生活质量。美国得克萨斯大学奥斯汀分校 R. Millán 教授于 2022 年发表了这项研究[②]。在这项研究中，Millán 的团队招募了三名四肢瘫痪的人进行纵向研究。每个参与者每周接受三次训练，持续了两到五个月。参与者戴着脑电帽，通过脑电图（EEG）检测他们的大脑活动，并通过一个脑机接口设备将其转换为轮椅的机械指令。参与者被要求通过思考移动他们的身体部位来控制轮椅的方向。在经过训练后，表现最好的患者的准确率可以达到 98%。

这项研究，为瘫痪患者日常的基本活动及自理提供了一线曙光，其应用的技术，

①   Meng J, Zhang S, Bekyo A, et al.（2016）. Noninvasive electroencephalogram based control of a robotic arm for reach and grasp tasks. Scientific Reports, 6（1）: 38565.

②   Tonin L, Perdikis S, Kuzu T D, et al.（2022）. Learning to control a BMI-driven wheelchair for people with severe tetraplegia. Iscience, 25（12）: 105418.

也为日后开发脑控人工载具提供了技术基础。

2. 康复性治疗

目前脑机接口技术在肢体运动障碍领域的应用方式主要有两类：一是辅助性脑机接口，即通过脑机接口设备采集信号，获取患者的运动意图，解码后通过对外骨骼或机械臂等外部运动设备进行控制从而实现运动功能；二是康复性脑机接口，该技术的发展立足于中枢神经系统的可塑性。在修复过程中，脑机接口设备直接作用于大脑，重复性进行运动相关的反馈刺激，可以增强神经元突触之间的联系，在一定程度上实现修复。

辅助性脑机接口最广为人知的是 2014 年，在巴西举办的世界杯开幕式上，全身瘫痪的小伙 Juliano Pinto 在脑机接口和机械外骨骼的帮助下踢出了当年世界杯的第一球。主导这项研究的是美国杜克大学神经工程学教授 Miguel Nicholelis，他也是 Walk Again Project 的发起人。

此外，在康复性脑机接口方面，Miguel 团队也有着突破性的进展。2016 年，Miguel 教授研究团队发表论文[①]，长期瘫痪的病人在借助非侵入式脑机接口和外骨骼的帮助下，经过训练恢复了部分身体功能。其原理是通过脑机接口将大脑对截瘫以下部位肢体的运动指令传递给外骨骼，通过外骨骼带动肢体运动，进而达到主动训练目的。经过世界杯开幕式前后 10 个月的训练，Juliano 的感觉和运动平面从 T4 变为 T11 以下，这意味着他有 7 节脊椎恢复了感知和运动控制功能。

在随后的长期跟踪过程中，研究人员指出，有 4 名瘫痪病人在接受 12 个月的训练后，他们的下肢感知能力和肌肉控制能力发生了显著变化，28 个月后，8 名实验对象中的 7 名得到了显著改善。恢复最好的患者甚至能够不再依靠机械外骨骼行走。

（二）侵入式脑机接口代表成果及应用

1. 与机器人技术相结合

脑机接口技术与机器人技术相结合，可以通过脑电信号控制机器人运动，将人的意图转化为机器人的运动指令，直接思维控制机器人的运动。这种技术可以帮助身体残疾人士恢复日常生活的自理能力。

早在 2008 年，匹兹堡大学的研究团队就已经实现利用猕猴大脑中运动皮层的信号，控制 5 个自由度的机械臂。在这个时间点，国际领先的研究团队就已经基本实现

---

① Donati A R，Shokur S，Morya E，et al.（2016）. Long-term training with a brain-machine interface-based gait protocol induces partial neurological recovery in paraplegic patients. Scientific reports，6（1）：30383.

动物的思维直接控制机械臂[1]。而到了 2012 年，Donoghue 研究团队完成了四肢截瘫患者的机械臂控制，利用 96 通道电极采集的脑电信号完成对机械臂的触达控制。2013 年，发表在杂志《柳叶刀》中的研究显示，四肢截瘫的患者通过 13 周的训练，可以利用 96 通道的电极信号完成 7 个自由度的机械臂控制[2]。文章中展示了患者在训练的第二天就能在三维工作空间中自由移动假肢。13 周后，触达任务的平均成功率为 91.6%，完成平均间也时从最开始的 148 秒减少到 112 秒，触达的路径选择也明显更加合理高效。受试者还能够使用假肢做娴熟和协调的伸手和抓握动作，在上肢功能测试中取得了显著的进步。

可以说，在 10 年之前，研究人员就已经初步完成了人的思维直接控制外部设备的愿景，随后领域内的研究目的与方向主要包括优化控制精度、提升控制速度、提升控制的稳定性等。

2. 与功能电刺激相结合

功能电刺激（functional electrical stimulation，FES），是一项瘫痪病人康复治疗过程中新兴且十分有效的技术，也是目前临床上少数经证实对于运动障碍治疗有效的方法之一。其原理是应用低脉冲电流刺激感觉与运动神经、肌肉，通过功能性反应，进而替代、矫正、改善肢体的运动与感觉。针对不同的患者，电流的刺激强度阈值存在个体间差异。

功能电刺激技术已经被广泛运用在多种康复治疗中，包括运动恢复、感觉恢复、排泄控制、辅助自主呼吸、慢性痛的缓解等。而在运动恢复方面，也已经有投入应用的设备，帮助患者恢复下肢运动（包括站立、行走）或上肢运动（手臂移动、抓握），但这些设备无法解决的问题是，设备使用过程中都需要人为控制与操作，这就要求患者至少有一只手是可以自由运动的[3]。对于高位截瘫或者渐冻症这类四肢都无法自主运动的患者来说，如果想要实现独立自主控制还是有难以突破的技术瓶颈。而如果将功能电刺激技术与脑机接口技术相结合，利用大脑中运动控制的电信号直接控制外周的功能电刺激设备，那便有可能实现完全自主的独立运动能力的恢复。

① Velliste M, Perel S, Spalding M C, et al. (2008). Cortical control of a prosthetic arm for self-feeding. Nature, 453 (7198): 1098–1101.

② Collinger J L, Wodlinger B, Downey J E, et al. (2013). High-performance neuroprosthetic control by an individual with tetraplegia. The Lancet, 381 (9866): 557–564.

③ Peckham P H, Kilgore K L. (2013). Challenges and opportunities in restoring function after paralysis. IEEE Transactions on Biomedical Engineering, 60 (3): 602–609.

2008 年，美国华盛顿大学 Eberhard 团队就将脑机接口与功能电刺激相结合的想法，在非人灵长类动物模型上进行了实践，成功实现了简单手腕运动能力的恢复，这项工作发表在《自然》杂志上 [1]；等到了 2012 年，美国西北大学的研究团队同样利用脑电信号直接控制外周电刺激，可以令手臂完全无法运动的猕猴可以抓起实验者递过去的小球，这项工作同样发表在《自然》杂志上 [2]。

伴随着动物实验的成功与多通道电极技术的完善，脑机接口与功能电刺激相结合的探索进入了科研临床的阶段。2016 年，Bouton 团队率先在《自然》杂志上发表了他们的工作 [3]，一位颈脊髓损伤的高位截瘫患者运动皮层中（负责手部运动的脑区）植入电极，在采集到运动信号后利用机器学习算法解码运动意图，再通过高分辨率的外周功能电刺激系统刺激患者小臂进而实现运动能力的恢复。通过这一套脑机接口与功能电刺激相结合的系统，高位截瘫的患者可以实现精确到单根手指的手部运动，通过评估发现，这位 C5~C6 段颈脊髓损伤的患者运动能力恢复到与 C7~T1 段损伤的患者相似的程度。

与之相类似的，擅长脑机接口技术的 Donoghue 研究团队、专注于功能电刺激技术的 Krisch 团队与在脊髓损伤后康复治疗领域精通的 Peckham 团队联合合作，完成了 BrainGate2 的临床试验，并与 2017 年发表于《柳叶刀》杂志 [4]。在这项研究中，一位脊髓高位截瘫的患者运动皮层中手部运动区域植入了 2 个 96 通道的尤他电极，同时在手、手肘、肩膀等部位放置了 36 根经皮电极。通过解码运动区的电信号，在手臂移动辅助系统（Mobile armsupport，MAS）的机械支持下，实现了患者完全自主的利用自体手臂抓握（Grasping）和触达（Reaching），可以完成对水杯、勺子等物品操作。

3. 与脊髓电刺激相结合

脊髓电刺激（spinal cord stimulation，SCS）是将电极植入椎管内，通过脉冲电流刺激脊髓神经的方式来治疗疾病、促进康复并改善患者生活质量。脊髓电刺激目前最常见的应用场景包括痛觉抑制、促进血液循环、改善肢体运动能力。

---

[1]　Moritz C T, Perlmutter S I, Fetz E E.（2008）. Direct control of paralysed muscles by cortical neurons. Nature, 456（7222）: 639–642.

[2]　Ethier C, Oby E R, Bauman M J, et al.（2012）. Restoration of grasp following paralysis through brain-controlled stimulation of muscles. Nature, 485（7398）: 368–371.

[3]　Bouton C E, Shaikhouni A, Annetta N V, et al.（2016）. Restoring cortical control of functional movement in a human with quadriplegia. Nature, 533（7602）: 247–250.

[4]　Ajiboye A B, Willett F R, Young D R, et al.（2017）. Restoration of reaching and grasping movements through brain-controlled muscle stimulation in a person with tetraplegia: a proof-of-concept demonstration. The Lancet, 389（10081）: 1821–1830.

在过去三十多年的研究中，越来越多的证据表明，脊髓硬膜外电刺激的技术可以让病人通过训练重获运动能力，同时这也是一项临床上许可的技术。在 2016 年，一项发表在《自然》杂志上的文章中，瑞士洛桑联邦理工的 Courtine 团队在脊髓损伤的猕猴大脑和脊髓硬膜外分别植入了记录电极和刺激电极[①]。通过对大脑内记录到的电信号进行解码，将运动意图以无线传输的方式将刺激模式传递给脊髓上的刺激模块，经过受控的脊髓电刺激后，原本下肢瘫痪的动物恢复了在跑步机上行走的能力。在取得动物实验的成功后，研究团队将这项脊髓电刺激技术迁移到人身上，患者可以通过穿戴式设备和手机应用自主控制训练时间和刺激形式。相关工作分别于 2018 年和 2022年发表于《自然》和《自然·药物》杂志上[②]。

值得注意的是这种利用脑电信号控制脊髓硬膜外精确的特异性电刺激技术，在辅助患者运动的同时还可以增强大脑和脊髓神经元之间的联系，以达到一定程度的康复治疗效果。在经过 5 个月的训练后，患者即使在没有电刺激的情况下也能在一定程度上恢复对瘫痪肌肉的控制能力。可以想见，脑机接口与脊髓电刺激相结合的模式，可以大大降低脊髓损伤患者恢复性训练的门槛与时间，尤其对高位截瘫的患者而言，或许这项技术的未来可以令其看到康复的希望。

二、语言障碍

脑梗塞、脑外伤、渐冻症等疾病有可能都会引起言语障碍。著名的科学家霍金就因渐冻症饱受言语障碍的困扰。至今为止，已有一些基于眼动仪等产品为基础的辅助交流系统，然而，辅助交流系统的主流仍然是以文本拼写为基础，这种方法使用起来不仅十分缓慢，且严重受限于操作者本身机体运动能力。更重要的是，由文本拼写转译为合成语音完全丢失了讲话者的音色和音调变化特征。针对这一难题，脑机接口技术为言语障碍患者提供了一种新的交流或控制方式。语言脑机接口就是在语言相关的脑区采集生理信号，直接将神经活动转译为人类能理解的语音、文字等。不同于运动脑机接口，语言产生过程的神经机制尚不完全清楚，同时解码语音特征相比于运动目

① Capogrosso M, Milekovic T, Borton D, et al.（2016）. A brain-spine interface alleviating gait deficits after spinal cord injury in primates. Nature，539（7628）：284-288.

② Wagner F B, Mignardot J B, Le Goff-Mignardot C G, et al.（2018）. Targeted neurotechnology restores walking in humans with spinal cord injury. Nature，563（7729）：65-71. Rowald A, Komi S, Demesmaeker R, et al.（2022）. Activity-dependent spinal cord neuromodulation rapidly restores trunk and leg motor functions after complete paralysis. Nature medicine，28（2）：260-271.

标更加精细和复杂，这些都为语言脑机接口带来了挑战。从植入方式上，语言脑机接口也分为非侵入式和侵入式两种。

（一）非侵入式脑机接口代表成果及应用

非侵入式脑机接口在语言合成方面常见的有基于 P300、稳态视觉诱发电位（steady-state visual evoked potentials，SSVEP）和语言想象的 BCI 系统。目前 SSVEP 是非侵入式脑机接口做语音合成最常见的应用方式之一，头戴一个小巧的电极帽，控制键盘的 26 个字母就可以打出任何想表达的语句。但是其在无创，方便的同时，其缺点也很明显。频繁闪烁造成的视觉疲劳导致无法长期应用，以及相对受限制的字符输出速度。

除了上述需训练固定范式的方法外，近些年也出现了一些基于深度学习直接对脑电及声学特征进行建模来实现语音合成。2020 年，得克萨斯大学奥斯汀分校脑机接口实验室的 Gautam 等[①] 发表了一种 RNN 自回归模型被用来从 EEG 特征中直接预测声学特征来进行语音合成的方法。这项研究提出了直接应用深度学习提取脑电特征进行语音合成的新思路，但是另一方面，该项研究过程中发现不同说话人表达相同语句会产生完全不同的脑电特征，这也为这个研究方向提出了严峻挑战。

（二）侵入式脑机接口代表成果及应用

相对于非侵入脑机接口，侵入式的优势在于可以直接获取语言区局部场电位甚至单神经元信号，信噪比更高，信号空间分辨率更好。因而可以得到更高的信息传输量，更快的信息获取速度，准确率更高的语音解码。脑机接口技术用于实现语言重建的交互形式目前主要有光标键入，"手写"输入，"语音"输入这三种形式。

1. 光标键入

与非侵入式脑机接口技术相同，利用侵入式脑机接口技术完成语言合成的功能也可以通过光标键入的方式呈现。被试选择移动虚拟光标进行点选，只需要解码出二维平面上的运动意图，就可以打字。2022 年，Neuralink 的发布会就发布了让猕猴移动光标实现"打字"。在真正的患者身上，也有应用这种模式来实现语言重建的例子。2023 年，Synchron 公司发表的 SWITCH 研究[②] 中，患者应用脑机接口设备及眼动仪实现光标移动及点选，从而帮助渐冻症患者实现语言交流。该研究共四例患者平均打字

---

① Krishna G，Tran C，Carnahan M，et al.（2021）. Advancing speech synthesis using eeg // 2021 10th International IEEE/EMBS Conference on Neural Engineering（NER）. IEEE：199–204.

② Mitchell P，Lee S C，Yoo P E，et al.（2023）. Assessment of Safety of a Fully Implanted Endovascular Brain-Computer Interface for Severe Paralysis in 4 Patients：The Stentrode With Thought-Controlled Digital Switch（SWITCH）Study. JAMA neurology.

速度每分钟 16.6 字符，准确率 97.2%。

目前此种模式的优势是技术需求相对较低，患者训练较容易。而不足也很明显，相对于其他种类的语言解码形式，速率较慢，效率较低。

2. "手写"输入

语言的表现形式有很多种，语音和文字是最常见的研究方向。"手写"输入的形式是让患者尝试想象书写动作，在尝试书写动作中对运动皮层的神经活动进行解码并将其转化为文本。

2021 年 Willett 等[①] 在 *Nature* 发表了这项应用想象手写字母进行语言解码的研究。

该研究选取了一名因脊髓损伤而手部瘫痪的患者，该患者在手运动区植入了一枚尤他电极。在使用该技术后，他每分钟可输出 90 个字符，在线准确率 94.1%，而在联用自动纠错系统后，离线准确率可高于 99%。这项研究将语言解码转换为技术较为成熟的手部运动解码，达到了相当快的信息输出速度及极高的准确率，为语言脑机接口打开了一项新的途径。

3. "语音"输入

"语音"输入，是将电极植入在语音相关的脑区，直接将神经活动转译为人类能理解的语音、文字等。从解码目标上，可分为离散型和连续型两大类。连续语音解码，一般从发声器官的运动入手。在这方面研究最出名的是美国加州大学旧金山分校（UCSF）的 Edward Chang 研究组。2019 年，Chang[②] 在 *Nature* 上发表了一项研究，该研究选取了五名在 UCSF 癫痫中心接受治疗的志愿者（这些志愿者能完整说话），在他们的脑中临时植入了皮层电极。患者朗读研究人员事先准备好的语句。该研究设置了以发音器官运动特征为输出的中间层，经由侵入式电极记录的腹侧感觉运动皮质（ventral sensorimotor cortex，vSMC）、颞上回（superior temporal gyrus，STG）、额下回（inferior frontal gyrus，IFG）三个脑区域表层在患者说话时的连续脑电信号解码为 33 种发音器官运动特征指标，随后将这些运动特征指标再解码为 32 项语音参数 [包括 25 维梅尔频率倒谱系数（mel-frequency cepstral coefficients，MFCCs）、音高、清浊 voicing 等]，最终根据这些参数合成

① Willett F R, Avansino D T, Hochberg L R, et al.（2021）. High-performance brain-to-text communication via handwriting. Nature，593（7858）：249-254.

② Anumanchipalli G K, Chartier J, Chang E F.（2019）. Speech synthesis from neural decoding of spoken sentences. Nature，568（7753）：493-498.

语音声波。

此外，Chang 研究组于 2021 年发表了一项应用离散语音解码的研究[①]。该研究选取了一名因脑干卒中引起构音障碍及肢体瘫痪的患者。长期植入皮层电极，对该患者进行 50 个单词数据集的训练。采用深度学习算法构建语言模型进行解码。速度可达每分钟 15.2 个单词，错误率 25.6%。

2023 年，在《自然》期刊上，Chang 研究组[②]和研究团队[③]背靠背发表了两篇高水平脑机接口语音合成的工作，其语音合成表现与合成速度都远超之前的工作。Chang 研究组的工作延续了此前的工作，在一名脑干卒中的患者脑中植入了硬膜内 ECoG 电极，并通过采集的脑电信号解码出语言文字、语音以及模拟面部表征，其中文字解码的速度达到了速度中位数为 76 单词每分钟，错误率的中位数为 25%。Willett 研究团队选取了一名不能清晰讲话的渐冻症患者植入了尤他电极，利用单神经元水平的脑电信号进行 Willett 等 2023 年的最新研究[④]则离散语音解码，应用 RNN 神经网络，在 125000 个单词的词汇表中，实现了每分钟 62 个单词的解码速度，错误率为 23.8%。这两项研究中的语言解码速度都已经接近了人自然的对话的速度。

目前位置，"语音"输入的方式语言脑机接口领域最接近人自然生理，研究最多，也达到了最快输出速度的模式，甚至已经接近了健康人的水平，相信完全恢复言语障碍患者的语言功能，已经就在不远的将来。

三、感觉丧失

（一）触觉恢复

生物体运动控制是一个闭环，在有一个目标后大脑皮层发出运动指令并传输到末端肌肉、神经，在实际的运动过程中，人的视觉、触觉等感知觉都会形成反馈，根据实际运动情况，大脑会综合判断发出调整命令。在运动障碍的患者中，当我们试图用假肢、机械臂等机械设施替代人体做出肢体运动时，触觉信息往往是缺失的。这也使得机械替代的方案效果不理想，因而如何将触觉信息传递给大脑是一个亟待解决的

[①] Moses D A, Metzger S L, Liu J R, et al. (2021). Neuroprosthesis for decoding speech in a paralyzed person with anarthria. New England Journal of Medicine, 385 (3): 217–227.

[②] Metzger S L, Littlejohn K T, Silva A B, et al. (2023). A high-performance neuroprosthesis for speech decoding and avatar control. Nature: 1–10.

[③] Willett F R, Kunz E M, Fan C, Avansino, et al. (2023). A high-performance speech neuroprosthesis. Nature: 1–6.

[④] Willett F R, Kunz E, Fan C, et al. (2023). A high-performance speech neuroprosthesis. bioRxiv: 01.

问题。

2016 年，一项发表在《科学转换医学》杂志上的研究中，研究人员在一名脊髓损伤病人的躯体感觉皮层植入了电极，并在手部感觉区域进行微电流刺激，可以唤起患者来自手部的触觉感受，并且患者可以报告感觉的压力大小与具体位置[①]。这项研究表明，大脑躯体感觉皮层特定部位的微电流刺激是可以让躯体感受丧失的患者重获触觉信息。

《细胞》杂志在 2020 年发布了一项研究，研究人员在一名脊髓损伤的患者身上进行了脑机接口闭环控制的研究[②]。该患者于 2014 年参加了名为 NeuroLife 的研究项目，研究人员利用脑机接口与肌肉电刺激相结合的技术，使得该患者可以实现一定程度的运动恢复。但是由于没有触觉反馈，患者在运动的过程中必须紧密关注自己的手臂，通过视觉反馈调整运动姿势，这种模式使得运动的进行非常艰难。而近年来的研究表明，即使是定义中完全性"彻底脊髓损伤"的患者，其中 50% 也依然会将肢体末端感觉信息传递到大脑中，只是信号的强度不足以被有意识地觉察。因而该研究团队利用大脑皮层中这些触觉"亚信号"作为反馈信息，与运动信息形成闭环控制，运动中抓握的力量受到触觉反馈信息的调节，进而改善了患者必须人为通过视觉高强度关注运动姿势的问题。这项研究表明了触觉信息在我们利用脑机接口技术实现运动恢复过程中的重要作用，同时为我们提供了一种全新的实现"触觉恢复"的思路。

（二）视觉恢复

人作为灵长类的一员，在演化道路上视觉得到了长足的发展以适应生存，视觉也是人们日常生活中最重要的信息来源，高达信息总量的 80%。从人类大脑结构来说，视觉信息处理相关的皮层面积远大于其他感觉。因而在视觉信息因为种种原因无法被获取时，生存与生活往往会受到极大的影响与挑战。一项可以令视觉缺陷的患者重获视觉信息的技术具有极其重要的作用与广泛的市场。

一个正常工作的视觉系统是这样运作的：外界的光通过眼睛汇聚在眼睛后方的视网膜上，视网膜布满了光感受器，光信号在视网膜上转换为电信号，随后视觉信号由视网膜神经节细胞传递到视觉中继站丘脑外侧膝状体，经中继站后信息随后便去往视觉信息的中央处理器视觉皮层。患者出现视觉缺陷的原因多种多样，绝大部分问题出

---

① Flesher S N, Collinger J L, Foldes S T, et al.（2016）. Intracortical microstimulation of human somatosensory cortex. Science translational medicine, 8（361）: 361ra141–361ra141.

② Ganzer P D, Colachis S C, Schwemmer M A, et al.（2020）. Restoring the sense of touch using a sensorimotor demultiplexing neural interface. Cell, 181（4）: 763–773.

现在外周感觉器官以及感觉器官将信息向大脑传递的过程中，目前基于侵入式脑机接口技术实现的视觉康复手段，主要通过绕过缺陷部位直接刺激视觉神经系统中后端神经元的方式，将视觉信息传递到大脑。刺激的部位可能是视网膜、视神经、丘脑侧状外膝体，甚至直接刺激视觉皮层。

由于手术难度的限制，目前更多的技术研究和应用研发集中在视网膜刺激和视觉皮层刺激。视网膜刺激的方式实现视觉恢复，全球范围内多家公司已有成型的产品，相关公司包括美国的重见光明公司（SECOND SIGHT），以色列的 Nano Retina，德国的 Retina Implant AG，法国的 PIXIUM VISION，澳大利亚的 Bionic Vision。

基于视觉皮层刺激的视觉恢复产品目前还处于临床研发阶段，这种方式需要通过安装在眼镜或头顶的摄像头捕捉光学信息，系统处理并提取关键信息，植入在视觉皮层的阵列电极根据指令电刺激相应的皮层神经元，通过不同的刺激电极组合使得患者可以"看到"不同的形状。国际上有四个较大的项目都在为基于皮层电刺激以恢复视觉系统的实现作出努力。

第一个是 2000 年开始的皮质内视觉假体项目（Intracortical Visual Prosthesis Project，ICVP），由伊利诺伊理工学院主导。该团队使用一种无线传输的阵列电极（wireless floating microelectrode array，WFMA），充电和命令、数据传输都通过无线的方式进行，因而在电极植入后头皮上不会有经皮的线，术后恢复效果比较好。该电极阵列包括 16 根长度各异的电极，均匀排列在 2mm×2mm 的陶瓷基板上。目前该项目处于一期临床试验阶段，计划植入包含初级视皮层和更高级的视觉处理皮层在内的背侧外枕叶、后下回。2022 年 2 月，第一位盲人患者的植入手术已经顺利完成。

第二个大型项目是盲人皮质神经假体（Cortical visual neuroprosthesis for the blind，CORTIVIS），是由欧洲共同体委员会资助的多中心研究项目。这个项目使用由 FDA 批准临床使用的硅基尤他电极，同样使用无线传输的方式完成充电和命令、信号。电极阵列由 100 根 1~1.5mm 长的电极组成，紧密排列在 4mm×4mm 的硅基底上。目前出于临床前研究阶段，预计植入侧枕叶皮层第四层神经元附近，在癫痫患者上进行的临床前研究结果表明，手术和刺激流程是安全的，同时被试在刺激过程中会产生视觉感受。

第三个是由澳大利亚研究理事会资助，莫纳什大学视觉团队主导的 Gennaris 系统的研究。该系统的亮点在于，视觉系统不是简单地将当前的视觉信息传递给患者，而是基于患者要完成的任务，提取出最必要的相关信息，然后通过阵列电极刺激的方式将信息传递给患者。比如，当患者在障碍物中行走时，视觉光点会出现在无障碍物的方向；当患者与人交流时，视觉光点会提示谈话对象的方位及动作。该项目使用的微阵列电极就像一个个小的"瓷砖"，瓷砖大小为 9mm×9mm，厚 2.5mm，每个瓷砖上覆盖有 43 根微针电极，这种电极同样是采用无线传输的设计。目前改项目虽然还未进行临床试验，但是产品的安全性与有效性得到了多方面的认证，未来计划在临床试验中植入 6 个小瓷砖，覆盖大脑枕叶距状沟的上下范围。

第四个是由重见光明医学公司（Second Sight）主导的产品 Orion 研发。重见光明医学公司 2022 年 8 月 30 日宣布已经完成了与 Nano Precision Medical 的合并，新公司更名为 Vivani Medical，Inc。与其他几个产品不同的是，该产品采用放置在硬脑膜下的皮层电极进行电刺激，损伤和侵入性更小。在正式视觉刺激开始前需要进行电极刺激位置的视野确认和阈值测试。目前该产品已经通过 FDA 认证，进入临床试验阶段，在加利福尼亚大学洛杉矶分校和贝勒医学院一共有五位盲人患者接受了这项产品的植入[1]。

而我国国内，中科先见是一家由深圳先进技术研究院支持的高科技初创企业，正在进行属于自己的"人工视网膜"产品的研发。

（三）听觉恢复

世界卫生组织在 2021 年发布了世界听力报告，报告显示目前全球范围内听力损失人数达到 15 亿，预计 2050 年全球范围内将有 25 亿人具有一定程度的听力损失。其中 60 岁以上的残疾性听力损失人数为 2.49 亿，预计 2050 年将达到 7 亿。根据全国第六次人口普查数据及第二次全国残疾人抽样调查（2010 年），我国听力残疾人数已经达到 2054 万，我国出生的新生儿有千分之一到千分之三患有先天性耳聋。

人工耳蜗（cochlear implant，CI），通过外部声波接收、处理设备，将机械振动转化为电信号，通过电刺激听觉系统中的螺旋神经节，将信息传递到人的大脑。目前这种方式可以解决由中耳炎造成的听小骨、鼓膜的损伤，以及由于毛细胞损伤导致的重度听觉障碍，一般是毛细胞损伤。从 1970 年开始进行的人工耳蜗植入，已经有至少 30 万人接受了这项手术。

经典的人工耳蜗产品无法帮助听神经受损（如听神经瘤）或严重内耳畸形（如先天性耳聋）的患者，而目前人工耳蜗最新技术可以直接电刺激位于脑干的听觉耳蜗核，将外界的听觉信息直接传输到中央神经系统，这项技术被称为听觉脑干植入

① Niketeghad S，Pouratian N.（2019）. Brain machine interfaces for vision restoration：the current state of cortical visual prosthetics. Neurotherapeutics，16（1）：134–143.

（Auditory Brainstem Implant，ABI）。早在 1979 年，就有球状单通道 ABI 产品面市，伴随着技术革新与发展，到 2000 年，美国 FDA 批准了多通道 ABI 产品在二型纤维瘤患者中的应用，2014 年，全球范围内有超过 1200 套设备植入[①]。

在人工耳蜗领域，国际上最主要的三大品牌分别是澳大利亚的科利耳（Cochlear），占据全球约三分之二的市场，瑞士 Sonova 旗下的美国公司贝迪诺恩（Advanced Bionics），和奥地利的美笛乐（MED-EL）公司。三家公司总共占据了市场的 95%。国内有依托复旦大学附属眼耳鼻喉科医院和上海市听觉医学研究所的上海声利特医学科技有限公司，以及浙江诺尔康神经电子科技股份有限公司等，但目前和国际上的领头企业之间依然差距较大。在 2021 年 7 月，上海交通大学医学院附属第九人民医院吴皓教授团队宣布，自主研发的"国产人工听觉脑干植入系统"完成成果转化签约，即将进入临床试验阶段。

四、神经退行性疾病

神经退行过程（neurodegeneration）指神经元结构或者功能的丧失，可能最终会引起神经元死亡。常见的神经退行性疾病包括阿尔兹海默病（Alzheimer's disease，AD）、帕金森病（Parkinson's disease，PD）、亨廷顿病（Hungtinton's Disease，HD）、多发性硬化（MS）、渐冻症（ALS）等。

随着中国人均寿命的日益增长，老龄化问题也已经达到了一个较高的水平，并且呈现出加速发展的趋势，随着老龄化程度的加深，出现认知障碍的老年人口数量也在快速增长。根据《中国阿尔茨海默病报告 2021》[②]，我国 60 岁及以上人 群中有 1507 万例痴呆患者，其中 AD 患者 983 万例；2015 年，我国 AD 患者的年治疗费用为 1677.4 亿美元，并且患者的年治疗成本逐年上升，预计到 2050 年将高达 18871.8 亿美元。

目前脑机接口在阿尔茨海默病主要应用在早期诊断上。目前临床诊断阿尔茨海默病主要依赖于临床诊断及量表评分，可是这样的方式在阿尔茨海默病早期并不敏感，也就意味着目前对于阿尔茨海默病只有在疾病发展过程中较晚期才能发现。而如果可以早期诊断，则可早期启动生活方式干预，减缓认识能力下降的速度。巴斯大学

---

① 周强意，赵赋，刘丕楠.（2017）. 听觉脑干植入技术在 2 型神经纤维瘤病中的应用进展. 中华神经外科杂志，33（1）：90–92.

② 任汝静，殷鹏，王志会，等.（2021）. 中国阿尔茨海默病报告 2021. 诊断学理论与实践，20（4）：317–337.

（Universityof Bath）的认知神经科学家 George Stothart 领导的研究小组开发了基于脑电图的称之为 FastballEEG 的新型检测方法 ①。

Fastball 使用快速周期性视觉刺激（FPVS）的方法，该方法在受试者查看一系列快速呈现的图像时测量大脑信号，其中一些图像以较慢的间隔重复，该方法通过捕捉一个人记住图像时发生的脑电波的细微变化来辅助诊断阿尔茨海默病。在该项研究中，区分阿尔茨海默病患者与健康的老年人，准确率为 86%。

而在治疗方面，涉及脑机接口领域的治疗方式分为侵入式和非侵入式两大类。非侵入式脑刺激技术中，经颅电流刺激（tCS）和经颅磁刺激（TMS）是最成熟的方法。经颅电流刺激（tCS）又分为直流电刺激（tDCS）和交流电刺激（tACS）。经颅磁刺激，就是应用一个短而强的磁场穿过颅骨，对皮层神经元进行集中有效的刺激并引发动作电位。而经颅电刺激，可以利用非侵入式体外电流刺激的方式一定程度上改变脑电波动，从而影响相关功能（如记忆力、智力和创造力）。

而在侵入式脑机接口设备用于治疗神经退行性疾病方面，就要提到大名鼎鼎的神经调控技术，深部脑刺激（DBS）了。DBS 技术是一种对大脑进行可逆性调控的手段，它通过手术将电极植入大脑特定脑区，发送一定频率的电脉冲，对异常的大脑放电进行调控，从而达到改善或治疗疾病的目的。而与此同时，作为一种科学工具，DBS 可用于研究脑功能障碍的生理基础，从而能够识别和纠正病理性神经元信号，并有助于推动技术创新并提高安全性和临床效果。

众所周知，人的大脑中存在数百亿个神经元，而一系列相联系的神经元构成的存在明确功能的纤维链接我们称之为神经环路。而脑内众多的疾病就是因为这样的神经环路出现了病理性改变。而神经调控技术的基础，就是用电刺激等各种外部干预手段，去调整病理性的神经环路。尽管目前 DBS 在神经调控中的作用机理还不是完全清楚，但是其快速明显的治疗效果是有目共睹的。目前 FDA 批准 DBS 的适应证是三种：帕金森病、肌张力障碍和原发性震颤。自 1997 年来，已经有十余万患者接受了 DBS 手术。除此之外，世界各地的不同研究组也在尝试把神经调控技术在癫痫，阿尔茨海默病，疼痛等的探索上。②

① Stothart G, Smith L J, Milton A, et al.（2021）. A passive and objective measure of recognition memory in Alzheimer's disease using Fastball memory assessment. Brain, 144（9）：2812–2825.

② Lozano A M, Lipsman N, Bergman H, et al.（2019）. Deep brain stimulation：current challenges and future directions. Nature Reviews Neurology, 15（3）：148–160.

五、精神障碍

据中国疾控中心 2022 年数据，我国成年人群抑郁障碍的终生患病率是 6.8%，女性患病率高于男性。按这个患病率估算，我国每年至少有 3000 万人患有抑郁障碍；而焦虑障碍患病率在调查的七大类精神障碍中最高，成人终生患病率达 7.57%，每年焦虑症患者在 4000 万人左右。很多特定人群对于心理健康及精神卫生的改善有着迫切的需求。但目前传统的药物治疗、物理治疗以及认知行为治疗方法在部分难治性精神疾病患者身上的治疗效果欠佳。这时候脑机接口设备就可以凸显其在诊断和治疗方面的优势。

在精神类疾病中，脑机接口可以用于治疗和诊断。例如，它可以帮助医生诊断脑功能障碍，如抑郁症、焦虑症和精神分裂症等。提取脑电信号特征，能实现多种情绪（如悲伤、愤怒、恐惧、惊讶、愉悦、平静等）的判断分析，从而用于辅助精神类疾病的诊断。目前精神类疾病的诊断主要依赖于在医院通过问诊，问卷等方式诊断。在传统的医疗环境中有相当的患者由于没有时间，羞于就诊等原因延误诊疗。而与 VR 等技术结合的家用级无创脑机接口设备可以很好的实现精神类疾病的自检，甚至未来可能整体的改变精神类疾病的诊疗模式。

而侵入式脑机接口的在精神类疾病的应用则更多更全面地体现在诊断及治疗上。这一大类治疗方式一般被称为神经调控治疗。

像抑郁症，焦虑症这类精神疾病，主要由于脑内神经环路功能紊乱引起，传统药物治疗很难从病因上根本解决问题。而运用脑机接口技术，直接应用电刺激的方法进行神经调控，来纠正神经环路异常的电信号，也许是未来解决精神疾病的根本手段之一。用于深部脑电刺激（DBS）的设备已经较为成熟的应用在帕金森等神经退行性疾病上。因此，科学家们同样也在探索神经调控技术上应用在精神疾病上的可行性。2021 年，加州大学旧金山分校（UCSF）的研究人员在 *Nature Medicine* 杂志上发表了他们的研究成果 [1]。

研究人员首先利用立体定向脑电图（SEEG）观察大脑内不同核团的哪一部分与负面情绪有关以及哪一部分会对缓解刺激做出反应后，研究人员将这些特定位置植入DBS 设备。不同的线路分别用于采集信号及进行电刺激，从而实现了整个闭环的干

---

[1] Scangos K W, Khambhati A N, Daly P M, et al.（2021）. Closed-loop neuromodulation in an individual with treatment-resistant depression. Nature medicine，27（10）：1696-1700.

预。1年后，患者的抑郁症状成功得到了缓解。

同样，国内也已经开始了类似的尝试。2020年底，上海交通大学医学院附属瑞金医院启动了难治性抑郁症脑机接口神经调控治疗的临床研究项目。该研究[①]纳入10名因抑郁症接受 VC/VS-DBS 治疗的患者。临床疗效通过17项汉密尔顿抑郁量表（HAMD-17）、蒙哥马利抑郁量表（MADRS）和14项汉密尔顿焦虑评分量表（HAMA）进行临床心理测量。在术后 7.4±3.3 个月，10名 TRD 患者的 HAMD-17 评分平均下降 55.8%±20.3%，MADRS 评分平均下降 46.6%±26.0%，HAMA-14 评分平均下降45.2%±21.1%。

目前，脑机接口治疗精神类疾病这项工作也处于刚刚起步阶段。现阶段的脑机接口治疗仍在收集患者各阶段中的脑电数据。直到建立足够大的数据库后，我们才能应用深度学习，神经网络等手段，更准确的归纳拟合精神类疾病的脑电特征，从而帮助医生依据更加客观准确的电活动，而不是目前主观的量表进行诊断，进而在抑郁情绪产生之前将其抑制。目前这项工作的困境还是我们对于神经网络的作用，各个节点的位置、功能都还知之甚少。

六、意识障碍

意识障碍（disorders of consciousness，DoC）是指各种严重脑损伤导致的意识丧失状态，如昏迷、植物状态（vegetative state，VS）和微意识状态（minimally conscious state，MCS）。

目前脑机接口在意识障碍的应用主要集中在评估和治疗上。无创脑机接口目前主要在意识障碍的评估及病理机制的研究上有着重要的作用。[②]

中科院脑智卓越中心王立平研究组与复旦大学附属华山医院神经外科毛颖、吴雪海团队2020年在《自然–神经科学》期刊发表了《探索意识障碍患者层级语言加工》，研究了语言层级结构在大脑中的神经基础和计算机制。研究人员首先设计了三种包含不同层级的语言序列（仅包含字层级的单字序列，包含字及词结构的词组序列，包含字、词、句层级的句子序列），记录了无反应觉醒综合征和最小意识状态患者在接受到语音刺激时的床旁脑电活动，并与健康人进行了对比。群体对比的结果显示，患者

---

① Lai Y, Dai L, Wang T, et al.（2023）. Structural and functional correlates of the response to deep brain stimulation at ventral capsule/ventral striatum region for treatment-resistant depression. Journal of Neurology, Neurosurgery & Psychiatry, 94（5）: 379-388.

② 赵继宗.（2020）. 意识障碍临床诊疗的现状与进展. 临床神经外科杂志, 17（1）: 1-3.

组和健康被试组均表现出了对字层级结构的显著神经响应，但仅健康被试组的脑电活动显著体现出对词和句子结构的追踪。综合利用上述语言范式下的脑电指标建立的机器学习模型，不仅在诊断上显著优于基于行为学量表的临床评估，而且可以更准确地预测患者个体在脑电记录100天后的康复，正确率达到80%。这对预测效果的验证极为重要，意味着研究团队可能找到了一种普适的大脑意识水平的评价指标，在昏迷、睡眠、麻醉等一系列与意识水平相关的大脑状态评估中有着广泛的潜在应用价值。

此外，脑机接口已被应用于意识障碍及其他神经系统疾病的临床评估。其中应用较多的是基于诱发脑电的脑机接口。其中又包括P300、SSVEP、MMN、N200、SSEP、AEP等。Pan等[①]使用一种结合P300和SSVEP反应的混合型视觉BCI检查意识障碍患者的意识状态，该实验纳入了八例患者，[四例植物状态患者（VS），三例最小意识状态患者（MCS），一例闭锁综合征（LIS）]。患者被呈现患者本人及陌生人的边框闪烁照片，并被分别要求专注于自己或陌生人的照片，一例VS患者，一例MCS患者和一例LIS患者的能够选择性地分出自己或不熟悉的照片（分类准确率66%~100%），显著高于随机概率。这提示脑机接口系统能够监测部分意识障碍患者的残存认知功能，可以作为辅助临床诊断的有效工具。

在治疗方面，意识障碍神经调控治疗是通过特定的设备，有针对性地将电磁刺激或化学刺激物输送到神经系统特定部位，来改变神经活动的治疗方法，包括无创与植入方式。由于直接参与了神经环路的功能调制，近年来在难治性神经系统疾病的治疗中扮演越来越重要的角色。无创的神经调控治疗包括重复经颅磁刺激（rTMS）及经颅直流电刺激（tDCS）。

七、癫痫

癫痫是一种脑部慢性疾病，由于脑细胞异常放电，发作时身体会非自主抽搐，严重时伴随有意识丧失和失禁的症状。世界上约有10%的人一生中都会有一次发作，但只有两次及以上的发作被诊断为癫痫。由于异常放电脑细胞所在脑区的相关功能多种多样，癫痫的临床症状也各有不同。

（一）癫痫定位

药物难治性癫痫患者，一个常见的治疗方案是通过开颅手术切除病灶区域，进而

---

① Pan J, Xie Q, He Y, et al.（2014）. Detecting awareness in patients with disorders of consciousness using a hybrid brain–computer interface. Journal of neural engineering，11（5）：056007.

避免后续癫痫症状的发生。这种手术方式最重要同样也是最复杂的地方在于致痫区定位，往往要利用多模态获取的身体数据，其中就包括神经电信号。目前常用的方法为头皮电极（EEG）、立体定向脑电电极（SEEG）、皮层脑电（ECoG）。

这几种方法中，EEG 由于其无创的特性，在难治性癫痫患者的诊断评估中均要通过 EEG 来进行致痫灶的初步评估。但由于脑电信号穿颅骨后的衰减及散射，故 EEG 只能粗略的定位致痫灶。此时，根据初步定位的位置，大部分临床医院在针对深部的致痫灶采取 SEEG 电极的植入，提前做好手术计划，制定要植入的目标区域，用微创的手术方式，在目标区域植入八根至十二根的 SEEG 电极，在体一两周，来观察癫痫患者的异常放电情况。而当癫痫灶位于皮层时，大多数医院采用术中 ECoG 评估，依靠术中提取癫痫的棘波、尖波等特异性波形来准确判断直线灶的位置，从而为实现精准的手术切除致痫灶提供依据。

（二）神经调控治疗

近年来，检测技术快速发展，人们对癫痫的认识逐步深入，但即使在这样的背景下，癫痫手术的难度依然非常大，依然有一部分的患者无法通过手术治愈，可能的原因包括致痫区难以定位或广泛分布，致痫区刚好位于重要的脑功能区，手术过程中无法避开等。因而在药物治疗和手术治疗之外，还可采用神经调控治疗。

所谓神经调控治疗是指利用侵入式或非侵入式电刺激，对大脑中的神经元异常放电进行干预。其中最常见的是迷走神经电刺激（vague nerve stimulation，VNS），深部电刺激（deep brain stimulation，DBS），以及反应性神经电刺激（responsive neurostimulator system，RNS）

1. 迷走神经电刺激

迷走神经电刺激是一种脑外电刺激，也是神经调控技术中在临床上应用最广泛的，早在 1988 年就已经开始临床应用上的探索，到了 1997 年获得美国食品药品监督管理局（FDA）认证，作为治疗癫痫的辅助手段。我国于 20 世纪 90 年代开始将这项技术应用在临床上，2014 年完成了国产 VNS 产品的临床试验，2016 年已经实现国产 VNS 产品应用于临床[①]。迄今全球有超过 10 万例患者接受次治疗，我国有超过 5000 名患者接受治疗。

迷走神经电刺激通过刺激单侧迷走神经（通常为左侧），打破原本患者异常放电

①　孟凡刚，张凯，邵晓秋，等.（2016）. 国产迷走神经刺激器治疗药物难治性癫痫的前瞻性多中心随机对照临床试验研究. 中华神经外科杂志，32（9）：913–917.

的脑网络模式，影响神经递质释放，从而调控脑电活动。其手术创伤小，几乎可以应用于所有年龄段的各种类型癫痫患者。在大量的临床实践中，大量相关研究表明，VNS 产品可以帮助 6%~11% 的患者阻止癫痫的发作，另外 55%~65% 的患者显著减少癫痫发作的次数至原来的一半以下[①]。

2. 深部电刺激

深部电刺激技术通过将电极植入大脑中特定脑区中，并施加特定频率的电刺激，从而实现对大脑网络电活动的调节，以改善或治疗疾病。针对癫痫，目前常用的刺激靶点包括丘脑前核（anterior nucleus of thalamus，ANT）、丘脑中央中核（centromedian thalamic nucleus，CMT）、丘脑底核（subthalamic nucleus，STN），以及海马、杏仁核环路。其中丘脑前核是应用最广泛的靶点。

3. 反应性神经电刺激

目前研究认为，癫痫发病的根本原因是神经环路的电活动异常，因此，如何通过干预神经环路的电活动来治疗癫痫就成了近些年的研究热点。反应性神经电刺激是基于神经调控技术的新型治疗手段。比起传统癫痫灶切除与 DBS 这些神经调控手段，RNS 最突出的特点是"精准"与"闭环"，它可以实时监测患者脑电活动情况，并自动识别癫痫等疾病的特征性脑信号电，在疾病发作前或刚一发生即产生"报警"，同时自动激活脉冲发生器给予精准电刺激，从而对癫痫等疾病的异常脑电产生抑制效果。整个预警、治疗过程是由反应性神经电刺激一体化完成，实现了"脑 – 机 – 脑"的闭环式诊治，这种方法也是脑机接口技术在临床转化应用中的主要方式。

RNS 设备主要包括颅骨内植入的脉冲发生器、多触点电极（含皮层电极与脑深部电极）、无线充电套件及患者程控仪等组件。反应性神经电刺激目前主要应用对象是难治性癫痫患者，作为一种新型的神经调控治疗技术，与传统癫痫灶切除手术相比具有无需开颅的优势，且弥补了临床遇到的诸如双侧海马硬化等无法通过传统手术切除病灶的治疗空白。

美国 Neuropace 公司生产的闭环神经刺激器于 2013 年获得美国 FDA 认证上市。

---

① Ben-Menachem E.（2002）. Vagus-nerve stimulation for the treatment of epilepsy. The Lancet Neurology，1（8）：477–482. Morris G L，Gloss D，Buchhalter J，et al.（2013）. Evidence-based guideline update：vagus nerve stimulation for the treatment of epilepsy：report of the Guideline Development Subcommittee of the American Academy of Neurology. Neurology，81（16）：1453–1459. Wang H J，Tan G，Zhu L N，et al.（2019）. Predictors of seizure reduction outcome after vagus nerve stimulation in drug-resistant epilepsy. Seizure，66：53–60.

2020 年的一项真实世界研究数据[①]，入组 2013 年至 2018 年斯坦福等八家中心 RNS 治疗癫痫患者 150 例，癫痫发作的中位减少率为一年 67%，两年 75%，三年以上 82%。这个数据已经基本接近目前外科干预的金标准癫痫灶切除手术。

国内有佳量医疗自主研发的闭环脑机接口神经刺激系统，已与首都医科大学宣武医院、浙江大学第二医院等开展临床实验。

第二节　教育及消费领域

一、非侵入式脑机接口代表成果及应用

非侵入式脑机接口在教育、娱乐、睡眠等方向也有着广泛的应用前景。与侵入式脑机接口相比，非侵入式脑机接口更有可能在短期内进入我们的生活之中。

（一）游戏外设

在 BCI 的各项应用中，游戏的潜在应用客户是最多的，而便捷的 EEG 设备也决定了在非医疗领域脑机接口的第一个大规模应用可能就是娱乐游戏。在娱乐领域，游戏 BCI 与传统游戏的人机交互最根本的不同是让用户摆脱了双手，跳过了传统的键盘、鼠标等外设，直接通过解码大脑信号的方式与游戏进行交互。一方面，通过与 AR/VR 设备的结合，可以大幅度改善用户的体验，另一方面，游戏 BCI 不仅为健康人提供了新型的游戏交互方式，也为残障人士能接触游戏，并应用游戏进行康复提供了可能。

目前非侵入式脑机接口信号的采集方式仍主要为应用头皮脑电（EEG）。根据实现信号解码所采取的不同范式，目前游戏 BCI 的常用的三种模式可分为主动式 BCI、反应式 BCI 和被动式 BCI。主动式 BCI 指用户通过直接而有意识的脑电活动来控制外部设备或界面，主要以运动想象模式为主。反应式 BCI 信号控制模式包括稳态视觉诱发点位（SSVEP），以及时间相关电位 P300 等。被动式 BCI 则不需要用户事先训练任何范式，而是通过监测用户的精神、情绪等参数进行反馈，通常应用在康复及治疗领域。

2019 年，Karacsony 等[②] 将运动想象和 VR 技术相结合开发了一款实时游戏应用。

① Razavi B, Rao V R, Lin C, et al.（2020）. Real‑world experience with direct brain‑responsive neurostimulation for focal onset seizures. Epilepsia, 61（8）: 1749–1757.

② Karacsony T, Hansen J P, Iversen H K, et al.（2019）. Brain computer interface for neuro‑rehabilitation with deep learning classification and virtual reality feedback //Proceedings of the 10th Augmented Human International Conference: 1–8.

游戏中玩家通过想象四肢运动来抓取掉落的水果或踢起出现的球，如果成功，游戏界面会出现相应的动画特效，同时在虚拟界面中执行相应手或脚的运动。作者将此游戏应用于卒中的康复。

反应式 BCI 指当某种特定类型的刺激作用于人体时，会诱发大脑特定的神经响应。2017 年，Cruz 等 [①] 提出了一款应用运动想象的多人合作游戏"Kessel Run"。游戏中场景为移动的宇宙飞船穿过小行星区（图）。两名玩家合作分别控制飞船的两个推进器，进行左右移动躲避障碍物。玩家的目标是通过合作在两分钟的太空竞赛中生存下来，并且在这个过程中只损失尽可能少的燃料。实验被试者大部分表示游戏具有较强的交互感和合作感。

被动式脑机接口则是通过监测脑电信号或辅助以表情识别等方式，来判断用户的情绪、注意力、生理状态等，再通过游戏界面变化进行交互。常用在注意力缺陷多动症、自闭症等的治疗上。2015 年，Muñoz 等 [②] 提出一款游戏"The Harvest Challenge"。游戏中引导玩家在虚拟环境中的哥伦比亚咖啡区种植咖啡，并在游戏过程中对参与者注意力进行持续监测。从而用来对 ADHD 患儿进行注意力训练。

（二）助眠

随着人们生活压力的增大，睡眠问题也逐渐越来越明显。据华为健康《2017 中国睡眠质量报告》数据显示 69.4% 的用户睡眠质量不佳。而中国睡眠研究会的《2023 中国健康睡眠白皮书》数据显示 60.4% 的受调者存在睡眠问题。睡眠问题与很多精神疾病，如焦虑、抑郁、精神分裂症密切相关，它还可以导致注意力不集中、记忆力下降等。此外，它还与常见慢性疾病如内分泌紊乱，高血压、肥胖、免疫功能失调有重要关系。

目前，多导睡眠监测仪（PSG）仍是医疗领域最常见的睡眠监测设备，作为院内诊断各类睡眠障碍和病因的金标准。通过对脑电波信号的收集和参数的分析，对睡眠障碍、睡眠呼吸暂停等各种睡眠相关疾病进行分析、诊断。可是这样的专业设备体积大，造价贵，远远不能满足广大的失眠群体家用的需求。

---

① Cruz I, Moreira C, Poel M, et al.（2018）. Kessel run–a cooperative multiplayer SSVEP BCI game //Intelligent Technologies for Interactive Entertainment：9th International Conference，INTETAIN 2017，Funchal，Portugal，June 20–22，2017，Proceedings 9：77–95.

② Muñoz J E, Lopez D S, Lopez J F, et al.（2015）. Design and creation of a BCI videogame to train sustained attention in children with ADHD //2015 10th Computing Colombian Conference（10CCC）. IEEE：194–199.

基于此，助眠类产品面临的是巨大的蓝海市场。为了解决国内睡眠健康监测及治疗难以普及的问题，国内数家脑机接口相关企业都从非侵入式脑机接口入手，开发了贴片式、眼罩式电极等作为脑电信号采集工具监测睡眠质量，通过电流刺激、声波助眠等方式改善用户睡眠，实现整个闭环。作为消费电子产品，目前已有数款应用非侵入式的脑机接口的助眠类产品在售，成为最早的脑机接口商业化产品。

（三）教育

教育也是脑机接口的一大重要应用。与传统的教育模式相比，结合脑机接口技术的教育模式，更符合脑神经认知机制，脑神经认知机制，以期为制定更符合人脑学习规律的教学策略提供科学依据。

目前已有的教育场景中脑－机接口研究绝大多数都利用头皮脑电记录设备开展。目前主要应用的场景主要在下面两个方面。

（1）学习状态的实时监测

学习状态实时识别是脑－机接口在教育领域中应用最多的模式。监测的内容主要包括学习者的注意力水平测量，学习者的认知负荷测量，以及学习者的情绪类型识别等。

注意水平是脑－机接口关注最多的学习者认知状态。Hu 等[①] 在 2012 年发表的一项研究，收集了 10 名学生观看学习网站时的脑电活动，对注意力进行高、中、低三分类，区分的准确率为 80.8%，并进一步设计了一套可追踪学习者注意水平的实时反馈系统。

（2）学习障碍干预

常见的学习障碍有注意力障碍、书写障碍、阅读障碍、数学学习障碍等。

利用脑－机接口技术开展注意力及认知能力提升训练，研究人员将可能针对性地解决由于注意力或认知能力受损引发的学习障碍问题，帮助学习者实现学业表现的提升，具有重要的应用价值。

神经反馈训练是基于脑－机接口实现注意力及认知能力提升的一种应用形式，通过实时采集参与者的大脑信号，从脑活动中提取特定指标，并将该指标实时反馈给实验参与者。此时，实验参与者可以直接观察、调节自己的脑活动，以改变认知和行为背后的神经活动，从而影响认知与行为。神经反馈最常用的是使用非侵入方式采集脑

---

① 　Hu B，Li X，Sun S，et al.（2016）. Attention recognition in EEG-based affective learning research using CFS+ KNN algorithm. IEEE/ACM transactions on computational biology and bioinformatics，15（1）：38-45.

电信号，再通过特定游戏范式调节参与者的注意力及认知能力。

目前最常见的是应用在注意缺陷多动障碍（ADHD）的治疗，前文在游戏部分已有具体举例。

针对目前 BCI 在教育领域的监测及干预作用，基于 BCI 的学习系统能够通过动态收集用户信息，实现个性化资源、学习同伴、学习路径推荐。实时调整数字学习环境的内容，使学习者的工作负载水平始终保持在最佳范围内。[①]

（四）冥想

冥想是近些年来越来越流行的一种思维训练方式。冥想有着不同的流派，不同练习者都有着不尽相同的定义。主要的作用是让人情感平衡，有稳定清晰的头脑和关心他人的意识。其本质是让人学会控制大脑，学会控制自己的意识以及注意力。

在传统冥想教学中，大多是通过老师带领讲解、学生主观跟练的方式进行学习。老师无法直观地了解到学生的学习状态，学员也无法准确的了解老师描述的场景。

语言描述的差异以及参与者感受的不同，都使得传统的冥想训练，学员想要达到接受和共情十分的困难。针对于此，脑机接口设备的脑信号监测及反馈作用就凸显出来了。

针对这样的特点，利用脑机接口设备和 VR 结合进行冥想训练，是一项非常前沿的训练方式。学员可以直观的在 VR 设备中真实感受老师描绘的场景，并可以实时看到自己的脑电信号及专注程度反馈。真正科学化的量化用户的冥想过程，可视化正念冥想效果，帮助初学者在课程过程中清晰明了自己当下的状态，高效冥想、科学放松。

（五）驾驶

脑控车辆载具，作为脑机接口的一个独特领域，有着几方面独特的意义。对于残疾人，脑控的轮椅、车辆可以帮助残疾人实现自主活动。另外，在军事领域，脑机接口控制载具可以让士兵避免危险。在娱乐应用上，脑机接口的驾驶可以让用户有更好更身临其境的用户体验。

目前脑机接口在驾驶方面已有成果的是脑控轮椅。华南理工大学的 Zhang 等[②]在 2015 年发表了一项结合脑机接口技术和自动驾驶技术的脑控轮椅。被试利用 P300 及运动想象这两项非侵入式脑机接口技术对于轮椅进行控制，与自动驾驶技术结合，结

---

① 柯清超，王朋利.（2019）. 脑机接口技术教育应用的研究进展. 中国电化教育，（10）：14–22.

② Zhang R, Li Y, Yan Y, et al.（2015）. Control of a wheelchair in an indoor environment based on a brain–computer interface and automated navigation. IEEE transactions on neural systems and rehabilitation engineering，24（1）：128–139.

合目的地导航技术方便残疾人出行。

而在脑机接口的车辆驾驶领域，则要面临更大的困难，主要集中在如下几个方面。

（1）驾驶环境的复杂性

在真正的驾驶场景中，车辆自身状态，周围车辆环境，道路状态，行人环境，这些瞬息万变的紧急情况决定了驾驶本来就是一件困难的事情。

（2）脑电识别的困难性

目前的脑机接口技术从脑电中提取使用者的脑电意图还是非常困难的。目前驾驶领域常用的几种非侵入式脑机接口技术，解码准确率最高可以达到90%以上。然而驾驶环境是一个对于解码准确率要求异常严苛的场景，一次错误就可能造成严重的后果。

（3）车辆操控困难

在真正的驾驶环境中，除了简单的前进、后退、左转、右转外，还存在着特殊情况，比如超车、跟车等。这些复杂的驾驶场景下，不仅需要前、后的命令，还要具体的转向角度、速度等。而且这些操作通常要求非常快的响应速度。目前脑机接口的解码相应速率慢于人的正常反应速度，想实现这些复杂情况的驾驶还相当困难。

基于此，在驾驶领域，将脑机接口技术与自动驾驶结合也许是更好的思路。我们将部分信号处理的事情交给汽车的传感器，而将负责车况的处理交给自动驾驶的辅助系统。而驾驶者用脑机接口设备仅做决策性选择，如选择目的地、走哪条道路、向那个方向转弯等。

Göhring等[1]利用半自动驾驶系统的摄像头，激光雷达等感知环境，以此为基础进行脑控决策，来实现车辆的脑控驾驶。不用动手，仅仅几个想法，让自动驾驶带我们到达目的地，也许这就是未来的脑控驾驶。

二、侵入式脑机接口发展潜力

脑机接口技术路线还被人们寄予了厚望，期望能实现"从病人到正常人"，"从正常人到超人"的转变。实现记忆的高速上传下载；应用脑机接口实现 BrainNet 的大脑

---

①   Göhring D，Latotzky D，Wang M，et al.（2013）. Semi-autonomous car control using brain computer interfaces //Intelligent Autonomous Systems 12：Volume 2 Proceedings of the 12th International Conference IAS-12，2012：393-408.

互联网，达到"脑—机—脑"的信号高速传输；应用在配合外骨骼提升正常人的活动能力，配合影像采集外设提升视力等实现正常人的脑功能增强等。

（一）记忆的上传下载

说到脑机接口的应用领域，最让人觉得不可思议和神往的就是记忆的上传和下载了。在不同的科幻片中，我们不止一次看到，应用一个记忆传输的接口，将记忆从大脑中拷贝出来，上传到网络云端，同时需要的时候，可以实时下载，从而实现人类的数字化和永生。

那么我们目前到底走到哪一步了呢？ Berger研究组分别在2017年[①]及2018年[②]发表了在非人灵长类及癫痫患者的海马区域植入宏微电极，研究海马如何编码信息并将这些信息传递给参与记忆处理的其他大脑区域，并通过局部电刺激提高了猕猴及人类在短期记忆任务中的表现。

还有类似相关研究都是用脑机接口相关信号采集设备，探索记忆的神经环路编码机制。解码相应电信号即相当于记忆的下载。而最终通过精确控制电信号刺激人脑，这一步就好比记忆的上传，像给硬盘写入数据一样，向大脑写入信息，最终实现生物脑与芯片脑的融合，也许有一天，我们在睡梦之中都可以学习。

人类的大脑是一个高效的信息处理系统，其基本单位是神经元，神经元之间通过突触传递电化学信号，形成复杂的神经网络。而人类的记忆就是由这些数以亿计的，不同排布的神经网络构成的。理论上讲，如果能够精确地测量和记录每个神经元的状态和连接方式，就能够完整地复制一个人的记忆。可是理想很丰满，现实很骨感。目前脑机接口研究最大的瓶颈之一就是信息传输的带宽。就算只是研究一小段记忆，可能就涉及数百万的神经元。而目前所能达到的技术天花板，不过是可以同时记录数百个神经元的信号。随着技术的不断突破，带宽的问题终将解决。按着计算机的摩尔定律进行类比，如果脑机接口的信息传输发展速度也能在类似的时间周期内翻倍增长，那么在未来的二三十年，我们或能彻底地破解记忆的奥秘。

（二）Brainnet 大脑互联网

大脑互联网，是自记忆上传后又一充满想象力的应用。曾经有一部有影响力的游

---

① Deadwyler S A, Hampson R E, Song D, et al.（2017）. A cognitive prosthesis for memory facilitation by closed-loop functional ensemble stimulation of hippocampal neurons in primate brain. Experimental neurology, 287：452–460.

② Hampson R E, Song D, Robinson B S, et al.（2018）. Developing a hippocampal neural prosthetic to facilitate human memory encoding and recall. Journal of neural engineering, 15（3）：036014.

戏"星际争霸"里描绘了一个神奇的种族，这个种族之间不用言语交流，而是思维联结成一个共同体。种族之间的想法和思维共享，以达到我们平时说的"心有灵犀"的境界。

而在现实生活中，也有人开始了类似的大脑互联的尝试。华盛顿大学的 Rao 等[①]提出了一种多人非侵入性脑－脑接口，用于协作解决问题。该研究结合了脑电图（EEG）及经颅磁刺激（TMS）。该系统一次实验共有三名被试者，两名被分配为"发送者"，一名被分配为"接受者"，共同协同来完成俄罗斯方块游戏。"发送者"可看到方块及下方缺口，并决定是否转动方块。信号采集应用 SSVEP 模式，并应用 TMS刺激"接受者"枕叶产生闪光幻视来传递信号，最后由"接受者"根据接受到的信号来就决定是否转动方块。这一系统在三人协作下达到了平均 81.25% 的准确率。

该系统每次仅处理 1 比特的数据即产生闪光，但仍是首次构建多人协作的"BrainNet"大脑互联网模式。随着数据传输速度的提升，或许在未来的某一天，可以实现脑与脑的直接交流。

（三）脑功能增强

脑机接口技术，起初聚焦于为病患提供辅助，其发展到高级阶段必然将惠及广大正常人群，显著增强人类的脑功能。主要体现在如下几个方面。

1. 感觉增强

在视觉和触觉领域已有显著的研究成果。例如复旦大学张嘉漪团队[②]在2018年于 *Nature Communications* 发表了一项研究，研发了经金纳米颗粒修饰的二氧化钛纳米线阵列的人工光感受器。这是一种特殊的光电感应材料。研究发现，纳米线阵列使盲小鼠视网膜中存留的神经节细胞恢复了对绿色、蓝色和近紫外的光反应，其对光的敏感度和空间分辨率均接近正常小鼠。这项研究目前用于视网膜色素变性的患者，理论上能拓展人类的视觉光谱，看到以前人们看不到的色彩。此外，Secondsight 公司正在研制的新一代视觉假体 Orion[③]，用摄像头捕捉视觉信息，再经过电刺激枕叶皮层产生视力，理论上可以赋予人们更宽广的视野。同理，在触觉方面，目前已有不少人工皮肤

①　Jiang L, Stocco A, Losey D M, et al.（2019）. BrainNet: a multi-person brain-to-brain interface for direct collaboration between brains. Scientific reports, 9（1）: 6115.

②　Tang J, Qin N, Chong Y, et al.（2018）. Nanowire arrays restore vision in blind mice. Nature communications, 9（1）: 786.

③　Strickland E, Harris M.（2022）. What Happens When a Bionic Body Part Becomes Obsolete?: Blind People with Second Sight's Retinal Implants Found Out. Ieee Spectrum, 59（3）: 24-31.

的开发，理论上可以达到比正常人更加精细的触觉。在听觉方面，听觉假体也有望让我们捕捉到常人无法听到的频段。普通人可以像雷达一样感知周围事物的，实现电影里"超人"般的听觉能力。

2. 超强的学习能力，注意力和记忆力

很多人小时候都看过的动画片《机器猫》里讲了一种神奇的记忆面包，只需要把想学的知识印在上面，吃下去就能记住，无数学子肯定都渴望这种神奇的东西吧。现实生活中并没有记忆面包。但脑机接口技术可以极大地增强学习效率。注意力方面，已有基于游戏模式的注意力训练技术。而在记忆力方面，通过植入海马体的脑机接口设备，利用电刺激的方式提升短期记忆。

第三节　科研领域

一、新型技术路线探索

（一）结合光遗传技术

光遗传技术（optogenetic）是一项新兴的生物工程技术，通过基因编辑等方法让特定神经元表达光敏蛋白，利用光敏蛋白对光照敏感的特性，使得神经元电活动受到光的调节。光遗传技术特异性强，可以选择性调控特定类别、特定位置的神经元，空间分辨率可以达到单一细胞甚至亚细胞水平；同时，其时间分辨率达到毫秒级别；且生物毒性也更低。因此，光遗传技术被视为脑机接口领域电刺激技术的有力替代，具有巨大的发展潜力。

2020 年，罗敏敏团队发表了一项基于光遗传技术的光学脑机接口研究工作[1]。在这项研究中，该团队利用光纤记录系统记录一只小鼠脑干特定神经元的钙浓度变化，从这些神经活动变化中解码出运动信息，进而将这些信息通过光学刺激的方式传递到另外一只小鼠的大脑中以控制其运动。相比于之前的纯电信号记录脑机接口，光遗传脑机接口可以选择性记录特定类型的神经元电活动，信噪比高，同时避开了传统记录方式对有效记录通道数的要求。

2021 年，一项发表在《自然·生物医学工程》杂志上的文章显示，纽约大学的

---

① Lu L, Wang R, Luo M.（2020）. An optical brain-to-brain interface supports rapid information transmission for precise locomotion control. Science China Life Sciences, 63：875–885.

研究人员利用光遗传技术实现了对生物自身的疼痛调节[①]。在这项研究中，工作人员记录了大鼠前侧扣带回（anterior cingulate cortex，ACC）的神经元电活动，通过解码取得了相应的痛觉信息，并通过光遗传刺激前额叶椎体神经元，实现了对痛觉的实时闭环调控。

尽管光遗传技术在脑机接口领域展现出巨大潜力，但由于涉及基因编辑，目前还停留在研究探索和动物实验的阶段。然而，这种技术已经展现出了较强的想象力和广阔的应用前景，在科研探索的市场中是一个非常有潜力的方向。

（二）可降解脑机接口

可降解材料是指在特定的条件下（如温度、湿度、光照等）可以自然分解、降解的材料。其应用广泛，特别是在环保和医疗两大领域。在环保方面，可降解材料可以替代传统的塑料制品，避免塑料污染问题。在医疗领域，可降解材料可以用于制作医疗器械和植入物，如缝合线、骨钉、血管支架等，这些产品可以在使用一段时间后自然分解、吸收，避免了二次手术取出的痛苦和风险。

目前大多数脑机接口设备都是非降解材料制成，这意味着在植入后一段时间后，需要再次手术将设备取出。对于那些只需要在短期内携带电极的患者来说，这样的二次手术会增加额外的风险和不便。因此，如果脑机接口的植入设备和材料都是可降解的，不仅可以有效地减少这些风险和不便，还能提升设备整体的可用性。

为达此目标，一种可行的策略是采用生物降解材料来制造脑机接口设备，例如聚酯、聚酰胺酯、聚酰胺酸等。这些材料可以在一定的时间内被人体代谢和吸收，不留下任何有害的残留物质。此外，这些材料的机械强度和导电性能等特性也可以被调节和优化，以满足不同的应用需求。

2016年，Rogers团队在《自然·材料》杂志上发表了一项开创性工作，成功研制出体内可降解的皮层脑电极，并在老鼠颅内进行了验证。该电极阵列包括128个金属氧化物半导体场效应晶体管，具有生物可吸收特性。阵列的电流电压特性与完全生物可吸收结构中的单位细胞相似，可以用于对大脑皮层电活动的瞬时空间测绘。

此外，可降解的脑机接口设备还可以提供更多的灵活性和可塑性。它们可以适应各种复杂的神经环境和生理状态。例如，这些设备可以更好地适应大脑皮层的变化和演化，从而提高其在瞬时空间测绘方面的性能和精度。

---

① Zhang Q，Hu S，Talay R，et al.（2021）. A prototype closed-loop brain-machine interface for the study and treatment of pain. Nature Biomedical Engineering：1-13.

综上所述，开发可降解的脑机接口设备和材料对于提高设备的可用性和安全性具有重要意义，并且具有广泛的应用前景。

（三）集成多模态脑机接口

多模态技术的崛起源于人类不同感官的需求的深度理解和多源异构数据高效处理的追求。在过去的几十年中，随着传感器技术的迅猛发展，人们可以采集和处理更多的信息，涵盖了图像、语音、视频、文本等。而这些信息的融合和处理需要跨越不同的模态，因此多模态技术的发展逐渐成为研究的焦点。同时，多模态技术也在许多领域得到了广泛的应用，例如人机交互、情感识别、自然语言处理等。

多模态脑机接口（multimodal brain-computer interface，MBCI）是一种新兴的技术，它通过融合脑电数据、脑影像数据、眼动数据、声音数据、位置数据等，旨在实现更精确高效的脑机交互。多模态脑机接口技术不仅提高了识别的准确率，降低响应时间，还大幅增加了用户可同时执行的控制指令数量，有效提升脑机接口的实用性。多模态脑机接口主要分为三个类别：基于多脑电模式、基于多种刺激信号、基于多种模态信号。

首先，基于多脑电模式的脑机接口技术，其信号来源涵盖了侵入性与非侵入性脑电信号（比如单神经元电信号、局部场电位与头皮脑电），脑影像数据（比如核磁影像、钙成像数据），融合多种脑电信号源的优势，进而完成更加复杂、精密的任务。这种情况下，一种常见的方式是将两种脑电信号采集方式结合，并定位在同一脑区，以提高分类的准确性，或者将这些信号定位在不同的区域，以增加控制指令的数量。例如，在一项 2022 年发表的研究中[①]，研究人员已开发出一种新型脑机接口，结合了运动图像和互调稳态视觉诱发电位（SSVEP）。该系统目标应用场景是为残疾人提供计算机光标控制功能，研究重点在于脑机交互的研究和开发，比如假肢控制等应用延伸。SSVEP 和运动想象信号的同时解码构成了一个基于 SSVEP 的被动指令与基于运动想象的主动指令组成的混合系统，证明了多模态脑机接口对控制和康复应用的意义。早在 2012 年，就有研究将 EEG 和近红外脑功能成像（fNIRS）的信号结合应用于脑机接口中[②]。研究表明，fNIRS 的特征和 EEG 特征的结合提高了分类的准确性，运动

---

① Chi X, Wan C, Wang C, et al.（2022）. A novel hybrid brain-computer interface combining motor imagery and intermodulation steady-state visual evoked potential. IEEE Transactions on Neural Systems and Rehabilitation Engineering, 30: 1525–1535.

② Fazli S, Mehnert J, Steinbrink J, et al.（2012）. Enhanced performance by a hybrid NIRS-EEG brain computer interface. Neuroimage, 59（1）: 519–529.

执行任务的平均分类准确性从 90.8% 提高到 93.2%。

其次，基于多种刺激诱导信号意味着通过结合多个脑区、多种信息来源的数据信号来增加脑机接口的可靠性和灵活性。这种工作模式也与大脑的自然处理机制高度契合：例如在驾驶过程中，需要综合判断多种来源的信息，包括视觉的车流信息、听觉的鸣笛提示、触觉中座椅的推背感等。大脑将这些来自不同感官的信息整合起来，形成一个更加完整、准确和有意义的认知和感知体验，帮助我们更好地理解和应对我们所处的环境。这个过程体现了多个脑区之间的高效互动和协同工作。

最后，基于多种模态信号意味着需要结合其他脑电信号与生物体其他相关信号（如肌电信号、体温等生理指标）或其他传感器获取的附加信息（摄像头捕捉的图像、GPS 获取的精确位置信息）。比如，眼动仪提供的眼动数据，对控制眼球运动的脑机接口产品提升非常有效。通过这种方式，我们能够同时产生多个指令，结合眼动信号（比如眨眼、皱眉等）与神经元信号的组合通常被用于基于 EEG– 眼动信号的多模态脑机接口[①]。

尽管多模态在脑机接口技术的进步上取得了良好的进展，但仍需要进一步解决一些问题，例如如何更好地整合不同模态的数据，提高实时性和稳定性。展望未来，有望在医学、国家安全和娱乐等多个领域得到广泛应用。

二、神经环路解析

脑机接口技术的发展依赖于多个领域学科的长期发展和交叉融合。其中非常重要的一个核心学科是脑科学，这也是脑机接口技术发展的关键要素。只有更深入了解大脑本身的运作逻辑，才能更贴合地设计出相应的接口和算法，更好地模拟和理解人类的认知和行为，构建更智能化的人工智能系统。

我们对大脑的认知不仅指导着脑机接口的设计，同时，现有的脑机接口技术也可以反哺大脑的基础研究工作，了解大脑在执行各种认知任务时的活动模式和变化。例如，通过记录大脑的电信号，研究人员可以观察到在进行记忆任务时，特定脑区的活动模式与记忆过程相关。

相比于其他研究手段，脑机接口技术有几个难以替代的优势。第一是大规模，脑

---

① Ma J, Zhang Y, Cichocki A, et al.（2014）. A novel EOG/EEG hybrid human–machine interface adopting eye movements and ERPs：Application to robot control. IEEE Transactions on Biomedical Engineering，62（3）：876–889.

机接口技术要求能够同时记录数以千计通过级别的神经元数据，这种大规模的数据记录为后续的分析提供坚实的基础。第二是长期性，脑机接口记录电极能长期稳定放置，从而持续监测并记录相应的神经元活动，使我们能够观察到大脑活动在一个较长时间跨度内的动态变化。这意味着基础脑科学领域常用的多神经元平均的数据分析方法可以被取代，利用脑机接口技术将获得更真实、准确的大脑活动数据。第三个是可以形成闭环环路，利用脑机接口技术不但可以记录，还可以实施更复杂模式的刺激，同时观察不同模式刺激反馈对神经元活动的影响，进一步加深我们对大脑可塑性的理解。

（一）记忆机制的探索

记忆是人类大脑的核心功能之一，它承载着人们经历过的事情、学习的知识和积累的经验，是人类认知能力的重要组成部分。记忆的形成与多个脑区相关：首先，通过感觉器官（如眼睛、耳朵、鼻子、皮肤等）的输入被传递到相关的大脑区域，如视觉皮层、听觉皮层、嗅觉皮层和体感皮层等；随后，这些信息被传递到海马体等区域，形成短期记忆，并与先前的经验相结合，为长期记忆的构建提供基础；紧接着，信息反复多次被传递到大脑皮质中的相关区域，如前额叶皮质、颞叶皮质和顶叶皮质等。在这些皮质区域，神经元形成了稳定的连接和活动模式，这些模式形成了记忆的储存和检索路径。通过反复检索和回忆，记忆可以得到再次巩固和加强。这种加强作用可能涉及海马体和前额叶皮质等区域的活动，从而形成更强的记忆储存和更稳定的记忆路径。

由此可见，相比于其他神经功能，记忆所涉及的脑区更加广泛，同时其机制也更加复杂。在记忆形成、提取的过程中，不同神经元扮演的角色之间的差异，很难如感觉或运动一样区分开来，需要更加精确的数据进行深入研究。记忆也无疑是大脑可塑性的最佳展示方式，如果可以利用脑机接口技术刺激并形成特定的记忆或消除特定的记忆，这无疑对我们理解记忆原理有巨大帮助。例如，额叶皮层的神经元振荡在高层次认知的组织中起作用。在眶额皮层（OFC）内，在奖励引导行为期间有一个突出的 θ 频率振荡，对奖励引导的学习至关重要，而且它们是由海马体（HPC）的 θ 振荡驱动的，研究人员[1] 使用了类似脑机接口的闭环控制来实时刺激并记录 θ 振荡，调整刺激模式以让 θ 振荡达到特定的模式，通过精确的闭环刺激可以破坏 OFC 计算的能力。

---

[1] Knudsen E B, Wallis J D.（2020）. Closed-loop theta stimulation in the orbitofrontal cortex prevents reward-based learning. Neuron，106（3）：537-547.

（二）决策机制的研究

决策是一项高度复杂的大脑活动，需要整合大量信息并采用不同策略，涉及多个神经环路与关键脑区的协同工作，其中前额叶皮质（PFC）在决策中扮演核心角色，它参与了长期记忆、规划、注意力、思考和推理等高级认知功能，与其他脑区紧密交流，以确保正确的行动选择和执行；杏仁核则参与了决策过程中对情感因素的处理，其活动对决策偏向于积极或消极的选项有着重要影响；腹侧纹状体是基底节的一部分，与 PFC 和杏仁核形成了一个闭环，通过神经传递物质多巴胺调节情绪、奖赏和注意力等过程，从而对决策产生影响。除了这些常见的决策参与脑区，不同类型的决策还涉及多种类型的感觉或运动脑区，不同的神经元和神经递质在其中发挥着重要的作用，从而影响我们的行为和选择。

在当今领域，脑机接口技术正广泛应用于辅助人们进行复杂的任务决策。比如，一项 2020 年发表的研究中[1]，研究人员实现了现实环境中的协作式脑机接口：用户能够在黑暗的环境中巡逻和在夜间可以更准确地识别任何出现的不明身份的人物。决策是基于视频传输的信息，由脑机接口协助的群体决策比以传统的方式整合个人决策更准确和更迅速。这些研究为不同的决策场景下大脑活动表现积累了大量数据支持。

同时，脑机接口还可以用于实时干预和调节决策过程。例如，当系统检测到决策者处于焦虑状态时，它可以通过反馈噪声、视觉提示等方式干预决策过程，从而优化决策结果。更直接地，即使只是微弱刺激决策相关脑区，也能显著影响最终的决策结果。例如，在另一项关于混合策略决策的研究中[2]，研究人员在猕猴进行"单 - 双游戏"时，在决策关键时间段阈下电刺激决策关键脑区会明显让动物倾向性改变。然而，这种刺激的效果取决于其在决策过程中的具体时机，不同时期的刺激会产生截然不同的影响效果。

总之，脑机接口技术通过记录和解读人脑的神经信号来帮助人们理解决策的神经环路。不仅可以揭示不同因素在决策过程中的相对重要性，还可以实时干预和调节决策过程，为我们提供更好的决策支持的同时也为进一步理解大脑的决策环路提供了新的视角和思路。

---

[1]　Bhattacharyya S, Valeriani D, Cinel C, et al.（2020）. Anytime Collaborative Brain-Computer Interfaces for Enhancing Group Decision-Making in Realistic Environments.

[2]　Xie S, Abunafessa A, Gu Y, et al.（2022）. The Role of Frontal Eye Field in Saccadic Mixed-strategy Decision-making. bioRxiv, 2022-09.

（三）睡眠大脑的解析

睡眠是一种复杂的生理状态，其神经机制涉及多个脑区和神经递质系统。目前对睡眠神经机制的理解还存在诸多争议和未知。睡眠通常被划分为快速眼动期（REM）和非快速眼动期（NREM）。REM 睡眠是一种浅睡眠，被认为与梦境相关，同时存在于记忆和学习等认知功能中。NREM 睡眠则被认为是一种深度睡眠，有助于身体的修复和恢复。

根据此前的研究，睡眠的神经机制主要包括以下几个方面：①大脑皮质控制；②下丘脑 – 垂体系统的调节；③神经递质系统；④生物钟。由此可见，睡眠是一个涉及多脑区、脑电活动及神经递质释放的复杂神经活动。因此，目前可用于多脑区植入，并可监测特定神经递质的脑机接口系统将是睡眠神经环路研究的理想工具。

2021 年，Girardeau 等人[①] 在 *Science* 上发表了一篇关于睡眠和学习记忆的综述。该综述中提到两个常用的记录睡眠的方法：经皮和颅内电极植入的电生理记录。文章还深入回顾了这些生理特征如何指导我们理解和认识睡眠在记忆巩固的环路机制中发挥的作用和发生机制。

未来的研究将依托通道数更高的电极、支持多脑区植入的设备以及更前沿的算法，持续推动我们对睡眠奥秘的深入探索和揭示。

---

① Girardeau G, Lopes-Dos-Santos V.（2021）. Brain neural patterns and the memory function of sleep. Science，374（6567）：560–564.

第七章

脑机接口技术发展路线图

第一节　总体思路

一、围绕"一体两翼"三大主题

近年来，脑科学领域以前所未有的速度蓬勃发展，涌现出众多卓越的研究成果。这些成果显著推动了人类对大脑工作原理的认识和理解。脑科学研究揭示了人类大脑的结构、生理和认知功能，为脑机接口技术的研究提供了基本的理论和方法。由于脑机接口技术建立在对人类大脑结构和功能的深入理解之上，其发展与脑科学研究息息相关。

在全世界脑科学研究领域竞争激烈且合作广泛的大背景下，2014 年的香山科学会议上，我国的脑科学研究学者们经过讨论，初步形成了我国脑科学计划的目标、任务和可行性方案。2016 年 3 月，国家发布了《"十三五"规划纲要》，将"脑科学与类脑研究"列为国家重大科技创新和工程项目。2017 年，四部委联合印发《"十三五"国家基础研究专项规划》，明确提出了脑与认知、脑机智能、脑的健康三个核心问题。随后在 2018 年，中国脑科学"地区性计划"分别在北京和上海启动。在地方政府的大力支持下，北京和上海分别于 3 月和 5 月成立了脑科学与类脑研究中心。2021 年 9 月，科学技术部发布《科技创新 2030——"脑科学与类脑研究"重大项目 2021 年度项目申报指南》，酝酿六年多的"中国脑计划"正式启动。首批国家拨款经费预算近32 亿元，整个计划投入规模预计可达百亿元甚至千亿元[①]。中国脑计划以脑认知的神经基础为主体，以脑疾病的诊治及脑机智能技术为两翼，从认识脑、保护脑、模拟脑

---

① 陆林，刘晓星，袁凯 .（2022）. 中国脑科学计划进展 . Journal of Peking University（Health Sciences），54（5）：791–795. https://doi.org/10.19723/j.issn.1671–167X.2022.05.002.

三个方面开展脑科学与类脑研究，形成了"一体两翼"的战略布局。

　　脑机接口技术作为脑科学研究的基石，其产业技术路线发展也将遵循"一体两翼"的策略，即以研究脑认知的神经原理为"主体"，其中又以绘制脑功能联结图谱为重点，而研发脑重大疾病诊治新手段和脑机智能新技术为"两翼"（图7-1）。"一体"的内涵是指，脑机接口可以成为探索大脑工作机制的核心工具，包括重构大脑与外界环境的感官及认知通路。核心研究议题包括大脑智力发育研究、认知相关神经环路和认知功能的研究、全脑神经联接图谱研究等。"两翼"则分别是研发脑重大疾病诊治新手段以及脑与人工智能融合。在重大神经精神疾病诊治中，脑机接口技术将发挥重大作用。其技术应用所形成的临床数据库将为相关疾病的早期诊断与干预提供强大的助力，包括诊治癫痫、神经发育障碍、感觉缺陷、精神疾病及意识与认知障碍等。与此同时，脑机接口在脑机智能领域也是重要一环。其软硬件设计将和类脑人工智能产业有机融合，成为类脑智能的底层支柱。

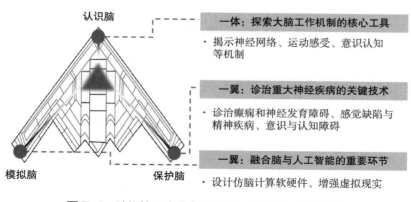

图7-1　脑机接口产业发展的"一体两翼"战略布局

二、促进跨学科协作交互

　　脑机接口技术是涉及多个学科和领域的前沿交叉技术，需要跨学科和跨领域的协作与交互。这项技术的发展离不开神经科学、材料科学、医学、工程学、微电子学、计算机科学等多个学科的交叉合作。通过这些学科的交叉合作，不同领域的专家可以进行交流与协作，从而加速脑机接口技术的发展。这种跨学科的合作不仅能够整合各领域的先进技术和研究成果，还能推动新知识的产生与应用，进一步提升脑机接口技术的创新与应用水平。

（一）跨学科协作交互的意义

人脑的机制极其复杂，神经科学知识仅占其中的一小部分，更多的未解之谜需要通过跨学科研究来探索和解决。例如，传统的大脑研究主要停留在微观层面，我们从细胞层面，甚至从分子层面去研究大脑的结构特点及其基本的生物机制，包括大脑细胞如何发现和传递信息等。然而，对大脑整体的工作机理，我们知之甚少。这是因为人脑由 860 多亿个神经元组成，每个神经元最多可形成 1 万个突触，构成一个庞大而复杂的神经网络。以目前的技术，无法在短时间内全面研究清楚大脑的工作机理。然而，光遗传操控、神经元标记及跨突触追踪技术等新技术的出现，为神经环路的研究提供了有力的工具。此外，新型神经网络算法为处理海量数据提供了可能。而神经环路研究是脑高级功能研究的关键点和难点所在。

从关键技术来看，脑机接口的核心技术包括采集技术、编解码算法、外设和系统集成四大部分。采集技术的底层核心部件包括电极和芯片等，电极和芯片的发展和迭代与材料学等上游学科密切相关。电极依赖于材料学和合金工艺等的进步；芯片的发展则依赖于半导体工艺和算法等的发展。编解码算法方面，随着采集到的数据量越来越庞大，未来将面临数据压缩和存储以及高通量高速数据无线传输等方面的挑战。外设则与机械制造、自动化等学科的发展息息相关。高精度、高稳定性的外设是实现脑机接口技术应用的关键。系统集成方面涉及多个学科和技术的协同工作，以实现脑机接口技术的整体功能。

近年来，许多脑机接口领域的突破性进展都依赖于交叉学科的快速发展。以语音脑机接口为例，Chang 课题组在 2021 年通过离散语音解码，实现了每分钟 15.2 个单词的解码速度。而 2023 年，Willett 等人同样采取了离散语音解码，选取了 RNN 神经网络，在 125000 个单词的数据集中，将解码速度提升至每分钟 62 个单词，接近正常人的对话速度。近来解码速度的数倍增长，依赖于算法和算力的飞速发展。

（二）跨学科协作交互的具体形式

目前在跨学科合作方式上，科学界和产业界也已经进行了一些探索。

1. 建立多学科协作中心

国内脑机接口领域已经成立了数个多学科协作中心，以加速脑机接口行业的研究与产业化进程。2018 年，上海脑科学与类脑研究中心成立，其研究领域包括大脑智能发展、大脑认知障碍和基于人工神经网络的类脑计算。2020 年 10 月 23 日，天桥脑科学研究院（TCCI）的第一个脑科学前沿实验室在上海华山医院虹桥院区落成并投入使用。该实验室主要聚焦大脑探知、大脑相关疾病治疗和大脑功能开发三大领域研究。此外，北京脑科学与类脑研究中心、四川脑科学与类脑智能研究院、广东省智能科学与技术研究院等新型合作研究机构相继成立。

2. 数据共享

脑机接口技术的发展依赖于大量的数据来训练和优化其算法。因此，数据的共享变得至关重要，这能够促进技术的发展和应用。随着云储存和云计算的发展，脑机接口与云技术的结合已成为未来发展的一个重要趋势。这种多学科、多中心的数据共享，以及云计算成果的共享，不仅最大化了宝贵数据的利用效率，还能帮助各研究中心和企业降本增效、实现共赢。

总之，脑机接口技术的发展需要多学科、多领域的协作和交流，这为学科内部和跨学科的协作交互提供了机会。通过跨学科和学科内部的协作交互，推动产学研医的交叉融合、环环相扣，为我国脑计划可以实现"直线超车"创造了有利条件。

3. 项目合作

通过合作发表论文和合作项目等多种方式，有助于加强脑科学、信息科学与材料、临床医学等领域的交叉与合作。目前，我国已通过一些合作项目，使学科的交叉融合比以往更加容易。特别是在医疗应用的脑机接口研发方面，充分发挥临床医生的作用至关重要。我国脑疾病患者数量庞大，医疗观念也在不断进步，现在强调防、筛、诊、治、康，而不仅仅是看病。因此，医疗领域对脑机接口有强劲的需求。临床医生在产品研发和终端使用中发挥着重要作用。建议临床医生与科学家建立紧密的合作关系，科学家应深入临床寻找问题与需求，临床医生则提出需求和问题，并参与到产品开发和改进过程中。

此外，脑机接口研究人员还可以通过项目合作，加强与脑科学领域研究人员的合作，充分借鉴大脑信息处理机制、脑感知和认知功能领域的研究成果。这种方式不仅有助于促进科学研究的深入，也为脑机接口技术的发展提供了坚实的科学基础。

三、学术研究与商业运营双轨制

（一）双轨制的意义

脑机接口的双轨制主要指的是学术研究与商业运营双轨并行。

1. 实现科研的持续突破

脑机接口的发展根基在于学术研究的发展。目前，全国的脑机接口研究及专利布局主要依托科研院所展开。国内这一领域的重要研究机构包括中国科学院系统、清华大学、浙江大学、天津大学、华南理工大学等。科学研究的发展需要持续投入，光靠国家政府的资助是不够的，还需要来自产业的持续支持。

另一方面，脑机接口相关硬件生产加工精度不够、芯片和材料等产品的产业问题，需要科学研究的持续突破才能解决。因此，科学研究应以解决产品和产业问题为导向，寻找突破口。

2. 实现商业价值的提升

科学技术落地的最终目的是通过成果转化为人所用，实现其商业价值。在成果转化方面，国际和国内都是在边研发边转化，但总体来说，国内的转化成效较低。尽管我国出台了一些政策支持脑机接口产业发展，但相较国外而言，我国的相关配套政策较少，产品监管有待完善。

此外，脑机接口产业尚未形成完整的产业链，需要从单点上取得突破，再贯通上、下游，拓展外围，形成完整的产业生态。例如，侵入式脑机接口在脑疾病应用领域取得突破，实现长期稳定的治疗与干预，在临床中被广泛应用，形成完整的产业链，届时脑机接口自然会与药物等其他产品融合发展。脑机接口产品一定是基础硬件与方法（算法、处理系统等）相结合，才能实现特定功能，如刺激视网膜、运动控制、记忆连接，以及抑郁、帕金森、癫痫等疾病治疗。基础硬件必须扎实，以确保信号的问题获取和生物相容性高。这包括高密度电极、低功耗芯片，以及集成电池、无线充电和传输功能的微系统等。在软件和方法层面，涉及脑科学基础研究，尤其是功能相关的方法和信息计算研究，需要解决各个功能模块的编解码问题。这些都是产业链发展和辅助成果转化需要重点关注的领域。

脑机接口的学术研究到最终的成果转化过程中，商业运营起着重要且不可替代的作用。目前，脑机接口产业处于商业探索阶段，全球有两百余家企业从事该领域，主要集中在美国和中国。根据 BrainGate 公司提出的多通道、长期、易于使用三个标准，国际国内都需要较长时间的技术研发和临床验证。在产业发展和商业推广方面，我国脑机接口等新兴科技企业面临融资难的问题。需要整合现有科研成果，将其切实转化为医疗产品和消费产品，最终造福大众。

学术研究与商业运营的"双轨制"相辅相成。学术是商业的基础，商业是学术的目标，二者缺一不可。只有通过"双轨制"协同发展，才能切实推动行业的快速进步。目前，脑机接口领域在国内外已有不少成熟的"双轨制"运营案例。

（二）国际成熟案例

1. BrainGate 和 Blackrock Neurotech

BrainGate 公司于 2001 年由布朗大学的神经科学团队创立。该团队开发了侵入式脑机接口系统，旨在恢复神经系统疾病、损伤或肢体丧失患者的沟通、移动和独立生活能力，为 ALS、脊髓损伤和中风患者提供环境控制。例如，2018 年，作为 BrainGate2 临床试验的一部分，三名患有四肢瘫痪的研究参与者在运动皮层植入了多电极阵列，并使用皮层内脑机接口（iBCI）来控制常用的商用平板电脑。神经活动被实时解码为点击式无线蓝牙鼠标，允许参与者使用常用和娱乐应用程序（如浏览网页、电子邮件等）[1]。

BrainGate 取得如此显著的研究成果，与企业的资金支持密不可分。20 世纪 90 年代，为瘫痪或失去肢体的人设计的恢复性神经接口方面取得的实质性科学和医学进展，大多源于联邦资助的数十年的基础研究，包括美国国立卫生研究院、退伍军人事务部和国防部的资助，以及慈善基金会的重要支持。然而，在 20 世纪 90 年代后期，基础神经工程研究开始初步试点临床试验，此类临床试验将需要上千万美元的财政支持。这样资金以前只能从私人来源获得，因为联邦政府无法提供如此大规模的支持。为了解决资金问题，2002 年，布朗大学成立了初创医疗设备公司 Cyberkinetics，Inc，以收集启动第一代神经接口系统试点临床试验所需的监管许可和财务资源。借该公司的大量资金投入，布朗大学的临床前研究转化为最初的设备，即 BrainGate 神经接口系统。BrainGate 系统使用大脑植入式传感器来检测神经信号，然后将其解码为辅助技术提供控制信号。BrainGate 神经接口系统在解码神经活动，帮助瘫痪患者控制计算机方面取得了卓越的成就。

然而，由于市场压力和资金问题，Cyberkinetics 对 BrainGate 的资金支持开始逐渐减少。到 2008 年初，Cyberkinetics 完全退出了 BrainGate 设备的试点临床试验，并将其设备制造业务转移给了 Blackrock Microsystems 公司。自 2008 年起，Blackrock 开始负责将 BrainGate 的研究成果转化为产品，而 BrainGate 继续拥有相关产品的知识产权。Blackrock 利用 BrainGate 的科研成果生产出利润丰厚的产品，而 BrainGate 因拥有知识

---

① Nuyujukian P, Albites Sanabria J, Saab J, et al. （2018）Cortical control of a tablet computer by people with paralysis. PLoS ONE 13（11）: e0204566. https://doi.org/10.1371/journal.pone.0204566.

产权，从 Blackrock 公司获得资金来开展新的研究。2021 年 Blackrock Microsystems 更名为 Blackrock Neurotech。

BrainGate 与 Blackrock 的相互支持关系是产学研成功合作、互惠互利的典型案例。BrainGate 的科研团队需要大量资金来开展临床研究，而传统的资金来源（如联邦政府）资源有限。另外，Blackrock 需要卓越的科学研究来生产市场上受欢迎的产品以赚取利润。因此，BrainGate 的科研和 Blackrock 的生产形成了相辅相成的关系。科技公司依靠科研团队的研究成果生产优质产品获得利润，而科研团队则通过知识产权从产品中获取一部分利润，用这些资金进行下一步的研究。

2. Wyss 和 Cortec

Wyss 中心是一家位于瑞士日内瓦的非营利性神经技术研究基金会，专注于神经生物学、神经影像学和神经技术领域的研究。该中心致力于从神经科学研究中开发临床解决方案，其使命是推进对大脑的理解，以实现治疗和改善生活。

作为一个独立的非营利组织，Wyss 中心提供专业知识、设施和财政资源，将创造性的神经科学研究转化为临床解决方案，从而改善神经系统疾病患者的生活。该中心拥有一支经验丰富的多学科神经技术开发团队，成员来自行业和学术界，提供综合的科学、工程、临床、监管和商业专业知识，以指导从研究到产品的高风险、高回报项目。Wyss 中心的一个主要目标是确保创新的神经技术能够持续发展与成熟，直至足以吸引企业合作伙伴、风险投资或其他机构的关注，最终使这些技术能够广泛应用于社会。

CorTec 是一家于 2010 年 9 月在德国弗莱堡成立的医疗技术公司。作为医学工程领域的创新型企业，Cortec 的愿景是将植入式神经技术提升到新水平。Cortec 拥有 CorTec 大脑交换平台及其组件（CorTec Brain Interchange），例如电极或密封包装，已经实现与中枢和周围神经系统的通信。CorTec 正在开发基于 CorTec Brain Interchange 的神经技术植入物，该技术可以在长期使用中测量和刺激大脑活动，并作为一种直接连接人脑与人工智能之间的桥梁。这项平台技术在癫痫、帕金森病甚至生物电子医学领域具有广泛应用。

Wyss 中心正在与 Cortec 合作开发一种完全植入式脑机接口，可以直接检测大脑信号，并通过头皮无线传输数据。神经信号数据首先由外部可穿戴设备捕获，随后这些数据经过有线连接或无线技术传输至计算机。在计算机内部，这些大脑信号被实时解码，进而实现对辅助设备的控制，例如与假肢或与语音和通信系统的集成。此系统名为 ABILITY（Active Brain Implant Live Information Transfer System），即主动脑植入实时信息传输系统，它的多通道特性，能够高效收集高分辨率的大脑数据。

ABILITY 平台的核心是一种有源且完全可植入的医疗设备，专为长期植入而设计。它的设计融合了最先进的专业知识和工程技术，在脑植入设备领域实现了诸多创新。异常高的通道数允许高分辨率记录大脑信号，并能够安全地无线传输宽带神经数据（50 Mbits/s）。该设备无须电池，封装在具有气密密封和生物相容性材料的保护外壳中，使得植入物能够在人体内安全运行多年。该植入物的尺寸与人工耳蜗相似，可以通过简单的皮下手术植入。

Wyss 和 CorTec 的合作是产学研结合的优秀案例。这种合作关系加快了研究进程，有望早日开展临床试验。Cortec 与 Wyss 的合作包括制造新型皮下脑刺激和监测电极，CorTec 的大脑交换技术为 ABILITY 设备的设想提供了基础。该合作使 Wyss 中心能够独家使用 CorTec 的技术，应用于许多有前途的新的皮下神经调节解决方案。目前，由于缺乏合适的技术，很多研究机构无法开发出创新的治疗方法。Cortec 和 Wyss 的合作不仅填补了这一空缺，还通过探索新方法和材料来突破当前技术的界限。

第二节　总体技术发展路线图

未来，我国脑机接口领域将立足现有基础，以"一体两翼"作为发展方向，指导基础研究和产业发展进程，遵循"双轨制"发展路径，坚持"产学研一体化"推进，逐步打破技术垄断，引领全球脑机接口产业与技术的发展。

根据我国的战略性规划与纲要，本文将以脑机接口的发展方向、发展目标，发展动力为依据，将脑机接口的发展路线分为短期（至 2030 年）、中期（至 2035 年）以及长期（至 2050 年）三个战略性发展阶段（图 7-2）。该路线图概述了三个阶段的总体发展目标，预估了我国脑机接口行业的阶段性产值、市场前景以及脑机接口系统性能；预判脑机接口关键技术（如采集技术、信号处理与外设能力）未来达到的重要指标，并阐述了脑机接口领域发展的推动力量；从系统集成应用的角度，路线图提出了脑机接口在运动、语言、视觉三大应用场景中的交互速率目标，阐述了脑机接口技术落地的进程。并从信息流角度，提出了脑控、控脑、脑机融合等分阶段的目标。

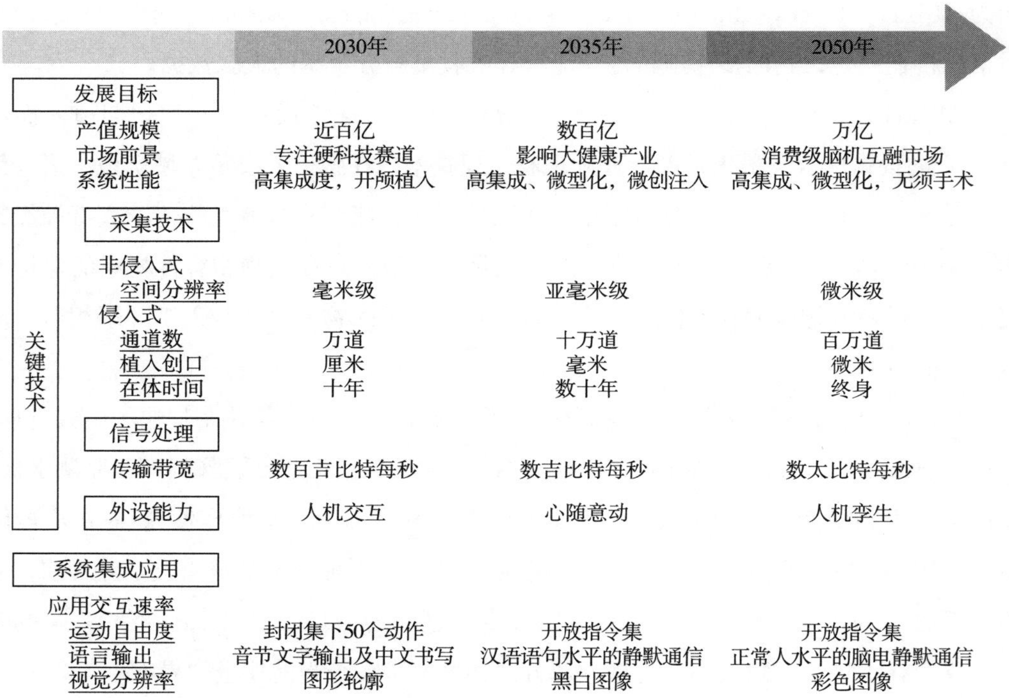

	2030年	2035年	2050年
发展目标			
产值规模	近百亿	数百亿	万亿
市场前景	专注硬科技赛道	影响大健康产业	消费级脑机互融市场
系统性能	高集成度，开颅植入	高集成、微型化、微创注入	高集成、微型化、无须手术
关键技术 **采集技术**			
非侵入式			
空间分辨率	毫米级	亚毫米级	微米级
侵入式			
通道数	万道	十万道	百万道
植入创口	厘米	毫米	微米
在体时间	十年	数十年	终身
信号处理			
传输带宽	数百吉比特每秒	数吉比特每秒	数太比特每秒
外设能力			
	人机交互	心随意动	人机孪生
系统集成应用			
应用交互速率	封闭集下50个动作	开放指令集	开放指令集
运动自由度	音节文字输出及中文书写	汉语语句水平的静默通信	正常人水平的脑电静默通信
语言输出	图形轮廓	黑白图像	彩色图像
视觉分辨率			

图 7-2　我国脑机接口产业技术路线图

一、短期目标（至 2030 年）

目前，我国脑机接口市场体量较小，以科研设备为主，辅以消费级设备。基于现有市场数据对脑机接口设备的价格与销售数量的统计，初步估计我国目前的脑机接口市场体量在十亿元级，在全球脑机接口市场份额较小，但增长较快。到 2030 年，我国脑机接口市场将达到近百亿元，市场仍主要聚焦于脑机接口硬科技领域，脑机接口产品的系统性能将显著提升，特别是在脑电信号采集清晰度方面。

从技术发展角度看，脑机接口领域的关键技术主要包括神经信号采集技术（以电极为代表）及系统集成等。侵入式和非侵入式脑机接口有一些共同的核心技术。短期内，无论是侵入式还是非侵入式脑机接口都将在电极开发方面取得突破。具体来说，侵入式脑机接口需要尽可能减小损伤，解决相关的伦理和安全问题；在此基础上，开展信号采集相关研究，以更好地揭示神经元及神经元簇之间的关系，甚至揭示整个脑区功能的底层机制。对于非侵入式脑机接口，重点在于改进电极，以解决目前电极存在的局限性和不稳定性问题（如需要打脑电膏、在运动或其他状态下受限等），实现更便捷的脑信号采集；结合神经科学基础研究，设计合适的范式，并根据应用对象开发相关的工具性技术和系统。在具体参数方面，非侵入式采集技术的空间分辨率将提升至毫米级，侵入式采集技术的通道数将达到万道，植入创口控制在厘米以内，能够实现在体时间达到十年；在信号处理方面，传输带宽将发展至数百吉比特每秒；在外设能力方面，人机交互将更加自然。在应用交互速率方面，运动自由度将实现封闭环境下 50 种精细动作；语言输出将实了音节文字输出及中文书写；视觉方面，将能区分图形轮廓。从行业发展角度看，非侵入式脑机接口将占据市场主导地位，尤其是在文娱、教育等领域，生理评估和调节治疗（如保健、体检、心理康复、运动康复等领域）将成为短期商业变现的重要途径。另外，侵入式脑机接口在神经电极、芯片以及系统集成等方面的突破，将为临床神经精神疾病的治疗带来革命性进展，有效恢复患者脑功能。伴随此，脑机接口行业的法规框架、伦理审查制度逐步建立健全，科研资源与人才配置不断优化，为脑机接口创新生态系统的成型奠定坚实基础。

在这一阶段，脑机接口行业的规模和盈利水平仍处于初级阶段。针对 B 端科研场景，设备销售已经达到了一定的规模；而在 C 端消费场景，消费者、对这项技术有一定的认知，但个体差异较大。潜在应用场景有待进一步开发，盈利空间也有待提升。

二、中期目标（至 2035 年）

直至 2035 年，脑机接口技术将进一步实用化与市场化。随着技术发展和应用场景延伸，我国脑机接口技术市场份额不断上涨。据估计，脑机接口综合市场规模将达到 378 亿元人民币，设备市场规模将上升至 167 亿元人民币。高附加值的消费市场将为行业带来可观的利润空间，消费级产品仍然占据绝对主导地位，而科研级设备市场规模占比也将上升。到 2035 年，从市场前景来看，脑机接口产业将在整个大健康产业中占据重要份额，成为神经精神疾病的重要治疗与干预手段；脑机接口的系统性能将大幅提升，将实现脑电信号的精准转化。

从技术发展角度看，非侵入式采集技术的空间分辨率将提升至亚毫米级，侵入式采集技术通道数将达到数十万道，植入创口控制在毫米以内，能够实现数十年的在体时间。脑电信号采集设备不断小型化与无线化，小型化的脑电信号采集设备与传统设备的功能差距将不断缩小。多功能、无线模块化的硬件结构将推动脑电信号采集技术的发展；在信号处理方面，传输带宽将发展至数吉比特每秒，机器学习算法与数据将不断规范化，优秀的科研团队也将推动脑机接口数据开放共享，促进算法研究的进一步发展；脑机接口与机器人等外部设备将实现更深入的交互，实现心随意动。在应用交互速率方面，运动自由度将实现开放指令集；语言输出将实现汉语语句水平的静默通信；视觉方面，将能区分黑白图像。

从脑机交互的信息流来看，脑机接口技术将从以"从脑到机"为主逐步发展到"从机到脑"，人机交互程度将不断加深，调节神经活动也将成为脑机接口领域的重要组成部分。

从行业发展角度来看，脑机接口行业的法律规范、伦理审查与政策体系等将进一步完善，能够评估和管控脑机接口技术的安全风险。无创脑机接口在医疗、国家安全等场景中开始落地，并逐步占据国际科技的制高点。人才体系也进一步完善，为脑机接口的下一阶段发展提供基础。

至2035年，脑机接口技术的发展将进一步催熟潜在应用场景，新的高潜场景将不断被挖掘，医疗刚性市场将有一定发展，而消费市场将进入快速增长阶段。行业供应链初步成熟，专有供应商不断涌现，行业开放体系和标准化模组进入发展期，行业规模和盈利水平将进一步增长。

三、长期目标（至2050年）

至2050年，我国脑机接口领域将取得长足发展。据估计，脑机接口领域的总体市场规模将达到12600亿元人民币，年复合增长率将达到26%；设备市场规模将达到167亿元人民币，年复合增长率为21%。其中科研级市场增长超过10倍，消费级市场增长超过50倍。

从技术发展角度看，非侵入式采集技术的空间分辨率将维持在微米级，侵入式采集技术的通道数将达数百万道，植入创口控制在微米级，采集设备的在体时间能够持续终身有效；信号处理方面，传输带宽将发展至数太比特每秒；在人脑与外部机器交互方面，从"心随意动"逐步实现"人机孪生"的愿景。在应用交互速率方面，运动自由度将继续保持开放指令集；语言输出将实现正常人水平的脑电静默通信；视觉方面，将能够区分彩色图像。

从脑机交互的信息流来看，此阶段大脑中的信息将能够与机器信息相互交流，实现脑机深度融合。机器不仅能辅助大脑中的神经元完成功能，甚至电子器件也能够取代神经元完成相应的功能。

从行业发展角度来看，产业链中的每一个环节能够快速实现互通互联和有效衔接，产业整体发展将比肩国外。一批优秀的本土企业将掌握核心技术，培养出核心竞争力，并获得国际知名度。国内庞大的人口基数将推动消费级市场的快速发展，市场规模有望赶超欧美地区，长期市场规模极具想象空间。随着行业各方力量推动和跟进，脑机接口的法律法规、伦理审查和政策体系将正式形成，从而塑造一个更加有序、安全的脑机接口市场，保障用户和参与者的权益。

至 2050 年，脑机接口的潜在应用场景得到有效开发，消费级市场将实现指数级增长，科研设备收入也将快速增长。针对高潜力的新场景，部分公司会紧密连接合作伙伴，共同开发产品，强调行业内和企业间的协同合作，促进整体供应链的成熟。行业开放体系和标准化模组将得到完善完善，脑机接口领域行业门槛将得到一定程度的开放，应用类企业数量将会不断增加，行业规模和盈利水平将迎来指数级增长。

第三节　重点应用发展路线图

脑机接口技术的发展和应用推动了神经科学和康复医学的进步，为大脑功能损伤的患者提供了新的治疗选择，从而帮助患者恢复功能、提高生活质量，并带来更大的自主性和独立性。从产业发展来看，短期内非侵入式更容易被接受，更容易快速产业化，应用范围更广；而侵入式脑机接口则在医疗领域展现其独特价值，尤其在手术功能定位、疾病诊断与检测等方面具有不可或缺的优势和特点。总体来看，非侵入式应用可能更为广泛，预计未来的脑机接口市场中非侵入式将占据更大份额。

脑机接口的应用可以归纳为四个功能主题：替代、恢复、增强、改善。从产业应用看，脑机接口技术的应用已经涵盖了多个产业领域，包括医疗健康、科学研究、大众消费、教育学习和国家安全。脑机接口的应用重点在短期内将围绕神经疾病的治疗与康复，在中期阶段将实现大脑功能增强，长期来看最终将帮助人类获得增强及改善，实现人机孪生。下面将分三阶段详细描述我国脑机接口的应用重点、功能主题，以及在不同产业的重点应用场景和潜在的衍生应用方向（见图 7-3）。

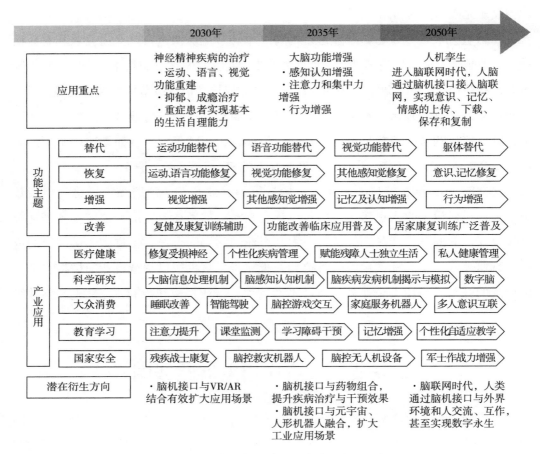

图 7-3   我国脑机接口产业重点应用发展路线图

一、短期：神经精神疾病的治疗（至 2030 年）

在短期内（2030 年），脑机接口将能够治疗特定的神经精神疾病患者，通过帮助患者恢复功能、提高生活质量，为他们带来更大的自主性和独立性。

这一阶段的应用重点是运用脑机接口修复因脊髓损伤、脑卒中、意外事件导致的运动、语言和视觉功能障碍，帮助患者重获基础行动力、语言交流能力和视觉感官，确保重症患者拥有基本的生活自理能力，使他们能重新融入社会；此外，脑机接口技术还将用于治疗帕金森病、抑郁症、成瘾等神经精神疾病，以减缓相关症状，提供个性化治疗效果，改善生活质量。

短期内，在功能主题方面，脑机接口技术将主要实现运动功能及部分语音功能的替代与恢复，增强视觉功能，并辅助改善康复训练。

在产业应用方面，医疗健康领域将实现修复受损神经，并向个性化疾病管理迈进；在科学研究方面，将利用脑机接口揭示大脑处理信息的基础机制，探索大脑感知和认知的神经机制；大众消费方面，将运用脑机接口改善睡眠质量，实现智能驾驶；教育学习方面，将利用脑机接口提升注意力、监测课堂效果；在国家安全方面，将帮助残疾战士康复，恢复基本的功能和自主性。

在这一阶段，脑机接口将与虚拟现实（VR）、增强现实（AR）等技术相结合，极大地拓展应用场景。脑机接口与虚拟现实结合，能够直接读取用户的脑电信号，实现更加自然、直观的人机交互；与增强现实结合，能使后者更加智能化和个性化。例如，在医疗领域，脑机接口与增强现实结合，可以通过实时监测患者的脑电信号，精准调整虚拟辅助设备的运动轨迹和力度，帮助患者恢复运动功能，为残障人士提供高效的康复手段。脑机接口与增强现实结合还可用于手术培训和远程医疗，大幅提高医疗服务的效率和质量。

二、中期：大脑功能增强（至 2035 年）

进入中期发展阶段后，随着神经科学和康复医学的进步，脑机接口技术将更多地实现大脑功能增强，包括感知认知增强、注意力和集中力增强，最终实现行为增强。

在中期阶段，功能主题的发展重点是完全实现中英文语音功能的替代与修复，以及其他感知能力的显著增强，推动各类功能改善产品的临床普及，为患者带来实质性的康复成果。

在产业应用方面，医疗健康领域将普及个性化疾病管理，并实现赋能残障人士独立生活；在脑科学研究中，脑机接口将被用于揭示脑疾病发生和发展的机制，甚至能够部分模拟这些机制；在大众消费领域，将实现脑控游戏交互，并通过脑机接口控制家庭服务机器人；在教育学习方面，脑机接口将被用于学习障碍干预，增强记忆，提高学习效率；在国家安全方面，将开发和应用脑控救灾机器人和脑控无人机设备。

在此阶段，脑机接口与药物等传统疾病治疗手段相结合，将有效提高各类难治性神经、精神疾病的治疗效果，修复脑功能。此外，脑机接口与人工智能、元宇宙、人形机器人组合，将应用场景扩大到特种作业、工业生产制造和民生服务各领域，推动产业升级和发展。

三、长期：实现人机孪生（至 2050 年）

到 2050 年，脑机接口的发展将推动人类社会进入脑联网时代，实现人机孪生。届时，人脑通过脑机接口接入脑联网，实现意识、记忆、情感的上传、下载、保存和复制，并能有效修复意识障碍。

在功能主题方面，将实现躯体替代、意识与记忆修复，行为增强将更加普及，并构建数字脑。

到 2050 年，在产业应用方面，脑机接口将在医疗领域构建个人健康助手，实现私人健康管理和治愈各类脑疾病；在科学研究中，开发出大脑芯片和数字脑，全面模拟健康大脑，以便更好地进行干预；在大众消费方面，实现多人意识互联，通过脑电波即可进行交流；在教育学习方面，实现个性化的自适应学习与教学；在国家安全方面，运用脑机接口大幅提升军士的作战能力。

此外，人们将借助脑机接口实现与智能家居、公共交通等外部设备的自由交流。机器和大脑之间的先进读写连接，使人们能够与机器共享信息，最终创建一个包含数百万人的思想、知识和记忆的"大脑云"（brain cloud），这将为信息交流、知识转移、个人学习以及为子孙后代保存技能和知识提供了前所未有的可能性，甚至通过脑机接口实现人类的数字永生。

第八章

促进我国脑机接口产业与
技术发展的政策建议

目前我国脑机接口领域正处于紧密跟随国际趋势并积极推进国产替代的关键阶段，多年持续努力已促成显著发展，确定了一定的基础和优势：①国家顶层规划和强力支持，如"科技创新2030——脑科学与类脑研究"等国家级重大项目的实施体现了"集中力量办大事"的优势；②雄厚的人才队伍，我国脑机接口研究团队阵容完整，覆盖侵入式和非侵入式各领域；③科研条件的显著改善，脑科学、信息科学等相关基础学科的科研研究条件大幅改善，特别是在非人灵长类动物实验资源的可获取性上，相比国际同行拥有更为便捷的优势；④关键技术的快速追赶，我国科研团队在脑机接口的基础硬件、算法方法、应用系统开发及临床转化研究等方面，已与国际先进水平并驾齐驱，已达成共识；⑤制造实力的稳步增强，脑机接口相关产品与系统的硬件制造已经具备了一定的基础，在生产技术方面实现了稳步提升。

脑机接口技术，作为生命科学与信息技术深度融合的前沿地带，正展现出迅猛的发展势头与深远的影响力。我国脑机接口产业面临的外部发展机遇有：①国际范围内对脑科学研究的持续注资，特别是在基础机制如大脑信息处理与脑疾病成因的深入探索，为脑机接口技术的创新发展注入了源源不断的源头活水；②伴随人工智能技术，尤其是生成式AI的进步，以及新材料科学的应用拓展，脑机接口的核心技术，包括电极设计与信号编解码能力，正经历着前所未有的革新，加速了技术成熟的步伐；③虚拟现实（VR）与增强现实（AR）技术与脑机接口的融合趋势，为技术应用场景开启了新的维度，预示着人机交互界面的未来变革；④人口老龄化背景下的脑健康需求剧增，为医疗领域中的脑机接口应用提供了广阔市场与深刻的社会价值。然而，这一进程中亦不乏挑战：国际竞争，特别是来自欧美国家的科技进步与市场占领，构成了直接的竞争压力；加之国际贸易环境中对于关键技术及产品的出口管制，使得供应链的稳定性和安全性面临考验。

　　面对此局势，我国脑机接口产业发展要在充分发挥和利用已有优势的基础上，积极把握全球快速发展的机遇，力求在国际舞台上占据领先地位。在这一过程中需要加强政策扶持、深化人才培养体系、加速科研成果转化、优化监管框架，以系统性策略克服现有障碍，确保产业稳健而迅速地成长。

第一节　我国脑机接口产业发展制约因素

一、政策支持因素

（一）政府战略及项目资助

　　从各国的战略规划和资助项目可以看出，美国、欧盟等国家和地区对脑机接口领域的布局较早。自21世纪初开始，他们就已布局脑机接口项目，且资助金额逐年增加，涵盖了广泛的领域。这些国家和地区建立了跨部门合作机制，利用本国优势开展跨学科、跨部门的研究与合作。

　　在战略规划方面，美国的BRAIN计划为脑机接口技术的发展提供了稳定的支持，推动了更先进的脑机接口技术的开发。在美国脑计划的支持下，跨学科专家联合开展研究，拓展了脑机接口技术的应用范围，使其不再局限于医疗卫生领域，还促进了其在工程、医学、信息学等多个领域的跨界应用。美国持续加大对高等院校和研究机构的支持力度，鼓励科学家进行脑机接口技术的基础研究，并对相关企业和研发者给予适当的税收优惠政策。欧盟通过财政支持计划和研究项目来支持脑机接口技术的发展。"欧盟脑计划"和"未来新兴技术"（FET）计划都资助了脑机接口技术的研究和应用。欧盟还专门设立了"欧洲创新理事会"，以支持新兴技术领域的深度创新。该机构提供创新基金，为初创公司与研究团体在脑机接口等新兴科技领域提供从创意到实施的全链路支持。相比之下，我国对脑机接口技术的资助起步较晚，自2016年以来发布的《"十三五"卫生与健康科技创新专项规划》《"十三五"国家基础研究专项规划》等战略规划，重点支持脑科学领域的发展，包括脑机交互和脑机智能等方向，或将脑机接口作为健康设备来进行研发资助。尽管我国在脑机接口领域实施了一定的政策扶持和激励措施，但仍存在一定的不确定性和不连续性。

　　在研究项目布局方面，美国以技术为立足点，资助将脑感知、认知和信息编码应用到脑机接口的相关研究与开发，通过不断迭代与优化技术，提升设备和系统的性能。主要的资助机构包括美国 NIH、NSF、DARPA，这些机构协同对脑机接口技术进行长期且高额的资助。法国、德国等欧盟成员国自 2010 年后开始加大对脑机接口的资助，数据驱动是欧盟脑机接口领域的重要方向之一。欧盟还支持开放数据、开源软件等，以实现研究人员在数据资源方面的共享和利用。例如欧盟脑计划为外部用户开放了神经信息学、人脑模拟、高性能计算、医学信息、神经形态计算、神经机器人学等多个数据资源平台，旨在促进神经科学、医学与计算领域的发展，这类数据驱动的举措为脑机接口技术和神经科学领域的发展提供了更加广阔的平台和可能性。相比而言，我国国家自然科学基金委员会自 2008 年开始资助脑机接口研究，2010 年以后资助金额增加，但多聚焦于非侵入式脑机接口技术。近几年，我国开始资助侵入式脑机接口研究，尤其是"科技创新 2030——'脑科学与类脑研究'重大项目"实施后，逐渐加大对侵入式脑机接口的资助。相较于其他国家，我国更注重脑机接口在医学领域的应用，通过部署项目推动脑机接口技术与医学的交叉应用。尽管如此，相较于美国及欧盟，我国在脑机接口研究的资助规模和覆盖面上仍显不足，未能完全匹配该技术的战略意义。当前，政府正逐步提升对该领域的资助强度，但总体水平仍有待提高，以缩小与国际领先国家之间的差距。

综观全局，在国际层面，脑机接口领域享有更为雄厚的资金支持和完善的政策扶持。相比之下，我国在这一领域的资助力度较小，缺乏持续稳定的资金链，在支撑脑机接口技术发展的基础研究投入方面也有待加强，这间接抑制了原创性创新动能的释放。尽管近年来我国逐步加大了对基础研究的投入力度，但基础科学研究是一个厚积薄发的过程，成效显现周期较长。从现状审视，我国在脑机接口相关的基础研究能力上仍有较大的提升空间，亟须进一步巩固和加强，以期在全球科技竞争中占据一席之地。

（二）产业及联盟相关政策

在产业联盟方面，美国已经形成了由国立研究机构、大学、基金会和企业组成的多方合作的联盟，旨在加速推动脑机接口的发展及市场应用。例如，美国的 BRAIN 计划联盟的参与机构包括各类非营利组织（如 Allen 脑科学研究所、Kavli 基金会、西蒙基金会等）及业界企业，通过项目实现 BRAIN 计划基础研究成果转化。此外，NSF 资助的多机构合作研究中心感觉运动神经工程中心（CSNE），其成员包括华盛顿大学、麻省理工学院、圣地亚哥大学等，该中心的研究重点是将计算机科学、生物学和神经科学相结合，开发新一代脑机接口技术。通过资源的有效整合，使得联盟在技术研发和应用落地方面具备很强的实力。相比之下，我国虽已起步推进跨学科与跨行业合作，但目前的合作规模与影响力尚有较大提升空间，未来需在国内建立健全产学研合作机制，并积极拓展国际合作伙伴关系，以共享资源，共谋发展，从而全面提升该领域的综合竞争力。

在数据平台方面，美国和欧盟等国家和地区的多个机构和实验室正在推进脑机接口平台的建设。例如，美国的感觉运动神经工程中心为科学界提供了大量的脑机接口资源、工具和算法，以支持脑机接口技术的开发。欧盟脑计划也为外部用户开放了多个数据资源平台，以加速神经科学、医学与计算领域的发展。我国也在积极推动脑机接口平台的建设，例如我国脑计划中的"脑健康大数据平台"，旨在整合大量的脑科学数据和医学数据，推动基础研究和临床应用领域的交叉融合。然而，相较于美国已经拥有较完备的脑机接口数据资源，可以支持丰富的数据分析和算法开发，我国的脑机接口平台建设相对较晚，大数据资源和平台化建设还需要进一步加强和完善，以期达到国际先进水平，推动脑机接口技术的长远发展和广泛应用。

二、人才培养因素

在当今数字化与智能化转型的浪潮中，人才被视为推动这一进程的关键力量，其重要性被提升到了前所未有的高度。党的二十大明确指出，教育、科技与人才是构筑社会主义现代化国家的基石，强调了自主培养高质量、尖端创新人才的紧迫性。响应此号召，教育部已采取行动，如通过发布《人工智能领域研究生指导性培养方案（试行）》，旨在从理论到应用全方位培养跨领域的高级人才，特别关注人工智能及脑机接口等前沿科技领域的人才建设。

然而，面对产业的迅猛发展，脑机接口领域的人才供需矛盾日益凸显。中国信通院《数字经济就业影响研究报告》指出，2020年我国数字化人才缺口已超过一千一百万，包括数字产业化需要的数字技术、数字研发人员，以及数字化转型所需的数字技能人才。而《人工智能企业技术岗位设置情况研究报告》显示，我国2020年在职的人工智能技术人员约七万人。基于2018年至2022年的研究论文分析，我国仅有八百多位从事脑机接口相关研究的通讯作者（研究人员），这与市场需求仍有较大差距。

学科专业设置不合理，学科交叉不充分，复合型研究人才少，尤其缺乏硬件技术与计算技术交叉融合的人员。作为一门涉猎多个领域的交叉学科，脑机接口的发展需要大量拥有神经科学、计算机科学和工程学等多个领域的跨学科知识和技能的复合型人才，并能在实践中学以致用，不断创新。目前，各学科专业设置要求和培养目标存在较大差异，课程设计和教学内容更新慢，跨学科招生仍然存在限制，例如，信息科学和机械工程类专业仍只能招收同类或类似专业的学生，而无法招收神经科学专业的学生，导致复合型研究人才稀缺，与脑机接口研究和产业需求、应用的匹配度较低，难以满足脑机接口领域的发展需求。学科交叉人才缺乏的另一个重要原因是交叉学科评价难度较大，现有评价体系不利于学科交叉，例如，高校在脑机接口和纯计算科学人才评价方面使用同样的标准，可能导致较少的科研人员愿意涉足跨学科交叉的研究领域。此外，跨学科研究中需要付出很多额外的工作，这些工作无法凝练成科学、技术或工程问题，因而无法体现学术水平。目前主要通过项目合作方式进行交叉融合，方法单一，需要在实践中进一步探索电子、机械与神经科学的交叉学科人才培养模式。

此外，产学研结合的不紧密进一步加剧了转化型人才培养的难题。脑机接口已经广泛应用于健康医疗、消费、智能控制等多个领域，以解决特定问题或满足特定需求。相关应用导向的研究需要高校、研究机构、医疗机构、企业、科技管理部门、社会组织等多方利益相关者围绕"全生命周期"的研究模式设计研究计划。在当前前沿技术快速发展和尖端产品不断涌现的形势下，传统的研究机构划分虽利于机构建设和资源配置，但容易导致策略保守、行为僵化、沟通不足、研究分散等一系列问题，从而导致人才培养的定位与目标不明确。在合作过程中，高校、医院和企业间保持着甲方和乙方的契约关系，难以形成深度融合的利益共同体，可能出现工序对接不够、高校培养与社会就业脱节的现象。

特别是硬件开发领域的人才匮乏，与软件开发形成鲜明对比，这不仅受制于硬件开发周期长的自然属性，也反映了人才培养体系与实际产业需求之间的错位。《中国集成电路产业人才发展报告（2020—2021年版）》显示，2020年我国直接从事集成电路产业的人员约54.1万人，设计业、制造业和封装测试业的从业人员规模分别为19.96万人、18.12万人和16.02万人。预计到2023年前后，全行业人才需求将达到76.65万人左右，其中人才缺口将达到20万[①]。

---

① 邵军.芯片产业发展中的人才资源瓶颈与治理路径［J］.《人民论坛》（2022年11月30日第05版），http://paper.people.com.cn/rmlt/html/2022-11/30/content_25956623.htm.

三、产品转化与产业发展因素

（一）产品转化耗时冗长且流程烦琐

从脑信息编码原理解析、新材料开发到部件设计和优化，以及硬件和软件的系统集成，直至将初步科研成果转化成雏形产品，继而通过临床试验、中试阶段，这一过程复杂且漫长。尤其是产品原型需要经历数年，在小鼠、非人灵长类模式动物及人体中进行严格的验证，方能投放市场。除了受技术本身的发展程度影响外，还受外部的产品监管、伦理政策等方面的制约。

（二）产业链不完整，核心硬件生产材料依赖进口

我国在电极、芯片、系统集成硬件的研发与生产方面，与国际水平存在较大差距，多数材料依赖进口。关键技术设备易受国际关系，尤其是中美态势的影响。多数国内硅电极制造商具有海外背景或与外国紧密合作，采用国外微加工工艺生产芯片。尽管脑机接口芯片生产所需的光刻机已经实现国产替代，但是膜层和蚀刻技术仍与国外存在较大差距。例如国外的印制线路板（PCB）可达 50 微米，而国内的大规模生产技术仅为 75 微米。2019 年以来，美国商务部频繁提出高新技术产品的出口限制，包括对人工智能、芯片和脑机接口产品的出口限制，这对我国产生了巨大影响。柔性电极的关键材料依赖进口，包括聚酰亚胺、聚对二甲苯 C、N、H，特别是耐高温的 H型，完全依赖进口，国内暂无生产能力。

（三）自主研发的编解码算法匮乏

我国在脑电信息编解码方面主要采用国外相关算法，缺乏基础和原创的算法。我国的脑机接口研究主要集中在后端的编解码和算法分析，仅涉及数据的使用，没有考虑到数据的设计与生成。这导致我国高水平研究成果较少。主要使用国外的产品，相关结果多要用于测试国外数据和器械的性能，为国外厂商改进产品性能和质量提供线索，但对我国自主开发脑机接口产品助力较小。

（四）缺乏相关软硬件测试平台

脑机接口产品在上市前需要测试其安全性和效果，需要测试平台。法国的 Open-ViBE 平台，得益于国家科研署的连续资助，已成为欧洲重要的开源脑机接口软件环境，现版本已更新到 Open-ViBE v3.4.0 版本。我国已有少量的脑机接口软件平台，如天津大学的 MetaBCI，但是缺乏大型的数据平台。各类非侵入式和侵入式脑机接口电极采集的脑电信息，数据格式多样且分散存储在相关产品企业内部或临床机构，阻碍

了对这些信息的使用。

此外，硬件测试平台建设滞后。中国信息通信研究院已于 2022 年 2 月成立了"脑机接口产业联盟"，由中国信息通信研究院联合几十家脑机接口领域高校、科研机构、企业共同发起成立，以加强跨领域与行业交流，推动技术创新与应用探索，开展标准和测试研究，培育和构建产业生态，目前该联盟处于发展初期，还未建立硬件测试平台。

（五）投融资

创新型企业投融资方式分为直接从资本市场融资（直接融资）和获得国家各类基金资助等方式。我国的产业扶持基金主要有国家中小企业发展基金、国家新兴产业创业投资引导基金、国家科技成果转化引导基金三支国家级母基金。国家中小企业发展基金成立于 2020 年 6 月，注册资本为 357.5 亿元，通过投资设立子基金等方式使基金总规模达到一千亿元以上，重点解决创新型中小企业的中长期股权融资问题，发挥财政资金的牵引和带动作用，用市场化手段引导社会资本扩大对中小企业的股权投资规模。该基金围绕提升关键领域产业链供应链现代化水平、加快制造业数字化转型、推动数字经济和实体经济融合发展等方面，支持中小企业创新发展。截至 2021 年 8 月底，国家中小企业发展基金总规模达 433 亿元，中央财政资金通过两级放大，带动倍数接近八倍[①]。国家新兴产业创业投资引导基金总规模四百亿元，旨在通过参股创投基金和直接股权投资，解决新兴产业领域早中期、初创期创新型企业融资难题。国家科技成果转化引导基金主要用于支持转化利用财政资金形成的科技成果，包括国家（行业、部门）科技计划（专项、项目）、地方科技计划（专项、项目）及其他由事业单位产生的新技术、新产品、新工艺、新材料、新装置及其系统等。自 2015 年成立以来，国家科技成果转化引导基金下设创投子基金达三十多支，规模将近五百亿元，基金放大倍数超过四倍[②]。这三支国家级母基金，与银行理财、信托、互联网金融等短期投资相互补充，填补传统金融业的空白，为科技创新提供长期资本，有力带动社会资本扩大直接融资规模[③]。但是，由于这三个基金面向所有行业的中小企业，能够分配到

---

① 中华人民共和国中央人民政府. 截至 8 月底国家中小企业发展基金累计投资金额达 183 亿元. http://www.gov.cn/xinwen/2021-10-25/content_5644712.htm，2021-10-25.

② 国务院要求发挥这三支国家级母基金的作用，以提升中小企业竞争力. https://zhuanlan. zhihu.com/p/440936706，2021-12-05.

③ 国务院要求发挥这三支国家级母基金的作用，以提升中小企业竞争力. https://zhuanlan. zhihu.com/p/440936706，2021-12-05.

脑机接口企业的资金极为有限。

在直接融资方面，我国科创板要求较高，企业需要即将有产品上市才能进入资本市场，而纳斯达克只要公司有创新概念就可以申请上市。目前，大部分侵入式脑机接口产品还处于发展初期，相关企业比较难通过上市获得直接融资。近年来，各脑机接口企业主要通过风险投资（VC）和私募股权投资（PE）获得融资。然而，与国外成熟的资本市场投资产业长期价值不同，我国的风险投资更看重短期收益，常常第一年投资，第二年就期待回报，有时这种投资更多的是在帮助企业进行形象包装和市场推广，愿意进行长期投资的资本较为稀缺，这导致国内众多初创公司虽然能够在早期获得天使轮或 A 轮融资，但在后续发展阶段却常常遭遇资金短缺的问题。

《国务院促进中小企业发展工作领导小组办公室关于印发提升中小企业竞争力若干措施的通知》强调深化新三板改革，推动上海、深圳、北京证券交易所和新三板提供全流程、全周期咨询服务，助力中小企业上市挂牌融资，这将进一步畅通股权投资行业投资中小企业的退出渠道。该通知提出，完善创业投资发展和监管政策，畅通私募股权和创业投资基金"募投管退"各环节，推动 VC/PE 行业发展，在未来一段时间内 VC/PE 投资的重点方向将集中在"专精特新"，以培育专业化、精细化、特色化、新颖化的中小企业，脑机接口产业有望成为受支持的重要产业。

（六）标准与规范制定进展缓慢

在规范制定方面，目前美国和欧盟行业标准制定机构在脑机接口技术研究和规范制定方面扮演了重要角色。例如，IEEE 标准协会（IEEE Standards Association，IEEE SA）于 2020 年发布的《用于脑机接口的神经技术标准路线图》（*STANDARDS ROADMAP:NEUROTECHNOLOGIES FOR BRAIN-MACHINE INTERFACING*），分析了目前神经技术（包括脑机接口）领域的标准化水平，并从传感器技术、终端效应器（end-effectors）、数据表征存贮和共享、用户需求、绩效评估与基准五个方面对脑机接口提出建议。国际标准组织（ISO）成立了脑机标准分委员会，中国电子科学研究院代表中国作为该分委员会的秘书长机构（该分委员会放在中国），该机构正在制定脑机接口标准[①]。可以看出，我国已经在参与脑机接口国际标准制定的行动中，但仍有一定的滞后，与脑机接口相关技术和产品的标准制定和推广还需要进一步加强。

---

① 　ISO/IEC JTC 1/SC 43 Brain-computer interfaces. https://www.iso.org/committee/9082407.html.

（七）产业规模狭小，企业分布零散，未形成集群优势

我国脑机接口产业处于发展初期，产业较为分散，大多为创新企业，尚无规模化产业集群或园区。亟须专业孵化器为该领域初创企业提供针对性的创新支持与政策优惠服务，当前此类专业服务平台匮乏，对脑机接口企业的集中扶持不够充分。

四、监管因素

（一）产品和技术监管问题

在产品和技术监管方面，美国 FDA 根据不同的风险类型对脑机接口进行分类监管和审查，并出台相关指南来指导脑机接口企业的产品研发，提出了对脑机接口审查的建议。2021 年 5 月发布的《用于瘫痪或截肢患者的植入式脑机接口设备的非临床和临床考虑因素—FDA 工作人员指南》，对植入式脑机接口医疗器械在申请临床研究性器械豁免（Investigational Device Exemption，IDE）或注册上市的预提交阶段提出了建议，具体包括：①非临床方面：需要提交对脑机接口设备及其软件的完整描述、风险管理评估并考虑人为因素、生物相容性、电磁兼容性等；②动物试验方面：植入式脑机接口医疗器械首先须通过动物试验评估设备的体内安全性，需要考虑动物试验的结果是否可以为设备的安全性提供证据，试验方案是否已尽可能降低动物负担等；③临床试验方面：参与试验的患者群体招募应根据潜在益处大于风险的原则并结合患者需求及风险承受能力，试验的知情同意书及试验计划内容必须具备脑机接口设备指南要求的要素。此外，加拿大卫生部也对脑机接口、神经调控产品的标签外使用提出要求。

我国脑机接口企业以非侵入式技术为主，侵入式脑机接口设备目前还处于临床研究或动物实验阶段，暂无公开的国家药监局正式批准进入人体临床试验的侵入式脑机接口。我国药监局对脑机接口产品依据《创新医疗器械特别审查程序》《医疗器械分类规则》等规定，按创新医疗器械分类管理，暂未出台专门针对脑机接口的监管要求或相关指南。例如，对于侵入式脑机接口，主要参考《医疗器械分类规则》中对侵入式医疗器械的判定，高风险类型监管按Ⅲ类医疗器械进行注册；对于具有增强或刺激类等辅助治疗功效的非侵入式脑机接口，将用途为"刺激瘫痪部位运动及抑郁症等疾病的辅助治疗"的"动磁场治疗设备"纳入Ⅲ类医疗器械进行监管。Ⅲ类医疗器械在注册难度、监管要求、申请受理部门层级和申请时长等方面都远高于Ⅱ类医疗器械。

从产品的成熟度来看，国内外脑机接口产业与应用均处于初级发展阶段，在一定

程度上限制了临床应用，需要对产品的安全性、有效性进行合理全面的认证，以实现相关产品的真正商业化落地。

由于我国医药和医疗器械创新长期处于跟踪状态，导致在长期的监管和上市审批实践中，对跟踪、模仿类产品审批相对较快，而对于完全创新的产品和技术（如创新型脑机接口），由于这些技术的新颖性，它们在临床试验和上市审批过程中可能会面临更多的不确定性和挑战，监管机构在临床试验和上市审批方面常持谨慎态度，流程复杂、周期冗长，这在一定程度上阻碍了包括脑机接口在内的创新产品转化与上市。相比之下，美国等其他国家的相关监管体系较为完善，只要满足相关要求，都积极支持新技术新产品探索与研发。

（二）信息与数据监管挑战

鉴于脑机接口技术涉及采集敏感的个人脑电信息，若使用不当可能会导致个人隐私安全风险。除脑电数据外，与脑机接口相连接的 VR、AR 设备等也可能捕获用户位置等私人信息，加剧了隐私泄露的风险。因此，制定有效的数据管理标准和规范至关重要。

在数据监管方面，欧盟通过统一立法，旨在从数据主权与安全、数据共享与利用等数据治理的各个方面建立数据法律框架体系。《通用数据保护条例》是欧盟最具代表性的数据安全立法，强化了数据主体的被遗忘权、数据可携权、撤销同意处理权等，成立了欧盟数据保护委员会并要求成员国设立独立的监管机构。2022 年 2 月公布的《数据法案》草案，在《通用数据保护条例》的基础上，提供了适用于所有数据的更广泛的规则，旨在最大限度地提高数据在市场经济中的价值。美国数据安全立法相对分散，在各领域分别立法。《2018 加州消费者隐私法案》体现了美国建立个人信息保护统一标准的趋势。2022 年 5 月，美国众议院通过《促进数字隐私技术法案》，支持隐私增强技术研究和促进负责任的数据使用。随着脑机接口等相关神经技术的快速发展，现行的《通用数据保护条例》等法规是否足以应对新兴技术引发的数据保护问题，还存在不确定性。由于大脑数据是一种特殊的数据，脑源数据的分类在《通用数据保护条例》等条例里没有明确规定，同时由于脑机接口设备功能的不同，数据保护适用性可能也会有所不同[①]。澳大利亚制定准则规定了脑机接口数据的去标识化等。

---

① Rainey S, McGillivray K, Akintoye S, et al. Is the European Data Protection Regulation sufficient to deal with emerging data concerns relating to neurotechnology [J]. Journal of Law and the Biosciences, 2020, 7 (1): lsaa051.

我国也通过《数据安全法》《个人信息保护法》《网络安全法》等对个人隐私与信息安全进行管理。例如，《民法典》对保护个人隐私做出明确规定，要求不得泄露、出售或非法向他人提供个人信息等。2021 年 9 月起施行的《数据安全法》，明确了数据安全与发展、数据安全保护义务等，是我国保障数据安全、提升数据安全综合治理体系和治理能力的重要立法。2021 年 11 月起施行的《个人信息保护法》明确不得过度收集个人信息，构建了以"告知、知情、同意"为核心的个人信息处理规则。然而，对于脑机接口数据管理，我国尚未提出明确的、专门的规定。

（三）伦理安全问题

近年来随着神经科学、神经刺激、神经编码、信号检测、模式识别等技术的快速发展，神经活动记录设备等硬件设施性能不断提升，脑机接口的应用范围也逐渐扩大。由于脑机接口技术的研发与应用离不开基于动物和人类的相关实验，所有对人类大脑有创植入、神经调控、思维增强的技术都面临着伦理安全问题。

尤其是应用于医疗应用中的侵入式脑机接口，面临较大的临床安全和伦理问题。在技术安全方面，在电极植入大脑过程中可能会使大脑组织产生局部机械损伤。据报道，在使用脑深部电刺激术治疗帕金森病时，脑部手术有 2%~4% 的概率产生脑部大出血和 2%~6% 的概率发生感染[①]。术后植入电极还可能带来排异反应，长期置放于脑中会影响其周围的神经组织功能，如形成胶质瘢痕，尤其是对快速发育的儿童大脑带来不良影响。例如，美国 FDA 于 2022 年驳回了 Neuralink 公司关于将脑机接口芯片植入人脑的人体试验申请，指出了 Neuralink 公司在人体测试前必须解决的数十个问题，包括设备锂电池问题、植入物微小电线迁移到大脑其他区域的可能性，以及如何在不损害脑组织的情况下移除设备等重要安全问题，脑机接口可能存在的各种安全性问题在很大程度上制约其应用。

未来随着脑机接口的广泛使用，脑机接口与人体的互动进一步增强，可能会模糊人性与人格界限，引发社会身份认同、个性和真实性、自主权等方面的问题。同时，由于基于人工智能的算法可能存在偏见，从而导致误诊和歧视，影响社会的公平公正，都在一定程度上制约着脑机接口的进一步应用。

此外，在国际竞争中，我国脑机接口领域还受到美国等国家的出口管制，更需要通过加强伦理安全监管来应对可能存在的国际挑战。美国专家指出，由于中国在科

---

① Foley P. Deep brain stimulation for Parkinson's disease: Historical and neuroethical aspects[J]. Handbook of neuroethics，2015，2: 561–587.

技伦理和隐私要求方面限制较低，中国很可能在脑机接口等技术研究和应用方面领先各国一步，获取先发优势。为了限制脑机接口等前沿技术的出口，美国商务部多次发布出口管制清单，将脑机接口列为重要的出口管制对象。此外，美国国会下属机构政府问责局（Government Accountability Office，GAO）发布题为"脑机接口"的焦点报告也提出，政策制定者应考虑限制外国利用美国出口的脑机接口技术获得相关竞争优势。然而，中国脑机接口技术研发很大程度上依靠国外核心技术，特别是在系统级产品及核心硬件器件方面，以美国为代表的出口管制政策会在一定程度上影响我国脑机接口领域的发展。

（四）媒体宣传问题

国内部分媒体在报道脑机接口等新兴前沿技术时会夸大报道，可能会引起公众对这些技术的误解。由于脑机接口的成熟与转化应用还需要较长时间，夸大的宣传报道可能会导致公众对脑机接口产品抱有过高的预期，从而影响该行业的稳健发展。

第二节　产业发展促进政策建议

面向未来，在脑机接口的关键技术领域，如硬件开发、方法创新、系统构建、应用探索及临床实践等方面，建议研究团队在产品设计、工艺改进、临床验证等关键环节开展持续研究和积累，鼓励各团队之间开展协作，以促进脑机接口的稳步提升和创新发展。

面对国际竞争，针对我国脑机接口产业发展的制约因素和问题，从以下几个方面提出对策建议。

一、优化资助结构，推动"产学研"联盟发展

（一）优化资助结构与增强研发投入

在我国现有规划（如科技创新 2030——"脑科学与类脑研究"重大项目等）和资助机构（如 NSFC 下的交叉学部）在资助脑科学基础研究的同时，增设专项，用于资助脑机接口电极和芯片生产所需的相关新型材料的研发；应加大对脑机接口原创算法、技术和产品开发、相关技术和数据平台建设的支持力度，鼓励从理论到实践的转换。同时，设立专门基金，强化对脑机接口技术早期转化和临床试验阶段的支持，缩短科研成果与市场应用的距离。同时，充分利用国家中小企业发展基金、新兴产业创

业投资引导基金等国家级基金，为脑机接口创新型初创企业提供成长助力。此外，通过政策引导，吸引风投、私募等社会资本，形成多元化的融资渠道，为脑机接口产业的快速发展注入活力。

建议国家设立国家级脑机接口专项资助计划，围绕侵入式脑机接口与非侵入式脑机接口，构建涵盖临床需求分析、产品研发、验证到规模化生产的全链条创新体系。专项计划应将创新链与产业链紧密结合，推动脑机接口技术的深度应用和产业规模化。

（二）促进产学研深度融合与联盟建设

借鉴美国、法国等国的做法，通过政府项目牵引和公共平台建设，在现有联盟的基础上，进一步整合资源，形成包含脑机接口相关研究机构、高校、企业、监管机构和患者在内的合作网络。按照共性技术和应用重点建立核心关键技术研发联盟和产业应用联盟两大联盟。关键技术联盟专注于脑机接口核心技术的集体攻关，推动技术创新；产业应用联盟则致力于技术在医疗健康、教育消费、科学研究等领域的具体应用探索与示范推广，实现技术成果的快速转化和应用。

二、加强人才培养，打造复合型人才智库

脑机接口是生命科学和信息技术交叉融合的前沿领域，也是我国最有可能迎头赶上甚至"直线超车"的重要方向之一。为了优化人才队伍，扩大产业规模，各方应协同努力。政府部门、科技资助机构、高校、企业、学术联盟和社会团体等应制定明确的人才工作目标，完善引才用才机制，优化人才发展环境，通过战略合作平台和项目培养转化型人才。

顶层设计，明确人才工作目标。基于《中国科技人才发展报告》的指导思想，在"十四五"期间，我国应紧紧围绕实现高水平科技自立自强的要求，以打造适应新时代社会主义现代化建设需求的科技人才队伍为目标，以优化结构、提升质量为主线，以"发现、培养、使用、评价、激励链条"一体化部署为核心，深化科技人才的体制机制改革，构建具有国际竞争力的科技人才制度，为建设人才强国和科技强国提供坚实支撑。

汇聚英才，完善引才用才机制。政府部门应在财政投入、基础设施等方面加大力度，结合顶层设计和因地制宜、因材施教，建立层次分明的人才招募和使用体系。依托国家重点实验室和揭榜挂帅任务等途径，引入高端化、复合型、国际化的领军人

才。高校、研究机构和企业需完善引才机制，确保人才引进与学科发展、产业需求高度匹配。此外，设立专项基金和项目，为青年学者和科研骨干提供成长的环境，包括早期职业发展基金、专业奖项等，鼓励他们在脑机接口核心领域进行探索和突破。

优化人才评价机制，培养学科交叉人才。建议改进并完善交叉学科人才评价，采用符合交叉学科发展的指标或维度进行评价，而非传统的"一刀切"方法。

优化人才的工作和学习环境，培育鼓励创新的环境。在机构内部设立创新研究院和研究生院，前者负责跨学科协作项目的对接和管理，解决并突破脑机接口领域的"卡脖子"难题；后者负责高级人才的教育和培养，不断推进和完善复合型人才培养模式。在外部构建科教融合一体化平台，打破不同学科之间的藩篱以及高校与科研机构、行业企业之间的体制壁垒，打造协同创新联盟，为人才提供更多的发展机会空间。此外，应进一步推动新兴学科建设，例如在神经生物学二级学科下设脑机接口方向，或在"人工智能"一级学科下设类脑智能或脑机接口二级学科。优化数学、物理、化学与计算机、神经生物学、材料学的跨学科课程体系，营造鼓励潜心专研、宽容失败的科研环境，弱化绩效考核与评估，鼓励基础研究和创新。

制定促进政策，软、硬件人才培养"双管齐下"。引导更多学生选择硬件开发、电路设计、材料等相关专业，培养硬件开发人才。高校、科研院所与企业应创新合作模式，以产业需求为导向，培养兼具专业学术知识和商业运作能力的产业应用型人才。以创客空间为基础的创业实验室已经成为高校推进科教与产教双融合的重要窗口，承担着自主创新孵化器和成果转化桥梁的工作，例如北京大学融合了"智慧保定创新创业基地""北京大学创客实践教育中心""同方科技孵化器"等多个创新孵化机构，引入专业的孵化器运营团队，培养创新实践能力、积累创业经验、加快成果转化。此外，国有企业应发挥平台优势，联合高校与科研院所建立青年人才培养体系，组织能力提升工程，为脑机接口产业发展持续培养优秀人才。

三、促进产品转化，建设标准和孵化平台

（一）建设公共数据平台和硬件测试平台

随着脑机接口被广泛使用，将产生海量的脑电数据，这些数据需要经过规范化处理才能被深度挖掘和利用。由于脑电信息的特殊性，需要由政府牵头建设脑机接口公共数据平台。通过并匿名化处理分散于各个机构和企业的数据创建成一个安全共享的公共数据平台，供行业相关人员用于大规模数据分析、大模型训练和技术创新。

　　针对我国已经出现的脑机接口综合性开源软件平台 MetaBCI，但是缺乏相关的硬件测试平台的现状，建议依托现有的产业联盟或龙头企业的力量，协同政府、科研机构和高等教育机构，共同投资建设标准化测试平台。

（二）培育相关产业

　　脑机接口行业是技术密集型产业，需要大量研发投入。建议通过增加研发费用抵扣、高新技术企业认定等政策，为脑机接口企业减轻负担，鼓励技术创新。

　　脑机接口的产业化发展需要关注实际需求，尤其是日常应用中迫切需求，通过未被满足的需求，联合企业、研究机构、高校、医疗机构、风险投资机构等相关方，以应用为导向，加强重点应用方向的产业培育，如医疗领域。在成果转化和产业化过程中，应由专业人士负责市场营销和调研，精确识别产品的市场需求和发展潜力，充分评估科研领域和其他领域的替代方案。考虑到脑机接口产品的迭代属性，初始产品应发挥科技创新功能，并根据用户需求优化设计细节。

　　在投融资方面，鉴于脑机接口开发的复杂性和长期性，且目前侵入式脑机接口技术还处于初期发展阶段，需对商业化面临的困难有充分认识，适度控制市场预期，防止泡沫，促进资本适度、良性进入。针对我国初创企业融资难问题，可借鉴加拿大的做法，由国家参股（如科技部、国家自然科学基金委参股），推动科研项目成果转化。

　　依托高校、研究所、企事业单位等构建创业基地，让创业者在实践中积累创业经验；建立竞争、开放、激励机制，充分发挥创新人才作用。

　　培育交叉、融合的创新创业文化。利用传统媒体和新媒体提高创新创业舆论呼声，增强创业精神的宣传力度和效果。一方面，为创业者提供支持和帮助，培育敢于冒险的精神；另一方面，宽容创业失败，进一步提高创新创业积极性。以上海脑虎科技有限公司为例，目前已经形成了科学家（技术创新与积累）、互联网专业人员（投融资、市场运作）和医疗器械开发人员（严谨、负责脑机接口医疗器械产品开发）三方合作的高效团队，培育交叉合作的文化，实现了学术研究与商业运营双轨制、技术创新与产业发展两条腿走路。这种模式不仅推动了脑机接口技术的快速发展，也为该领域提供了宝贵经验。

（三）制定行业规范与标准

　　在脑机接口技术快速发展的过程中，基础科学和产业研发人员急需关于脑机接口相关数据、脑信号解码算法、信号采集设备等的操作标准。一方面，统一操作标准能够为我国数据基础设施建设提供操作依据，为进一步推动数据共享奠定基础。另一方面，脑机接口的行业标准将对混合智能的发展产生重要影响，是国家提升国际竞争力的核心要素。

目前，中国电子技术标准化研究院已经制定并发布《脑机接口标准化白皮书（2021 版）》，梳理了国际相关标准化组织以及我国在该领域的标准化工作。浙江大学潘纲教授团队已参与 ISO 脑机接口标准制定，但在促进行业发展方面，建议通过行业协会（如中国神经科学学会脑机接口分会），汇集研究、技术和产业专家，以及政府监管部门、患者等利益相关方，讨论、协商、推进脑机接口相关标准的制定，细化制定各类脑机接口产品及产业标准。以项目为牵引，吸引国家支持和企业参与标准制定，尤其需要企业参与，提升脑机接口的转化和应用效率。

（四）重视知识产权保护，鼓励第三方机构提供知识产权服务

脑机接口是知识密集型产业，技术转化成上市产品过程中，需要重视知识产权转让等运营问题。建议建立第三方服务机构，为研究人员和创业人员提供专业支持和培训，缩短产业转化的时间和市场运营的隔阂。

四、各方协同，推进伦理安全监管规范化

（一）构建伦理规范的多方对话机制

通过举办科普讲座、专业培训和伦理研讨会等方式，开展公众对话，加强与社科专业人员对脑机接口伦理安全问题的探讨。通过促进脑机接口行业专家、医疗从业人员、伦理安全专家、患者和消费者，以及政府间的对话，商讨和制定脑机接口伦理规范，并根据脑机接口技术发展定期更新，以适应技术发展，保护用户权益和公众健康。

（二）加强数据监管与全面伦理考量

鉴于脑机接口数据的敏感性，强化监管机制，探索制定专项脑电数据监管指南，以指导监管实践。在实际操作中，应全面考虑脑机技术对个体心理、社会伦理等多维度的潜在影响，确保监管措施的全面性和前瞻性。

（三）积极参与国际神经技术伦理治理活动

脑机接口作为神经技术的重要组成部分，其伦理问题应遵循国际神经技术伦理相关公约、建议和指南。国际脑科学计划（International Brain Initiative，IBI）的重要职责之一是讨论和关注神经技术相关伦理问题，加强数据共享，建立符合科学伦理的监管机制。IBI 于 2020 年设立了神经伦理学工作组，汇集全球脑科学研究力量，讨论并

应对脑科学领域相关伦理等共性问题，每年召开全球神经伦理学峰会，通过合作与知识共享推进神经科学研究的伦理规范化。此外，OECD、联合国人权办公室、国际神经伦理学会（International Neuroethics Society）、Neurorights 基金会、欧洲医药局、美国 FDA 等也参与到国际神经技术治理中，形成了集国际法和条约、国际建议、伦理指南、国家法律、临床 / 消费者法规、标准、良好实践操作规范为一体的治理系统。建议我国相关研究机构和企业积极参与国际神经技术伦理治理，提升国际参与度和国际话语权。

应鼓励研究人员参与国际交流，减少相关限制，鼓励开展不涉及政治的民间学术交流，特别是与英国、瑞士、新加坡、澳大利亚等国家的交流与合作。

（四）鼓励科学家参与科普宣传，客观宣传脑机接口领域成果

借助专业学会平台，鼓励科学家亲自参与脑机接口的科普工作，尤其是在科研取得突破性进展时，由领域专家进行权威解读，确保信息传播的准确性和客观性，帮助公众建立合理的期望值，为脑机接口技术的健康发展营造良好的社会环境。